医院感染管理与
急危重症护理

吕志兰　主编

 中国纺织出版社有限公司

图书在版编目（CIP）数据

医院感染管理与急危重症护理 / 吕志兰主编. -- 北京：中国纺织出版社有限公司, 2021.7

ISBN 978-7-5180-8598-9

Ⅰ.①医… Ⅱ.①吕… Ⅲ.①医院—感染—卫生管理②急性病—护理③险症—护理 Ⅳ.①R197.323

中国版本图书馆CIP数据核字（2021）第100236号

责任编辑：樊雅莉 责任校对：高 涵 责任印制：王艳丽

中国纺织出版社有限公司出版发行
地址：北京市朝阳区百子湾东里A407号楼 邮政编码：100124
销售电话：010—67004422 传真：010—87155801
http://www.c-textilep.com
中国纺织出版社天猫旗舰店
官方微博 http://weibo.com/2119887771
三河市宏盛印务有限公司印刷 各地新华书店经销
2021年7月第1版第1次印刷
开本：710×1000 1/16 印张：18.25
字数：325千字 定价：88.00元

作者简介

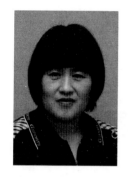

吕志兰，女，副主任护师，本科学历，毕业于北京中医药大学护理专业。

现任烟台市中医医院感染管理科主任，山东省中医药学会中医医院感染控制专业委员会副主任委员，山东省医院协会消毒供应管理专业委员会常务委员，烟台市护理学会医院感染管理专业委员会委员，烟台市医学会医院感染控制专业委员会委员。2012年、2014年被评为山东省全省医院感染控制工作先进个人，2020年被中共烟台市委、烟台市人民政府授予烟台市抗击新冠肺炎疫情先进个人。从事临床护理工作40余年。曾在国家级核心期刊发表相关论文5篇，主编专著2部，参编著作4部，获得发明专利1项、实用新型专利2项。

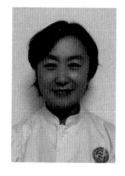

肖燕，女，1974年出生，毕业于山东大学护理学专业，医学学士学位。

现任烟台市中医医院重点部门科护士长，重症医学科护理带头人，山东省烟台市护士学校兼职教授，山东中医药学会第四届护理专业委员会委员，烟台市护理学会第三届危重症护理专业委员会委员，烟台市护理学会第三届门诊、急诊专业委员会副主任委员。曾多次被评为烟台市十佳优秀护士、优秀护士长。曾在山东省青岛大学附属医院进修。从事重症护理管理工作10余年。在危重症患者护理方面颇有研究。

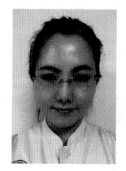

李冲，1985年出生，毕业于山东大学护理系，医学学士学位。

现任烟台市中医医院重症医学科副护士长。曾于山东省青岛大学附属医院毓璜顶医院进修。对危重症患者的护理工作有丰富经验。

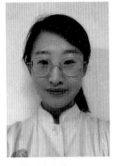

孙向蕾，1985 年出生，毕业于西安交通大学护理学专业。

现任职于烟台市中医医院重症医学科，医院机动库护士，孵化人才。从事临床工作 14 年，对危重症患者的护理工作有丰富经验。

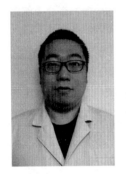

陈冬乐，1989 年出生，毕业于潍坊医学院护理专业。

烟台市中医医院重症医学科护士，国家级危重症专科护士，第一、第二届烟台市护理管理委员会男护士工作学组委员。从事临床护理工作 11 年，对危重症患者的护理工作有丰富经验。

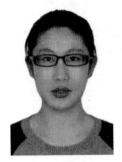

陈丽君，1988 年出生，毕业于济宁医学院护理专业。

现任职于烟台市中医医院。从事儿科护理工作 8 年，对儿科护理工作有丰富经验。

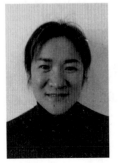

滕俊，女，1977 年出生，本科毕业于山东大学护理专业，主管护师。

曾于普外科工作 5 年，急诊科工作 5 年，五官科工作 1 年，儿科工作 5 年，门诊手术室工作近 10 年，对外科及儿科各种常见病的护理有较强的应急反应能力。发表过《循证护理对腹泻患儿病情控制效果的影响》《浅议临床内科护士在护理工作中的沟通技巧》论文。

编 委 会

主　编

吕志兰　烟台市中医医院

肖　燕　烟台市中医医院

李　冲　烟台市中医医院

副主编

孙向蕾　烟台市中医医院

陈冬乐　烟台市中医医院

陈丽君　烟台市中医医院

滕　俊　烟台市中医医院

前　言

由于环境的变化，各种罕见的感染性疾病和新的病种接踵而来，尤其是新型冠状病毒肺炎的爆发和流行，医院感染已成为全球医学界的重要研究课题。因此，加强医院感染管理，有效预防和控制医院感染，提高医疗质量，保证医疗安全已成为首要任务。医院感染管理工作者需要强化监督监测管理，本着为临床服务的宗旨，定期做好检查、监督、评价和指导工作。医院感染要求各相关部门分工合作，履行岗位职能，健全各种监督监测系统，因此要做好此项管理工作，不仅需要医院感染管理人员水平的提高，更需要全员的参与。

本书涵盖医院感染管理理论及急危重症护理，汲取了护理在危重症医学领域的新知识、新进展和新技术。全书内容衔接紧密，贴近临床，编写过程注重科学性、先进性，坚持理论性、实用性与启发性相结合的原则，使本书实用性较高。本书适合从事护理管理工作、重症医学科护理及其他护理专业人员使用。

由于时间仓促，编者水平有限，本书难免会有不妥和疏漏之处，希望各位同道不吝赐教，以期在后期编写过程中不断改进。

编者

2021 年 6 月

目　录

第一篇　医院感染管理

第二篇　急危重症护理

第一篇 医院感染管理

第一章 医院感染概论

第一节 医院感染概念

一、基本概念

1.医院感染的定义

医院感染也称医院获得性感染（HAI）。笼统地说，它是指发生在医院内的一切感染。我国卫生部于1997年组织国内专家根据我国医院感染研究进展，重新修订了医院感染诊断标准，并于2001年1月2日颁发实施。新的诊断标准将医院感染定义为：住院患者在医院内获得的感染，包括在住院期间发生的感染和在医院内获得出院后发生的感染；但不包括入院前已开始或入院时已存在的感染。医院工作人员在医院内获得的感染也属医院感染。

在医院感染诊断中首先应明确是医院感染或非医院感染，判别的原则如下。

下列情况属于医院感染：①无明确潜伏期的感染，规定入院48小时后发生的感染为医院感染；有明确潜伏期的感染，自入院时起超过平均潜伏期后发生的感染为医院感染。②本次感染直接与上次住院有关。③在原有感染基础上出现其他部位新的感染（除外脓毒血症迁徙灶），或在原感染已知病原体基础上又分离出新的病原体（排除污染和原来的混合污染）的感染。④新生儿经母体产道时获得的感染。⑤由于诊疗措施激活的潜在性感染，如疱疹病毒、结核杆菌等的感染。⑥医务人员在医院工作期间获得的感染。

下列情况不属于医院感染：①皮肤黏膜开放性伤口只有细菌定植而无炎症表现。②由于创伤或非生物性因子刺激而产生的炎症表现。③新生儿经胎盘获得（出生后48小时内发病）的感染，如单独疱疹、弓形虫病、水痘等。④患者原有的慢性感染在医院内急性发作。

医院感染按临床诊断报告，力求做出病原学诊断。

2.医院感染的研究对象

广义地说，医院感染研究的对象是指一切在医院活动过的人群，如住院患者、医院职工、门诊患者、探视者或陪护家属。但由于以上部分人群在医院里逗留的时间短暂,而且感染因素较多,难以确定其感染源是否来自医院。因此,医院感染的研究对象主要应为住院患者和医务人员。

二、分类

医院感染按其病原体的来源可分为内源性和外源性;按其预防性可分为可预防性和难预防性;按其感染途径又可分为交叉感染、医源性感染和自身感染三类。由于后两种分法其界限往往不易肯定,多数人常采用前一种分类。

1.外源性感染

外源性感染,通常是指病原体来自患者体外,如其他患者、病原携带者,包括医院工作人员及探视者,以及污染的医疗器械、血液制品、病房用物及环境等的医院感染。这类感染通过现代的消毒、灭菌、隔离和屏障护理、无菌技术等措施的应用,基本上能得到有效地预防和控制。

2.内源性感染

内源性感染也称自身感染。引起这类感染的微生物来自患者体内或体表的正常菌群或条件致病菌,包括虽从其他患者或周围环境中来的,但已在该患者身上定植的微生物。平时定植的正常菌群对宿主不致病,形成相互依存、相互制约的生态体系。但是,当患者健康状况不佳、抵抗力下降或免疫功能受损,以及有抗生素应用等因素,可导致菌群失调或使原有生态平衡失调,菌群移位(易位),从而引发感染。

针对具有内源性感染危险因素的患者,通常采取以下预防原则:①避免扰乱和破坏患者的正常防疫机制。②严格执行合理使用抗生素规定,注意保护正常菌群抗定植的能力,尤其是尽量减少使用广谱抗生素,必要时实施限制使用抗生素制度。③仔细检查和明确患者的潜在病灶(如龋齿、鼻窦炎、胆囊炎等)及金黄色葡萄球菌、沙门菌等带菌状态,并及时给予适当治疗。④对感染危险指数高的患者,采取保护性隔离和选择性去污染等措施,控制内源性感染的发生条件。

(吕志兰)

第二节　医院感染的分类

医院感染按病原体来源分为内源性感染和外源性感染。

一、内源性医院感染

内源性医院感染也称自身医院感染或不可预防性感染,指免疫功能低下患者由自身正常菌群引起的感染,即患者在发生医院感染之前已是病原携带者,当机体抵抗力降低时引起自身感染。病原体来自患者自身的体内或体表,大多数为在人体定植、寄生的正常菌群,在正常情况下对人体无感染力,并不致病;在一定条件下,当细菌与人体之间的平衡被打破时,就成为条件致病菌,而造成各种内源性感染。一般有下列几种情况。

1.寄居部位的改变

例如,大肠杆菌离开肠道进入泌尿道,或手术时通过切口进入腹腔、血流等。

2.宿主的局部或全身免疫功能下降

局部者如进行扁桃体摘除术后,寄居的甲型链球菌可经血流使原有心瓣膜畸形者引起亚急性细菌性心内膜炎;全身者如应用大剂量肾上腺皮质激素、抗肿瘤药物及放射治疗等,可造成全身免疫功能降低,一些正常菌群可引起自身感染而出现各种疾病,有的甚至导致败血症而死亡。

3.菌群失调

菌群失调是机体某个部位正常菌群中各菌间的比例发生较大幅度变化,超出正常范围的现象。由此导致的一系列临床表现,称为菌群失调症或菌群交替症。

4.二重感染

即在抗菌药物治疗原有感染性疾病过程中产生的一种新感染。长期应用广谱抗生素后,体内正常菌群因受到不同致病菌作用而发生平衡上的变化,未被抑制者或外来耐药菌乘机大量繁殖而致二重感染。引起二重感染的细菌以金黄色葡萄球菌、革兰阴性杆菌和白色念珠菌等为多见。临床表现为消化道感染(鹅口疮、肠炎)、肺炎、尿路感染或败血症等。若发生二重感染,除停用原来的抗生素外,对检材培养过程中过多繁殖的菌类须进行药敏试验,以选用合适的药物。同时,要采取扶殖正常菌群的措施。

二、外源性医院感染

外源性医院感染也称可预防性感染,指由他人处或环境带来的外袭菌群引起的感染。外源性感染包括交叉感染和环境感染。交叉感染是指在医院内或他人处(患者、带菌者、工作人员、探视者、陪护者)获得而引起的直接感染,这种感染包括从患者到患者、从患者到医院职工和从医院职工到患者的直接感染,或通过污染的医疗用具及其他物品对人体的间接感染。环境感染,是指病原体来自患者身体以外的地方,是由污染的环境(空气、水、医疗用具及其他物品)造成的感染。如由于手术室空气污染造成患者术后切口感染,注射器复用引起的乙型肝炎流行等。交叉感染的传染源如下。

1.患者

大部分外源性感染是通过人与人之间的传播而发生的。患者在疾病的潜伏期一直到病后一段恢复期内,都有可能将病原体传播给周围其他人,对患者及早做出诊断并采取治疗隔离措施,是控制和消灭外源性医院感染的一项根本措施。

2.带菌者

有些健康人可携带某种病原菌但不产生临床症状,也有些传染病患者恢复期,在一定时间内仍可继续排菌。这些健康带菌者和恢复期带菌者是很重要的传染源,因其不出现临床症状,不易被人们察觉,故危害性有时超过患者。脑膜炎球菌、白喉杆菌等可有健康带菌者,伤寒杆菌、痢疾杆菌等可有恢复期带菌者。

3.工作人员

工作人员不认真执行手消毒规范,消毒、灭菌、隔离、无菌技术操作不严格,可引发医院感染。如吸痰、导尿等无菌技术操作不严格可将病原菌带入患者体内引起肺炎和尿道感染。

目前内源性感染难以有效预防和控制,但可以通过合理使用抗菌药物和免疫抑制类药物降低感染风险的发生。外源性感染通过现代的清洁、消毒、灭菌、隔离、无菌技术等措施的应用,可以有效地预防和控制。

三、预防医院感染管理的关键

预防医院感染,必须提高医院广大员工对医院感染的认识和自觉性,这是控制医院感染的关键。我国医院感染的预防与控制工作主要包括以下几个方面:①重视医院感染知识的培训。②抗菌药物的合理应用。③消毒灭菌与隔离工作在医院的规范实施。④减少侵袭性操作。

医院感染管理工作是一个多环节的系统工程,它既涉及全院员工的思想素质和业务素质,又涉及全院员工的具体行为,需要每位员工对预防医院感染有较高的认识,有严肃认真的态度、一丝不苟的工作作风,有高尚的医德情操和强烈的事业心与责任感。因此,必须把全院人员的思想教育放在首位,通过教育使每位医务人员真正认识和明确到自己在医院感染管理中所处的地位和责任,把行为规范化体现在实际工作中,从而自觉加强医院感染的预防。

(吕志兰)

第三节　医院感染的危险因素

医院感染是多因素引起的,其影响因素包括内源性因素和外源性因素。探讨医院感染的危险因素,利用流行病学方法(病例队列、发病率统计)可筛选出医院感染的危险因素,为控制医院感染提供依据。

一、高危科室

外科、血液科、ICU、肿瘤科、老干部病房、血液透析室、新生儿病室、母婴病室及各科危重症患者科室是医院感染的高危科室,根据有关医院资料调查分析,以上科室由于患者病情较重,侵入性操作较多,患者自身抵抗力下降、血脑屏障和胎盘屏障功能下降,保护性隔离等措施不到位,再加上患者住院时间较长,抗生素广泛使用,耐药菌种的产生而易并发院内感染。容易合并院内感染的疾病有昏迷、瘫痪、心脏病、外伤、烧伤、慢性消耗性疾病,以及孕妇、新生儿、早产儿,再生障碍性贫血、晚期白血病患者等。

二、住院时间

医院各科病菌集中,空气质量差,探视人员过多,无空气消毒设施,微生物在空气中大量存在,危重症患者住院时间越长,获得医院感染的危险性越大。经研究证实,下呼吸道、外科伤口、胃肠道、泌尿道疾病患者的医院感染率随住院时间延长而增加。住院时间超过 10 天以上者,院内感染率明显增加,因此要尽量缩短患者住院时间,加速床位周转。

三、侵入性操作

人体对抗微生物的外部屏障包括皮肤、黏膜及其附属纤毛、腺体以及寄居的正常菌群等。皮肤、黏膜除有机械阻挡作用外,黏膜分泌的黏液、汗腺分泌的乳酸、皮脂腺分泌的脂肪酸,都有杀菌或抑菌作用;唾液、泪液及气管分泌物中存在的溶菌酶、胃液中的胃酸、肠道分泌物中的多种蛋白酶,也都有杀灭微生物的作用。侵入性操作指诊治中使用呼吸机、各种插管、导管及内镜。这些操作常损伤皮肤或黏膜的防御屏障,破坏该组织的自然防御功能,同时若操作时无菌技术差或消毒灭菌不严,可将微生物带入体内,导致微生物定植并增加患者的易感性,而发生医院感染。插管时间长、多部位插管、插管术后局部护理不到位,吸痰等无菌操作不严,呼吸机、各种插管、导管及内镜消毒不彻底等因素更增加医院感染的发病率。如留置导尿患者尿路感染率为 9.9%,且感染率随留置导尿天数而直线上升。留置导尿患者菌血症发生率是非导尿患者的 5.8 倍。

四、医护人员手卫生的依从性

医护人员的手不可避免地直接接触着患者的身体、皮肤、黏膜,乃至分泌物、排泄物、呕吐物、血液、体液等,手的污染相当严重,双手存在多种细菌,也可以说医护人员的双手是医院感染的重要传播媒介。有关资料显示 30% 的院内感染是通过医护人员的手进行传播,主要原因是医护人员对手卫生的认识不到位,导致洗手不及时或洗手不彻底,在为患者实施治疗护理时将病原微生物带入患者体内。医护人员在为每位患者实施治疗前后及接触患者的污染部位后应及时洗手,但在临床经常见到护士连续为多个患者输液、扫床后才洗手,这些操作是导致院内感染的高危因素。另外医护人员污染的工作服未及时更换也是导致院内感染的原因。

五、应用类固醇或其他免疫抑制剂

应用免疫抑制剂可改变机体防御状态,增加患者对医院感染的易感性。据调查有 7% 的患者在住院某段时间接受类固醇或其他免疫制剂治疗,这些患者患医院感染的可能性是未接受该治疗的 2.6 倍。这些患者患肺炎的危险性增加 5.3 倍,患菌血症的危险性增加 10.3 倍,外科切口感染的危险性增加 3 倍,尿路感染的危险性增加 2.7 倍。

六、不合理使用抗生素

抗生素自问世以来,在控制感染性疾病方面,起了很大的作用,但随着它的应用日益广泛,细菌的耐药问题也愈来愈突出,给感染性疾病的治疗带来困难。20世纪 50 年代在欧美发生耐甲氧西林的金黄色葡萄球菌(MRSA)感染、席卷全球,形成世界性大流行。由于滥用抗生素,细菌对抗菌药的耐药性不断增强,而且出现多重耐药菌株。近年来,细菌的耐药性已成为医院感染预防与控制的一大难题。因此,合理使用抗生素,严格掌握适应证和禁忌证,做药敏试验,针对性用药,足量用药,疗程适当,进行细菌耐药性变化的监测,控制耐药性菌株的形成,对控制医院感染是很重要的措施。

七、年龄因素

除了以上危险因素外,患者的年龄也是危险因素之一。老年患者(60 岁以上),由于呼吸系统、泌尿系统的功能退化,易发生下呼吸道感染、尿路感染等;2 岁以下幼儿由于身体防御功能未发育成熟,也有较高的医院感染率;肥胖、血清白蛋白水平低及贫血等也增加医院感染的危险。

八、创伤免疫、代谢与应激反应

严重创伤可导致机体免疫功能严重紊乱,防御功能下降,这是伤后各种并发症,尤其是院内感染的重要原因。严重创伤后,机体发生以高能量消耗和高分解代谢为主要表现的代谢紊乱,主要变化有:创伤后基础代谢率增高,糖原分解加速,脂肪动用加快,蛋白质代谢合成减少、分解增加,呈现明显负氮平衡。严重创伤患者术后如不能进食,采取鼻饲或静脉高营养,营养补充不够,可使患者抵抗力下降,导致院内感染。

九、消毒灭菌不规范

消毒灭菌不规范也是造成医院感染的重要途径,特别是消毒不严,如对呼吸机、各种插管、导管及内镜消毒时间不够,不能彻底消灭细菌、病毒等,导致院内感染。所以要尽量使用一次性无菌医疗用品并加强管理,坚持做到一人一用,使用后按规定统一回收焚烧处理。一次性医疗用品的普及,不但对患者、对医护人员也是一种保护性隔离,同时还减轻了医护员工的工作强度。

(吕志兰)

第四节　感染流行因素及控制

流行病学原理和方法,为制定医院感染的预防和控制措施提供科学依据,是医院感染护理学的重要基础之一。无论是预防医院感染的消毒、灭菌和无菌技术,还是控制感染蔓延的隔离措施及抗生素应用,均是以流行病学为基础,掌握医院感染流行机制及控制对于院内感染性疾病的预防有重要意义。

一、医院感染学与传染病学的区别和联系

(一)医院感染学与传染病学的区别

医院感染学与传染病学有一定的区别,见表1-1。医院感染学是随着医院的出现和发展而形成的实用性学科,也是随着临床医学、预防医学、微生物学和医院管理学的发展而演变出来的新兴边缘学科。医院感染学的根本任务是预防医院感染的发生,降低医院感染的发生率。传染病学的研究范畴包括传染病和寄生虫病,前者是由病原微生物(病毒、立克次体、细菌、螺旋体等)感染人体后产生的具有传染性的疾病;后者是由原虫或蠕虫感染人体后产生的疾病。传染病学是研究传染病和寄生虫病在人体内外环境中发生、发展、传播和防治规律的科学,其重点在于研究这些疾病的发病机制、临床表现、诊断和治疗方法,同时兼顾流行病学和预防措施的研究,以求达到防治结合的目的。可见,医院感染学与传染病学,是目的、对象、方法及着重点均不相同的两个学科。诸多学者对医院感染进行了大量研究的结果,说明了传染病学与医院感染学的区别。

表1-1 传染病学与医院感染学的区别

区别	传染病	医院感染
病原学		
病原体	典型致病菌	条件致病菌
病原学诊断	易于判断	不易判断
流行病学	季节性	无季节性
传染源	外源性	内源性、外源性
传播方式	空气、水、食物	交叉感染(侵入性操作)
传染对象	健康人群	免疫功能低下人群
发病率	暴发流行	小范围暴发流行
传染性	强	低
隔离意义	病原性隔离为主	保护性隔离为主
临床学		
临床表现	单纯和典型	复杂和不典型
诊断	临床和流行病学分析可诊断	微生物学分析可诊断
治疗	较易,新传染病较难	较难

(二)医院感染学与传染病学的联系

医院感染学是涉及微生物学、免疫学、流行病学、临床医学、护理学及管理学等多学科的交叉边缘学科,其与传染病学也必然存在着有机的联系,如引起传染病的常见病原菌,如沙门菌属、志贺菌属、结核杆菌、呼吸道合胞病毒、轮状病毒、流感及副流感病毒、麻疹病毒、水痘病毒及肝炎病毒等微生物也是医院感染的常见病原菌,只不过传染病学着重研究病原微生物在人体内发生、发展、传播的机制,临床表现,诊治方法及预防措施,而医院感染学则着重研究其在医院感染中的作用及其监测、管理与控制等。医院感染学与传染病学发生或流行共性是它们必须同时具备感染源(感染来源)、传播途径和易感患者3个基本条件,并在一定的危险因素作用下3个条件联系起来,才能发生医院感染或传染病流行,医院感染流行范围小,传染病容易发生大流行。可见,医院感染学与传染病学存在着相互包容、相互交叉的关系。

二、影响传染病、医院感染性疾病流行的因素

1.自然因素

自然环境中的各种因素,包括地理、气象和生态等条件对流行过程的发生和发

展起着重要的影响。人类生存在大自然,与动植物形成良好的生物链,互相促进,互相制约。20世纪以来,随着工业的发展,都市的扩建,人类自觉或不自觉地砍伐森林,开垦农田,捕杀动物,排放污物,滥用抗菌药物和杀虫剂,使人类赖以生存的生态环境遭到破坏。大自然给人类的报复是天灾和瘟疫。如栖息于原始森林的野鼠及野栖家鼠的家园被破坏,迫使其迁徙,增加了可能携带鼠疫杆菌的高抗野鼠与家鼠的接触机会,引起鼠疫在家鼠间的流行。1994年8月在印度苏拉特、孟买等大中城市发生鼠疫流行,包括疑似病例在内达5150例。1993年在美国西南部的新墨西哥、亚利桑那、科罗拉和犹他州的四角地带发生了由汉坦病毒所致的急性呼吸道传染病的暴发流行,病死率高达78%。

2.全球气温的上升

全球平均气温在不断上升,从19世纪上半叶,全球大气中二氧化碳含量平均增加了1倍,平均温度增加2℃,对生态系统和人类健康影响增大。全球变暖为昆虫、蚊子提供理想的孳生环境,扩大了热带、亚热带传染病的领域,促进了媒传寄生虫病和病毒性疾病的传播。据预测,全球气候变化可使疟疾、血吸虫病、锥虫病、登革热等疾病流行加剧,每年患病人数将超过6亿,死亡人数将达200万。血吸虫病是发展中国家的主要寄生虫病,遍及全球76个国家,我国是世界4个受害最严重的国家之一。血吸虫病的中间宿主——钉螺的繁殖与温度、光线、降雨量和湿度有关。气温变暖,使降雨量增加,长江流域发生洪水频率明显增加。特别是20世纪90年代以后,洪涝频频发生,高水位时间长,水淹面积大,使肝炎、痢疾等消化道传染病和眼结膜炎等接触性传染病流行。西尼罗病毒属虫媒病毒黄病毒科黄病毒属乙脑抗原复合体的一员,蚊子为中间宿主,自1999年首次在美国西半岛登陆后沿东海岸岛迁徙的路线扩展,到2001年,病毒活动范围已覆盖美国南部和东部27个州和哥伦比亚特区所属的359个县。2002年报道该病毒还可通过输血、器官移植引起人与人之间传播和母婴传播而感染。

3.人口流动和都市化生活

随着全球经济、文化和旅游业的高速发展,促进了人口流动,大量的农村人口涌向城市,城市辖区生活设施和管理措施一时难以满足城市人口剧增的需要。相当一部分城市居民特别是外来务工人员居住条件和卫生状况差,娱乐场所人员拥挤,通风不好,消毒措施未落实到位,这是导致传染病家庭聚集的因素。交通发达,人员流动加速了传染病的扩散。另外战乱不断,迫使大量难民流离失所,公共设施如下水道阻塞和供水系统被破坏,造成霍乱、肝炎等消化道传染病流行。结核病是一种古老的疾病,最早出现距今约上万年前,20世纪美国在结核病控制方面取得很好的成绩,1953—1984年结核病发病率以5.8%的幅度下降,结核病死亡率由

1953 年的 200/10 万下降到 1985 年的 1/10 万。但 1985—1992 年发病率再度上升，并发多起暴发流行。引起上述变化的原因与 HIV/ADIS 流行及大量移民输入有关。全世界每年有 200 万人死于肺结核，一些专家估计，今后 30 年里会有 9 000多万人死于这一疾病。在发展中国家，肺结核是一种严重的公共卫生问题，中国和印度肺结核病例约占全球病例的 1/3。

4.人类吸毒和性乱

随着人类性观念的改变，婚外恋、同性恋、嫖娼、卖淫等行为使我国已杜绝 30年之久的淋病和梅毒等性病又死灰复燃，并伴随支原体、衣原体的生殖道感染也日趋增多；而且经血液、体液传播性疾病大多可通过胎盘屏障使胎儿获得感染，使这些无辜的小生命遭受病魔的摧残。WHO 规划署估计，2002 年年底全球感染HIV/AIDS 总数将达 4 200 万，其中妇女为 1 920 万。目前中国 HIV/AIDS 从1985 年首例输入以来也在急剧地呈几何级别增长，加上毗邻国家的流行及性乱行为，所以面临的形势十分严峻。

5.不安全注射锐器伤

医生、护士、卫生员在工作中经常被污染的手术刀、剪刀、缝合针、注射器针头等锐器刺伤。美国 440 万医务人员中有 80 万人曾被锐器或针头刺伤，受到经血液、体液传播性疾病的伤害。据估计，全球由于不安全注射有 2 170 万人感染乙型肝炎，占新发病例中 33%。

6.病原体变异

近年来，科学家对病原体的进化有了新的认识，病原体的某些基因水平转移——"拿来"即获得新的基因和新的特征，以适应新的环境；另一方面某些基因和功能丢失——"扔掉"，失去某些可有可无或根本就是多余的基因，使之更适应新的环境，使生命力更强。2002 年以来引起流行的 SARS 病毒就是冠状病毒变异株，传染性极强。20 世纪以来全球发生 5 次严重流行性感冒，1918—1919 年发生 Al(H1N1)亚型的大流行，累积发病 7 亿多人，造成 2 000 万人死亡，超过第一次世界大战的战亡总人数。以后每发生一次型别的变异就发生一次全球的大流行。1957年和 1958 年发生 A2(H2N2)和 A3(H3N3)流行，1977 年发生 A1(H1N1)流行，2009 年发生甲型(H1N1)流行，目前没有得到有效控制。

7.生物战争

战争以生物战最残酷、最悲惨。历史上的生物武器是指用微生物制造疾病，如天花、霍乱、鼠疫和炭疽。现代生物武器也将利用微生物研究成果，利用现代技术提高生物武器的抗药性，修饰其抗原性，或在生物武器之间交换致病性。经过改造的生物武器更难检测、诊断和治疗。

三、中国传染病防治策略

20世纪以来全球发生传染病流行的次数越来越多,控制传染病已成为中央政府的重要职责。中央政府的领导是推动地方政府工作的关键,中央政府对传染病的重视程度直接决定了地方政府在防病中的反应力度。中央政府采取的主要措施是:一是设定防病目标,实行地方政府问责制,如给予地方政府官员明确的疾病控制目标,并对是否完成目标问责,他们就会优先考虑这一工作任务,并全力推动此项工作。二是中央政府增加对地方政府的防治传染病专项经费,这类经费为地方政府实施防病工作提供保障,同时,也可起到榜样作用,鼓励地方政府增加防病专项经费。三是采纳技术革新,推动传染病控制最为成功的例子就是新的以网络为平台的传染病疫情报告系统,该系统的运用有利于疫情的报告及患者的随访工作。四是开展试点工作,推动国家防病政策出台这类试点项目,帮助建立适合中国国情的最优方法,包括对国际最佳实践进行调整,使其中国化;通常需要让决策者能够看到某种措施的可行性与有效性。五是重视国际合作,国际合作项目为传染病防治规划的实施提供了资金。更为重要的是,这些国际合作项目用国际最佳实践和管理模式为中国培训了许多卫生专业技术人员。

2009年H1N1世界流行,目前我国疫情还未得到有效控制,我国采取的主要控制措施是:一是成立了应对甲型H1N1流感联防联控工作机制。在世卫组织通报疫情后,迅速成立了由卫生部牵头、33个部门参与的应对甲型H1N1流感联防联控工作机制,每一项重要的防控策略和措施都是基于对疫情和防控形势的动态分析,基于专家们的广泛、深入论证。二是采取严格的口岸出入境检验检疫措施。在疫情发生初期,开展登机检疫、体温检测、健康申报等工作,并对密切接触者实行严格的隔离医学观察。随着疫情的变化,目前已不再实行登机检疫,其他相关的措施也做了相应调整。三是加强对密切接触者的管理措施。卫生部门在对病例实行定点医疗机构隔离治疗的同时,对密切接触者进行医学观察。四是加强监测和报告。中国内地在原有基础上进一步扩大完善流感监测网络,提高监测水平,动态监测全国流感流行病学和病原学特征变化,并加强流感样病例监测。五是不断调整和完善病例诊断和治疗。随着对疾病认识的不断深入,病例诊断和治疗相应的措施也在不断地调整和完善,已从原来所有确诊病例在定点医疗机构隔离治疗,改为重症病例及高危人群集中收治,轻症病例可采取居家隔离治疗。中国还积极发挥中医药的作用,根据不同患病个体的反应状态进行辨证论治。六是加快疫苗研发。中国紧急启动10家流感疫苗生产企业开展甲型H1N1流感疫苗的研发工作,国家药监局对疫苗实施快速审批程序,有关部门组织制订了临床试验方案。

虽然新发传染病并未在中国造成大规模流行,但仍需给予足够的重视,因为这些传染病如果没有被及时发现和控制,可能会导致在全国甚至全球范围传播。目前,SARS 的流行可能是最好的例证。全球共有近 8 000 例 SARS 病例,其暴发清楚地展现了一种新发传染病怎样导致全球范围内的社会动荡和经济衰退。SARS 的暴发对中国经济造成的损失总额估计高达 253 亿美元,并使 2003 年国内生产总值下降 1%~2%。由于新发传染病具有在全国及全球迅速传播的潜在威胁,所以用于防止疾病流行及大规模传播的快速监测和控制措施至关重要。不常见的传染病以及新发传染病很容易引起恐慌,使人们取消旅行或贸易,并促使人们逃避。解决这些难题需要先进的科学技术、敏感的监测系统和有效的干预措施,同时,还需要通过适宜的渠道对有感染危险的社区群众进行预警,并指导他们采取正确的防护措施。

中国已经采取多种策略用于控制传染病的播散,一些策略的有效性在全球范围得到了证实。这些策略包括:改善饮用水供给与污水排放管理;提高采血安全性;控制老鼠、苍蝇、蚊子、虫媒,以及其他媒介的数量;修订相关的法律法规(如 2004 年修订的《中华人民共和国传染病防治法》)。这些策略有效降低了水源性、食物源性、血源性、虫媒性传染病及其他传染病的发生。中国还采取了一些特殊的策略,实践证明这些策略在控制传染病方面很有效。其中包括加强政府的承诺和领导,如国务院防治艾滋病工作委员会由国务院副总理担任主任,29 个部委副部长和 7 个省及自治区政府副省长(副主席)为其成员;重要传染病免费治疗(如结核病和艾滋病)。

传染病已成为当今全球人群的主要健康问题,控制传染病要坚持贯彻预防为主的方针,通过控制传染源、切断传播途径、保护易感人群等措施,可以大幅降低传染病发生的危险性。美国医院感染控制效果研究(SENIC)结果表明,虽然医院感染、传染病不能够被消灭,但是通过预防与控制措施的实施是可以有效预防的。

(吕志兰)

第二章　医院感染管理与监测

第一节　医院感染管理组织构成

2006 年国家卫生部颁布的《医院感染管理办法》,对我国医院感染管理的组织模式和机构作了明确规定,即"住院床位数在 100 张以上的医院应设医院感染管理委员会和独立的医院感染管理部门,住院床位总数在 100 张以下的医院应指定分管医院感染管理工作的部门,其他医疗机构应当有医院感染管理专(兼)职人员。"目前我国医院感染管理组织系统有:卫生部医院感染预防与控制专家组,省级医院感染预防与控制专家组,医院感染管理委员会,医院感染管理部门,各临床科室医院感染管理小组。

一、医院感染管理组织机构

组织机构是表现组织中各部分的排列顺序、空间位置、聚集状态、联系方式以及各要素之间相互关系的一种模式。它是执行管理任务的组织体制。目前我国医院感染管理组织模式为宏观和微观的三级组织体系。

1. 宏观的医院感染管理三级体系

宏观的医院感染管理三级组织机构为:卫生部医院感染预防与控制专家组,省级医院感染预防与控制专家组,以及医院感染管理委员会。卫生部和省级人民政府行政部门成立的医院感染预防与控制专家组成员由医院感染管理、疾病控制、传染病学、临床检验、流行病学、消毒学、临床药学、护理学等专家组成。

2. 微观的医院感染管理三级体系

微观的医院感染管理三级组织机构为:一级机构医院感染管理委员会,是医院感染监控系统的领导机构,由医院感染管理部门、医务部门、护理部门、临床科室、消毒供应室、手术室、临床检验部门、药事管理部门、设备管理部门、后勤管理部门及其他有关部门的主要负责人组成,主任委员由医院院长或主管医疗工作的副院长担任。二级机构是负责具体工作的职能机构即医院感染管理部门(感染管理科),具体负责医院感染预防与控制方面的管理和业务工作。医院应按每 200～250 张实际使用床位,配备 1 名医院感染专职人员;基层医疗机构必须指定专人兼职负责医院感染管理工作。三级机构即各科室的医院感染管理小组,由科室主任、护士长及本科兼职监控医师、监控护士组成。

二、各级组织与成员职责

1.卫生部医院感染预防与控制专家组的主要职责

(1)研究起草有关医院感染预防与控制、医院感染诊断的技术型标准和规范。

(2)对全国医院感染预防与控制工作进行业务指导。

(3)对全国医院感染发生状况及危险因素进行调查、分析。

(4)对全国重大医院感染事件进行调查和业务指导。

(5)完成卫生部交办的其他工作。

2.省级医院感染预防与控制专家组职责

负责指导本地区医院感染预防与控制的技术性工作。

3.医院感染管理委员会职责

(1)依据政策法规,认真贯彻医院感染管理方面的法律法规及技术规范和标准,制订本医院预防和控制医院感染的规章制度并监督实施。

(2)根据《综合医院建筑标准》有关卫生学标准和预防医院感染的要求,对医院的建筑设计和重点科室建设的基本标准、基本设施和工作流程进行审查并提出建设性意见。

(3)研究并确定医院的医院感染管理工作计划,并对计划的实施进行审定、考核和评价。

(4)研究并确定医院的感染重点部门、重点环节、危险因素以及采取的干预措施,明确各有关部门、人员在预防和控制医院感染工作中的责任。

(5)研究并制订医院发生医院感染暴发及出现不明原因传染性疾病或特殊病原体感染病例等事件时的控制预案。

(6)建立医院感染会议制度,定期审查、研究、协调和解决有关医院感染管理方面的问题。

(7)根据本医院病原体及耐药现状,配合药事管理委员会提出合理使用抗菌药物的指导意见。

(8)妥善处理医院感染管理的其他相关事宜,把医院感染降低到最小可能和最低程度。

4.医院感染管理部门(医院感染管理科)主要职责

(1)根据国家和本地区卫生行政部门有关医院感染管理的法规、标准,拟定医院感染控制规划、工作计划。

(2)组织制定医院及各科室医院感染管理规章制度,依据不同时期医院感染工作现状,制定新的更为完善的管理制度。

(3)具体组织实施医院感染管理规章制度,对医院感染控制质量进行定时或不定时检查并实施持续改进。

(4)对有关预防和控制医院感染管理规章制度的落实情况进行检查、监督、评价和指导。

(5)对医院感染及其相关危险因素进行监测、分析和反馈,针对问题提出控制措施并指导实施。

(6)对医院感染发生状况进行调查、统计分析,及时向医院感染管理委员会或者医疗机构负责人上报医院感染控制动态,并向全院通报。

(7)定期对医院环境卫生、消毒、灭菌效果,隔离、无菌操作技术、医疗废物管理等工作进行监督、监测,及时汇总、分析监测结果,提供指导,发现问题,制定控制措施,并督导实施。

(8)对医院发生的医院感染流行、暴发事件进行报告和调查分析,提出控制措施并协调、组织有关部门进行处理。

(9)对传染病的医院感染控制工作提供指导。

(10)负责全院各级人员预防和控制医院感染的知识与技能的培训、考核,对医务人员有关医院感染的职业卫生防护工作提供指导。

(11)参与药事管理委员会关于抗感染药物临床应用的管理工作,协助拟定合理用药的规章制度,并参与监督实施。

(12)对消毒药械和一次性使用医疗器械及器具的相关证明进行审核,对其储存、使用及用后处理进行监督。

(13)组织开展医院感染预防与控制方面的科研工作,开展医院感染的专题研究,有条件的省市级医院、医学院校附属医院可建立实验室或研究室。

5.医务管理部门在医院感染管理工作中应履行的职责

(1)监督、指导医师和医技人员严格执行无菌技术操作规程、抗感染药物合理应用、一次性医疗用品的管理等有关医院感染的制度。

(2)发生医院感染暴发或流行趋势时,统筹协调感染管理科及相关科室、部门开展感染调查与控制工作;根据需要进行医师人力调配;组织对患者的治疗和善后处理。

(3)协助组织医师和医技部门人员预防、控制医院感染知识的培训。

6.护理管理部门在医院感染管理工作中应履行的职责

(1)监督、指导护理人员严格执行无菌技术操作、消毒、灭菌与隔离、一次性使用医疗用品的管理等有关医院感染管理的规章制度。

(2)发生医院感染暴发或流行趋势时,根据需要进行护理人力调配。

(3)协助组织全院护理人员对预防、控制医院感染知识的培训。

7.总务后勤科在医院感染管理工作中应履行的职责

(1)监督医院的卫生管理,符合《中华人民共和国食品卫生法》要求。

(2)负责组织污水的处理、排放工作,符合国家"污水排放标准"要求。

(3)负责组织医院废弃物的收集、运送及无害化处理工作。

8.药剂科在医院感染管理工作中应履行的职责

(1)及时为临床提供抗感染药物的信息。

(2)督促临床人员严格执行抗感染药物应用的管理制度和应用原则。

(3)负责本院抗感染药物的应用管理,定期总结、分析应用情况。

9.检验科在医院感染管理工作中应履行的职责

(1)开展医院感染病原微生物的培养、分离鉴定、药敏试验及特殊病原体的耐药性监测,定期总结、分析,向有关部门反馈,并向全院公布。

(2)负责医院感染常规微生物学监测。

(3)发生医院感染暴发流行时,承担相关检测工作。

10.科室感染管理小组职责

(1)负责本科室医院感染管理的各项工作,根据本科室医院感染的特点,制定管理制度,并组织实施。

(2)对医院感染病例及感染环节进行监测,采取有效措施,降低本科室医院感染发病率。

(3)有医院感染流行趋势时及时报告医院感染管理科,并积极协助调查。

(4)监督本科室人员严格执行无菌操作技术规程、消毒隔离制度。

(5)监督检查本科室抗感染药物使用情况。

(6)做好对医务人员、食堂工作人员、陪护者、探视者的卫生管理。

(7)组织本科室预防、控制医院感染知识的培训。

11.医务人员在医院感染管理中应履行的职责

(1)严格执行无菌技术操作规程等医院感染管理的各项规章制度。

(2)掌握抗感染药物临床合理应用原则,做到合理使用。

(3)掌握医院感染诊断标准。

(4)掌握自我防护知识,正确进行各项技术操作,预防锐器刺伤。

(5)参加预防、控制医院感染知识的培训。

(6)发现医院感染病例,及时送病原学检验及药敏试验,查找感染源、感染途径,控制蔓延,积极治疗患者,如实填表报告。

(7)发现有医院感染流行趋势时,及时报告感染管理科,并协助调查。

(8)发现法定传染病,应根据《中华人民共和国传染病防治法》的规定填写传染病报告卡并在规定时间内上报。

(吕志兰)

第二节 医院感染管理控制标准

国家卫生部颁布了《医院感染管理办法》,对医院感染管理控制标准做出明确规定,使医院感染管理控制标准更加规范化。

一、医院感染的控制标准

1.手卫生

应配备符合《医务人员手卫生规范 WS/T313》要求的设施;设施位置应方便医务人员、患者和陪护人员使用;应有醒目、正确的手卫生标识,包括洗手流程图或洗手图示等。

2.清洁与消毒

应按照《消毒管理办法》,执行医疗器械、器具的消毒工作技术规范。

3.隔离

隔离措施应遵循《医院隔离技术规范 WS/T311》的要求。

4.呼吸机相关性

肺炎、导管相关血流感染、导尿管相关泌尿道感染、手术部位感染、多重耐药菌感染等的预防与控制应遵循有关标准的规定。

5.抗菌药物的使用管理

应遵循《抗菌药物临床应用管理办法》进行抗菌药物使用的管理。

6.污染物品

必须进行无害化处理,并不得检出致病性微生物。

7.医疗废物

按照《医疗废物管理办法》分类处理。

8.污水检测

按国家卫生部颁布《医院污水排放标准》执行。

二、消毒灭菌控制标准

1.常规物品消毒灭菌合格率

力争达到100%。

2.使用中消毒剂控制标准

细菌数≤100 CFU/mL,不得检出致病性微生物。

3.无菌器械保存液控制标准

必须无菌。

4.血液透析系统监测(表2-1)

表2-1　血液透析系统监测

项目	参照文件	标准	频率
置换液微生物监测	血液净化标准操作规程	内毒素<0.5 EU/mL	每季1次
	血液净化标准操作规程	细菌培养≤100 CFU/mL	每月1次
透析微生物监测	血液净化标准操作规程	内毒素<0.5 EU/mL	每季1次
		细菌培养≤100 CFU/mL	每月1次
透析用水微生物监测	YY0572-2017	细菌内毒素≤0.5 EU/mL	每季1次
		细菌培养≤100 CFU/mL	每月1次

5.紫外线灯管照射强度

使用中灯管≥70 $\mu W/cm^2$,新购进灯管≥90 $\mu W/cm^2$。

6.进入人体无菌组织、器官或破损皮肤、黏膜的医疗用品控制标准

必须无菌。

7.接触黏膜的医疗用品控制标准

细菌总数≤20 CFU/件,不得检出致病性微生物。

8.接触皮肤的医疗用品控制标准

细菌总数≤200 CFU/件,不得检出致病性微生物。

9.使用中的消毒物品控制标准

不得检出致病性微生物。

10.各类环境空气、物体表面及医务人员手的细菌学监测标准

见表2-2。

表2-2　各类环境空气、物体表面菌落总数卫生标准

环境类别		空气平均菌落数[a]		物体表现平均菌落数
		CFU/皿	CFU/cm²	CFU/cm²
Ⅰ类环境	洁净手术部	符合 GB 50333 要求	≤150	≤5.0
	其他洁净场所	≤4.0(30分钟)[b]		
Ⅱ类环境		≤4.0(15分钟)	—	≤5.0
Ⅲ类环境		≤4.0(5分钟)	—	≤10.0
Ⅳ类环境		≤4.0(5分钟)	—	≤10.0

a.CFU/皿为平板暴露法,CFU/cm²为空气采样器法。

b.平板暴露法检测时的平板暴露时间。

（吕志兰）

第三节　医院感染的监测

一、定义

1.医院感染监测

医院感染监测是指长期、系统、连续地收集、分析医院感染在一定人群中的发生、分布及其影响因素，并将监测结果报送和反馈给有关部门和科室，及时采取防治对策和措施；为医院感染的预防、控制和管理提供科学依据。

2.医院感染

2007 年美国 CDC 发布的《隔离预防指南：预防病原体在医疗机构的传播》指出，鉴于暴露源或获得感染的地点很难确定，建议用"医疗相关感染"（HALs）替代医院感染这一术语。对无明确潜伏期的感染，规定入院 48 小时后发生的感染为医院感染；有明确潜伏期的感染，自入院时起超过平均潜伏期后发生的感染为医院感染。

3.医院感染流行

医院感染流行是指某医院、某科室医院感染发病率显著超过历年散发发病率。

4.医院感染暴发

医院感染暴发是指在医疗机构或其科室的患者中，短时间出现 3 例或以上的同种同源感染病例的现象。

5.医院感染现患率

医院感染现患率是指在一定时期内，处于一定危险人群中实际感染病例（包括以往发病至调查时尚未愈的旧病例）的百分率。

6.患者日医院感染发病率

患者日医院感染发病率是一种累计暴露时间内的发病密度，指单位住院时间内住院患者新发医院感染的频率，单位住院时间通常用 1 000 个患者住院日表示。

二、医院感染监测类型

医院感染监测类型分为全面综合性监测和目标性监测。

1.全面综合性监测

连续不断地对所有临床科室的全部住院患者和医务人员进行医院感染及其有关危险因素的监测。医院感染监测规范明确规定，关于全院综合性医院感染发病率监测，新建医院或未开展过医院感染监测的医院应先开展全面综合性医院感染监测，至少开展 2 年。建立可信的医院感染发病率基线和培养医务人员积极参与医院感染监测的意识。

2. 目标性监测

针对高危人群、高发感染部位等开展的医院感染及其危险因素的监测,如重症监护病房医院感染监测、新生儿病房医院感染监测、手术部位感染监测、抗菌药物临床应用与细菌耐药性监测等。同样是指针对住院患者、临床科室医院感染监测,不同的是缩小了监测范围,集中了有限的资源,针对高危人群、高发感染部位、重点部门和重点环节等开展的医院感染及其危险因素的监测。

(1)轮转监测(周期性监测):将全院各科室进行统筹规划,有计划、周期性地选定监测科室进行目标性监测。

(2)从优监测:按照医院感染需要解决的问题,结合医院感染成本效益等原则,优先选择监测目标。如手术部位感染,延长住院时间,额外需要的费用明显增高,因此应优先选择监测,通过实施有效的干预措施可明显降低感染率,节省医疗费用。

三、医院感染监测要点

(1)医院感染监测不是短期的、非系统的、断续的,而是长期的、系统的、连续的,只有这样才能确保收集资料的完整性和系统性。

(2)医院感染监测包括收集、分析、解释医院感染在人群中的发生、分布和影响因素,而不能停留在单纯的收集资料,也不能只停留在收集资料和汇总分析资料的阶段,还要为这些监测结果寻求合理的解释,说明医院感染在人群中的发生、发展、分布和哪些因素对其有影响,影响有多大。

(3)不是为监测结果而监测,而是要充分利用监测结果,将监测结果总结后报送和反馈给有关部门,并利用监测结果制订控制方案,减少导致医院感染的危险因素,进一步预防医院感染,为医院感染的防控提供科学依据,再次通过监测评价已制订实施的预防和控制措施的效果,持续医院感染管理质量改进。

(4)目标性监测理念的改变,由关注"结果"的监测转向"过程"的监测。如由医院感染发病率监测逐渐转向医院感染的预防措施实施依从性监测(如3种导管使用过程中);由医务人员手指带菌数量监测转向医务人员手卫生依从性监测;从手术部位感染的发病率监测转向预防 SSI 措施的实施情况的监测,如清洁手术术前0.5~2 小时预防用抗菌药物、备皮方法等;常规的环境微生物学监测转向医院环境清洁的监测。

(5)环境卫生学监测新理念,停止常规的环境卫生学监测。那么在什么情况下应该进行环境卫生学监测?那就是经流行病学调查,怀疑感染的病原体与环境有关时进行监测;进行科学研究时监测;当改变清洁措施进行质量控制时进行监测。

四、医院感染监测内容

从广义角度讲,凡是涉及医院感染的环节和因素都应进行监测。具体应从影响医院感染的主要方面入手,对医院感染发病率、医院感染危险因素、环境卫生学、消毒灭菌效果、抗菌药物应用和病原微生物的变化 6 个方面进行监测。

1.医院感染发病率的监测

医院感染发病率是指在一定时期里,处在一定危险人群中(通常为住院患者)新发感染病例的频率,是医院感染监测最重要的内容。通过医院感染发病率的监测,可掌握医院整体发病水平,预测医院感染的流行趋势,防止医院感染暴发的出现。在医院感染发病率监测中,感染患者有时会在住院期间发生多次或多部位的感染,使发病率有两种计算和表示方法,即感染病例发病率和感染例次发病率。感染例次发病率常高于感染病例发病率。

2.医院感染危险因素的监测

医院感染危险因素的监测主要包括手术、全麻、侵入性操作、意识障碍、化疗、放疗、免疫抑制剂、抗菌药物应用等的监测。

3.消毒灭菌效果监测

消毒灭菌效果监测是控制医院感染的关键性问题,包括的内容主要有:①对消毒灭菌物品定期进行消毒灭菌效果监测。②对使用中消毒剂、灭菌剂定期进行化学和生物监测。③对消毒灭菌设备定期进行工艺、物理、化学和生物监测。④对血液净化系统定期进行微生物学监测。⑤当有医院感染流行或暴发时,对相关环节进行微生物学监测和分子流行病学调查。

4.环境卫生学监测

医院环境卫生学监测的部门主要有手术室、消毒供应室无菌区、治疗室、ICU、骨髓移植病房、血液病房、血液净化病房等。监测的主要内容有空气、物体表面、医护人员的手、餐饮厨具、食品及医用废物和污水处理程序的检测。在医院感染流行时,对怀疑与医院环境卫生学因素有关的方面进行及时监测。

5.抗菌药物使用情况监测

抗菌药物使用情况的监测标准,目前尚无具体统一的方案。根据我国各医院已开展的工作,从宏观监测角度,主要有以下内容:①各医院、各科室的抗菌药物使用率。②是否符合抗菌药物应用的适应证。③感染患者病原学检查率及药敏指导抗菌药物使用的比例。④预防用药的比例及合理使用情况。⑤联合用药的配伍及合理使用情况。⑥抗菌药物给药途径和方法是否正确。⑦抗菌药物应用不良反应的监测。⑧各医院使用率最高的前5种抗菌药物。⑨对严重感染患者开展抗菌药物药代动力学监测。⑩合理与不合理应用抗菌药物的比例。

6.医院感染病原微生物的监测

医院感染病原微生物的监测是控制医院感染必不可少的重要环节。病原微生物监测除了定期分析医院、重点科室(ICU、产房、新生儿病房、儿科、移植病房、血液病房、肿瘤病房等)病原微生物的变化情况、临床感染细菌对抗菌药物的耐药情况外,重点要监测容易引起流行、暴发或危害性大、不易控制并具有流行病学价值的特殊病原体和新的病原体。即加强对肝炎病毒、艾滋病病毒、柯萨奇病毒、非典型分枝杆菌及多重耐药的耐甲氧西林金黄色葡萄球菌(MRSA)、耐甲氧西林表皮葡萄球菌(MRSE)、耐万古霉素肠杆菌(VRE)等的监测,尤其要注意对 MRSA 的监测。

五、医院感染监测方法

1.主动监测

主动监测是由医院感染专职人员主动去病房发现医院感染病例及相关事件。这种监测方法能及时、及早地发现问题,如医院感染的聚集性发生或暴发流行,调查方法与标准一致,得出的资料可靠,可比性强,意义大;其缺点是需要较多的人力、物力和时间。

2.被动监测

被动监测是由病房的医护人员而非医院感染专职人员去发现和报告医院感染病例和相关事件。这种监测方法的优点是需要较少的医院感染专职人员;缺点是由于医护人员对医院感染诊断标准掌握不准,常导致大量漏报,所得资料可比性差,且不能及时发现医院感染的聚集性发生或暴发流行。

(吕志兰)

第四节　医院感染病例监测

我国医院感染监测系统始于1986年,在卫生部医政司的领导下,在12个省市自治区内的26家医院进行重点科室的全面监测工作。于1989年扩大为全国性的感染监测网络,参加医院159所,至2010年全国有740所医院参加全国医院感染监测网。

一、医院感染监测程序

1.制订医院感染监测计划,明确监测目标

首先应制订和完善详细的、具有可操作性的医院感染监测计划,明确医院各主管部门和医务人员职责(很重要)。计划应包含监测项目、数据的收集、整理分析及原始记录、监测信息反馈等可行性的行动方案。计划是保证医院感染监测顺利实施的关键。

2.发挥监测网络成员的作用

利用各种机会进行宣传、培养临床参与医院感染监测的意识,让他们掌握和理解医院感染的定义和监测技术。

3.标准统一,监测系统规范

有效的评估必须基于标准化的定义和监测系统。通过标准化方法对数据进行采集、分析和说明,从而提供高质量、可比较的数据来增加监测的价值。诊疗操作流程的标准化也是很关键的环节,使收集的数据准确。如手术部位感染监测,应有统一标准的切口分泌物采集送检流程。提高诊断的准确性,使监测效率、监测数据具有重要的信息和意义,而不只是一个数据。

4.确认监测的目标人群

目标性监测的选择,根据医院感染综合性监测情况,可重点选定重点区域,如ICU;重点患者或特定的感染部位,如手术部位感染监测、导管相关血流感染监测;高危人群,如移植患者;特殊治疗患者,如透析患者等。

5.人员的培训与沟通

每开展一项目标性监测,应对参与项目监测科室的医护人员进行培训,正确掌握感染的诊断标准,以及正确采集标本的方法及流程。将医院感染监测方案及标准操作流程等资料进行广泛宣传教育,以利于监测工作顺利进行,收集的信息准确真实,数据可靠。最重要的是,医院感染管理专职人员要做到脑勤、腿勤、手勤、口勤,经常深入临床一线帮助临床发现问题、分析问题,提供解决问题的方法,应牢牢记住,医院感染专职人员是临床的合作伙伴!

监测的目的绝对不是仅得出感染率!必须关注诊疗全过程,通过监测普及医院感染知识。真实可靠的医院感染率,会使全院医务人员都关注医院感染的预防与控制,规范执行医院感染的预防措施。

二、医院感染监测方法

从广义角度讲,凡是涉及医院感染的环节和因素,都应用前瞻性监测方法进行监测。具体来说,从影响医院感染的主要方面,应从医院感染发病率、医源性传播因素、抗菌药物的应用和病原微生物的变化等方面进行监测。前瞻性监测与回顾性调查一样,都是属于医院感染监测的具体方法。

1.前瞻性监测

医院感染病例前瞻性监测,是通过实时收集感染发生的资料,研究其中的一种或多种危险因素与感染或患者死亡的关联,有动态观察特点,避免了回顾性调查容易遗忘、疏漏某些重要信息的缺点,保证收集信息的及时性、完整性和准确性,以便及时采取控制措施。前瞻性监测是主动的,患者入院后即处在医院感染专职(兼职)人员的监测下,这样调查的结果比较准确。可以随时了解其医院感染的危险因素、感染的发生及流行病学特征及实施干预措施。适用于对重点部门、重点部位、重点人群进行医院感染监测,如手术部位感染监测、ICU 监测等。

2.回顾性调查

回顾性调查是指患者出院后对其住院病历进行查阅,了解其是否发生感染及感染的因素,对发生医院感染的病例进行登记并统计分析,调查全依赖住院病历记录,处于被动地位,信息滞后,且监测资料的准确性全依赖于医生的病历记录,不能及时发现医院感染的发生,不能及时发现医院感染的暴发流行,数据的准确性不够,给感染的预防控制带来困难。回顾性调查适用于对医院感染历史事件的调查,而不宜用于医院感染预防。因此,医院感染监测规范推荐采用前瞻性调查,不推荐回顾性调查方法。

三、医院感染发病率监测

1.监测人群

住院患者(监测手术部位感染发病率时可包括出院后一定时期内的患者)和医务人员是医院感染监测的重要内容。通过医院感染发病率的监测,可掌握医院整体发病水平,预测医院感染的流行趋势,防止医院感染暴发的出现。

2.监测方法

采用主动监测(前瞻性监测),感染控制专职人员主动、持续地对被监测人群的医院感染发生情况进行跟踪观察与记录;医院各科室建立医院感染报告制度,临床医生及时报告医院感染病例;专职人员定期去微生物室和临床了解患者医院感染的发生情况。医院感染资料包括患者的临床症状、体征和实验室检查结果等基础信息。

3.资料来源

(1)微生物室的检验结果报告:这是很重要的资料,医院感染控制人员和微生物实验室建立良好的合作关系,实验室及时主动地报告检验结果。此外,医院感染专职人员应定期(最好每天或者隔天)去微生物室获取微生物检验报告。需要注意的是,单凭微生物检验结果不足以确定是否为医院感染,因为有时可能是标本污染所致,应根据临床表现结合细菌培养结果来综合判断。

(2)感控人员查房:主管医生主动报告感染病历及医院感染监测系统提示感染的患者,医院感染专职人员每天去各病区巡查,与医生、护士交流了解是否有新的医院感染病例发生,重点查看发热患者、使用抗菌药物患者、隔离患者、抵抗力低下患者以及进行侵入性操作的患者。

4.资料分析

医院感染发病率是指一定时间内处于同期危险人群中新发医院感染病例的频率。医院感染例次发病率是指一定时间内处于同期危险人群中新发医院感染部位的频率。

(1)医院感染发病率:

$$医院感染(例次)发病率 = \frac{同期新发医院感染病例(例次)数}{观察期间危险人群人数} \times 100\%$$

注:观察危险人群人数以同期出院人数替代。

(2)日医院感染发病率:

$$日医院感染(例次)发病率 = \frac{观察期间新发医院感染病例(例次)数}{同期住院患者住院日总数} \times 1\,000\%$$

对于监测结果应按月进行总结和反馈,结合历史同期和上个月医院感染发病率资料,对资料进行总结分析,提出监测中发现的问题,报告医院感染管理委员会并向临床科室反馈监测结果和分析建议。

(吕志兰)

第五节　医院感染管理现状及任务

一、医院感染管理任重而道远

医院感染是现代医学发展中的一大难题,不仅关系到患者的安全,也关系着医务人员的健康。随着医院诊疗技术的飞速发展,医院感染的特点也在不断地发生着变化。人口老龄化和疾病谱的变化,医院感染易感人群增加,如严重基础疾病患者增加,放射疗法、激素、免疫抑制剂的使用,恶性肿瘤患者的增加、器官移植、越来越多的侵入性操作等,增加了医院感染的危险因素。

医院感染已成为当今全球关注和研究的热点课题,患者安全受到全社会的高度重视,医院感染预防控制的理念和行动都发生了急剧改变。2005 年 10 月 WHO 在日内瓦总部启动了全球患者安全联盟活动,活动的主题为"清洁的医疗护理更安全"。目前,世界人口已经超过 60 亿。如果对大多数国家每年住院人口保守估计,每年有 5% 的人住院,那么全世界将会有 3 亿人住院。如果其中 5% 发生医院感染(NI),至少会有 1 500 万住院患者遇到 NI 问题。假设 NI 的死亡率为 10%,每年将有 150 万人死于 NI。中国是一个拥有 13 亿人口的发展中国家,人口占世界总人口的 22%,医疗卫生服务担负艰巨的任务。2006 年全国医院总数达到 19 246 所,承担了 14.71 亿人次的诊疗任务和 5 562 万人的住院患者的医疗工作,至 2012 年全国各类医疗机构诊疗人次达到 68.95 亿,入院治疗人数达到 1.79 亿;其中医院诊疗人次达到 25.48 亿,入院治疗人数达到 1.27 亿。医院感染预防与控制工作涉及面广,涉及人员多,对医院感染预防控制提出了更高的要求。随着医院感染监测的不断改进,医院感染总体发病率已从 8.6% 下降至 5%,但侵入性操作相关感染、手术相关感染不断增加,尤其是多重耐药菌引起的医院感染显著增加,医院感染暴发事件不断发生,造成的危害也不断升级。

医院感染病原体 90% 为条件致病菌。如:军团菌通过空调机、水塔、淋浴喷头产生的气溶胶而引起呼吸道感染;凝固酶阴性葡萄球菌产生黏质,加强了对塑料和光滑表面的黏附力,成为人工植入物感染的常见菌株;由于抗菌药物的不合理使用,医院日益增多的耐药菌株中的耐甲氧西林金黄色葡萄球菌已占医院金黄色葡萄球菌的 40%~60%,还有耐青霉素肺炎链球菌、耐万古霉素肠球菌、耐氨苄西林流感嗜血杆菌、产生超广谱酶(ESBLs)和 AmPC(Bush I 型)酶的革兰阴性杆菌以及真菌等。免疫功能低下患者的病原谱较广,包括细菌、真菌、病毒、寄生虫等,如:器官移植的患者和艾滋病患者易发生细菌、真菌、巨细胞病毒、弓形体、结核等感染。

医院感染病原体随时间而变迁,应用抗菌药物可发生二重感染;免疫功能低下程度的进展可以引发一些病原体的感染,如:当 T 细胞亚群中的 CD4$^+$ T 细胞<200/mm^3 易发生肺孢子虫感染。2010 年全国细菌耐药监测 14 家医院 5 529 株克雷伯菌属耐药性显示,碳青霉烯类耐药的肺炎克雷伯菌达 8.8%。多重耐药菌或将成为我国医疗纠纷的焦点和元凶,特别是鲍曼不动杆菌已成为我国院内感染最重要的病原菌之一。鲍曼不动杆菌具有强大的获得耐药性和克隆传播的能力,多重耐药、广泛耐药、全耐药鲍曼不动杆菌呈世界性流行。因此,加强对医院感染的预防与控制工作,对保障患者安全、提高医疗质量、降低医疗费用具有重要的意义。

二、医院感染预防与控制现状

1.对医院感染预防控制的重要性认识不足

我国地域宽广,各地经济发展极不平衡。经济发达地区,医院感染控制逐步与国际接轨,医院感染管理者积极参加国际国内学术交流。而在经济落后地区,由于条件的限制,医院感染控制得不到足够的重视。管理层缺乏对医院感染控制重要性的认识,不了解目前医院感染管理的发展水平和进展,追求高精诊疗技术的发展,忽视医院感染预防措施的同步实施;医院感染防控基础设施配备不到位,如洗手池和(或)速干手消毒剂缺乏,建筑布局不合理等。有的医院对医院感染防控专职人员的培训不到位,他们不能外出学习和交流,无法了解本领域的新理念和发展趋势。对于临床医生的培训倾向于专业培训,注重治疗和诊断,而不重视对医院感染知识的培训,医务人员认识不到患者在住院期间、手术时、转入重症监护室后所面临的危险;普遍缺乏对侵入性操作可致相关感染的危险意识,如静脉导管、动脉导管、导尿管、气管内导管及其他医用装置的应用,增加了住院患者发生感染的危险性。手卫生执行力差。洗手可消除医务人员手上的暂居细菌,这是预防大多数医院感染(NI)的主要步骤,但大家不重视洗手和手部消毒,没有便捷的手卫生设施(洗手池、干手纸巾、快速手消毒剂),医院感染监控缺乏信息平台。医务人员感染防控意识不强,特别是临床医师轻预防、重治疗,错误地认为感染管理工作就是消毒隔离,是护士的事,是医院感染管理科的事。对医院感染管理的目的和意义缺乏正确理解,认为患者感染大多是疾病的并发症;对无菌操作、手卫生、消毒隔离等缺乏足够的认识,职业防护意识淡薄,甚至将国家和医院的规章制度视为强制性的外在压力,被动地执行。有些临床医生将大量使用抗菌药物视作预防和治疗感染的唯一手段,长时间、大剂量、高档次、多品种地滥用抗菌药物,导致多重耐药菌的出现。

社会经济状况决定了公众对医疗卫生保健的期望值。随着国民教育水平的不断提高,大多数患者对医疗服务保障有了更高的要求,由医院感染引起的医疗纠纷不断上升,这就要求我们高度重视科学规范的医院感染预防与控制,采取一系列有效的预防控制措施来防止医院感染的发生。

2.医院人文素质缺失,制度执行不力

孙思邈在《备急千金要方》中说:"人命至重,贵于千金,一方济之,德逾于此。"他提出的"大医精诚""智圆行方"等原则,成为后世医家坚守的行为准则。但是在今天,我们正面临深刻的社会转型期,人们的社会价值观、人生观不断地发生改变。近年来受市场经济的影响,人们价值观念日益多元化,整个社会的道德体系处于一个失衡和重构的过程中,不可避免地在医务人员的思想认识上有所反映。道德、良心、爱心是医务工作者最基本的要求,是医务人员行为规范的核心。但现在这种优良传统出现了断裂,以人为本,"以患者为中心"只不过是一句口号而已。现在的部分医务人员不把患者当"人",只看作疾病的载体、医疗技术施予的对象,是消费的主体和尽可能多赚钱的机会,乱开处方,滥用抗菌药物,滥用检查,诱导医疗消费。医院感染管理文化背景的苍白,甚至是空白,使医院感控工作缺乏社会及患者的知晓度及认可。没有文化背景及底蕴的医院感染学科难以营造工作氛围。

医院感染控制措施执行力的影响因素大多是管理层面的,是医院文化的重要组成部分。由于医院的执行文化不完善,医院感染防控工作得不到应有的重视,开展工作的难度较大,工作环境对专职人员造成的压力较大。医院感染防控专职人员的职称晋升等各种待遇问题不能很好地解决,使他们难以在医院感染防控领域规划职业生涯,久而久之就会造成他们对医院的总体规划和发展目标认同程度降低,工作的内在动力和主动性减少,凝聚力难以形成,同时也损害执行力。同样,感染管理科不能选择合适的人员来进行医院感染管理工作,也不能将员工落实医院感染防控措施和指导科室工作的能力作为评判的重要指标,未形成良好的执行力文化,包括良好的人才激励机制和良性竞争环境。

医院感染防控的关键是执行力,将每一项防控措施落实到位,可从根本上减少医院感染的发生,确保医疗安全和医患安全。通过主动干预措施,降低医院感染危险因素和发病,已成为当前国际感控领域的热点和重点。

3.医院感染监测体系建设缺乏统一性

1974 年,美国成立了世界上第一个 NNIS 系统,负责收集感染监测资料,研究医院感染发病率、感染部位、危险因素、病原体及耐药性变化趋势。1986 年 NNIS 提出在全面综合性监测的基础上开展目标性监测,并在此基础上提出感染控制明确目标,到 2000 年已经有 315 所医院参加 NNIS。2005 年美国建立了国家健康护理安全网络(NHSN),将原有资源进行整合,促进了医疗护理相关医院感染的国家数据库的建立。20 世纪 80 年代开始,一些发达国家如英国、瑞典、日本、澳大利亚等医院感染管理组织也对医院感染进行了相应的监测研究。我国于 1986 年成立全国医院感染监测网,积累了大量的信息,但由于目前存在国内监测系统不统一、方法欠规范、信息采集不标准等问题,导致医院感染监测信息和科学性差和利用度低,院际间、区域间很难进行信息比较与沟通,不利于医院感染学科的发展。

4.医院感染暴发不断发生

近年来,国内发生了多起严重的医院感染事件,不仅增加患者的痛苦,加重经济负担,甚至使许多患者付出生命的代价,在社会上影响恶劣,而且也妨碍了医院医疗工作的正常运转,对医疗机构造成致命的打击。这些惨痛的教训不能不引起医务工作者的深思。1980—2009 年 30 年间,国内公开报道的医院感染暴发事件共 352 起,感染人数 7 656 人,病死 341 人,涉及全国 31 个省(地区)共 303 家医院。了解近年来国内发生的医院感染暴发重大事件,以期引起医疗界的高度重视,从中汲取教训,有效预防医院感染及其暴发事件的发生。

(1)因手术所致的感染暴发事件:全国范围内影响最为深刻的医院感染暴发事件是 1998 年 4 月至 5 月,深圳市妇儿医院发生的非结核分枝杆菌感染暴发事件。1998 年 4 月 3 日至 5 月 27 日,共计剖腹产手术 292 例,发生感染 166 例,切口感染率为 56.85%。给患者带来极大的痛苦和损害,造成重大经济损失,引起社会各界和国内外的强烈反响。此次感染是以龟型分枝杆菌为主的混合感染,感染原因是浸泡刀片和剪刀的戊二醛浓度配制错误,将新购进的浓度为 1%的戊二醛当作有效浓度为 20%的稀释 200 倍供有关科室使用,致使浸泡手术器械的戊二醛浓度仅为 0.005%,错误使用长达半年之久。

2005 年 12 月 11 日,安徽省宿州市市立医院发生 10 例接受白内障手术治疗的患者出现严重的眼球感染,感染病原体为铜绿假单胞菌。其中 9 名患者单侧眼球被摘除。经调查,该起恶性医疗损害事件是由于宿州市市立医院管理混乱,违法、违规与非医疗机构合作,严重违反诊疗技术规范,造成手术患者的医源性感染所致。该事件性质恶劣,后果严重,社会影响极坏。

(2)经空气、飞沫导致的医院感染暴发事件:1993 沈阳市妇婴医院,由于一产妇感染柯萨奇 B 族病毒,通过空气传播,导致 24 名新生儿感染,13 名死亡。2003 年国内 SARS 暴发流行,几个月波及世界 32 个国家和地区,累计病例 8 360 名,死亡 764 名,究其主要原因是医院患者经过飞沫排出病原体向医院工作人员、住院患者、探视者、社会传播。

(3)血液透析导致的丙型肝炎暴发事件:2008 年 12 月至 2009 年 1 月,山西省太原公交公司职工医院、山西煤炭中心医院发生患者因血液透析感染丙肝的事件。太原公交公司职工医院 6 名患者投诉,反映在该院进行血液透析后感染丙肝。经调查,有 47 名患者在该医院进行血液透析,经检测 47 名患者中 20 名患者丙肝抗体阳性。20 名丙肝阳性患者中有 14 名患者曾在山西煤炭中心医院进行血液透析。经对太原公交公司职工医院和山西煤炭中心医院的现场检查,两所医院违反《医院感染管理办法》《血液透析器复用操作规范》,存在血液透析患者感染丙肝的隐患。

(4)新生儿感染暴发事件:2009 年 3 月,天津市蓟县妇幼保健医院发生新生儿医院感染事件,6 例重症感染患儿有 5 例死亡,其中 3 例患儿诊断为新生儿败血症,血培养结果均为阴沟肠杆菌阳性。该事件后果严重,造成不良的社会影响。

西安交通大学医学院第一附属医院新生儿科从 2008 年 8 月 28 日到 9 月 16 日共收治新生儿患者 94 名,其中有 9 名新生儿从 9 月 3 日开始发病,到 9 月 15 日先后死亡 8 例。经卫生部和陕西省联合专家组调查一致认为,8 名早产新生儿死亡系院内感染所致。这是一起严重的院内感染事故。

(5)丙肝感染暴发事件:2013 年 1 月 28 日,群众举报,多名患者在辽宁省东港市社保门诊部接受静脉曲张治疗后,疑似感染丙肝病毒。经调查,先后有 120 人在该门诊接受过治疗,这 120 人全部进行了血样样本检测,检出感染丙肝病毒 99 人,共用注射针头是导致集体感染的主要原因。辽宁省丹东东港市社会保险医疗门诊部内部管理混乱,是一起因严重违反诊疗规范和操作规程造成的重大群体性医院感染责任事故。

从这些不断发生的触目惊心的医院感染（NI）暴发事件调查结果来看，管理混乱、领导不重视、人员配备不到位、预防投入不足、搞形式主义应付检查等，是导致我国医院感染恶性暴发事件频繁、耐药菌泛滥的重要原因。临床医务人员不能及时发现与识别医院感染的暴发。发生感染暴发后，不能及时采取有效的控制措施或不知如何控制，不能及时向有关部门报告，延误最佳的感染控制时机；且不愿寻求外部支援，最后发展成为真正的感染暴发事件。对医院感染预防与控制工作缺乏认识，医院感染管理组织不健全，医院感染预防意识淡薄，防控制度形同虚设，消毒及诊疗措施不规范。

医院感染的暴发是不可回避的事实，我们必须引起重视，做好医院感染暴发的防范与调查处理，预防和控制 NI 需要全员协同参与，而不仅仅是医院感染管理专职人员。

总之，医院感染管理不规范、领导不重视、人员配备不到位、预防投入不足、搞形式主义应付检查等，是导致我国医院感染发病率居高不下、恶性暴发事件频繁、耐药菌泛滥的重要原因。要想走出困境，破解我国医院感染管理的难题，就需要转变院内感染控制的管理观念，把感染控制变为感染预防。通过主动干预，降低医院感染危险因素和发病，已成为当前国际感控领域的热点和重点。

三、依法进行医院感染管理

医院感染管理是医院管理的重要部分，是保障医疗质量、保障患者安全的重要措施。近年相继出台了一系列有关医院感染预防与控制的法律法规和行业标准，如《中华人民共和国传染病防治法》《抗菌药物临床应用指导原则》《消毒管理办法》《内镜清洗消毒技术操作规范》《医疗机构口腔诊疗器械消毒技术操作规范》《医务人员艾滋病病毒职业暴露防护工作指导原则（试行）》，2006 年《医院感染管理办法》，2009 年《医院感染暴发报告及处置管理规范》《医院消毒供应中心管理规范》《医院消毒供应中心清洗消毒及灭菌技术操作规范》《医院消毒供应中心清洗消毒及灭菌效果监测标准》《医务人员手卫生规范》《医院隔离技术规范》《医院感染监测规范》，2010 年《外科手术部位感染预防与控制技术指南（试行）》《导管相关性血流感染预防与控制指南（试行）》《导尿管相关尿路感染预防与控制指南（试行）》，2011 年《多重耐药菌医院感染预防与控制技术指南（试行）》，2012 年《抗菌药物管理办法》，新修订了《消毒技术规范》等，依照法律法规和各项技术指南，进行医院感染的预防控制，全面落实防控措施，使医院感染发生的危险性降到最小，保障医疗安全和医务人员安全。

四、重点部门重点环节感染预防控制

医院感染监测措施、监测项目直接涉及对医院感染的主动监测,用科学的态度和科学的方法,遵循循证医学的原则,设计感染控制方案,借鉴国外的、先进的医院感染防控措施,进行规范有效的医院感染预防与控制。在医院感染综合性监测的基础上开展医院感染目标性监测,开展有循证依据的感染控制,如预防手术部位感染措施,根据《外科手术部位感染预防与控制技术指南(试行)》,围手术期合理预防使用抗菌药物,采用正确的方法准备手术区域皮肤(术前不建议刮除毛发,除非切口周围毛发影响手术操作),手术期间的保温措施,控制血糖,缩短手术前住院时间,强制性向公众报告手术切口感染率等减少手术部位感染。手术部位感染始终是制约外科手术治疗是否成功的一个主要因素。预防呼吸相关性肺部感染措施包括重危患者床头抬高 $30°\sim45°$ 、口腔护理等,及时评估患者病情,根据病情尽早撤机;预防导管相关血流感染措施包括无菌操作、最大的无菌屏障、手卫生,并对病情进行评估,及时拔出导管等,这些预防措施在不同的国家、不同的医院广泛开展,并取得了良好的医院感染预防效果。通过主动干预,降低医院感染危险和发病率。

美国医院感染控制效果研究(SENIC)结果表明,通过预防与控制措施的实施,1/3 的医院感染是可以预防的。例如:在医院最为常见的泌尿道感染,手术部位感染、呼吸机相关性肺炎、血管内导管相关性感染等医院感染,都与侵入性医疗器械或者侵入性操作有关,通过规范实施无菌操作技术、保证侵入性医疗器械的灭菌以及限制插管留置时间等措施,可以有效降低发生感染的危险性,减少医院感染。

五、多学科合作进行医院感染预防控制

医院感染管理是一门复杂的应用科学。医院感染涉及多学科、多部门,医院感染的预防控制涉及流行病学、临床医学、传染病学、护理学、消毒学、微生物学、抗菌药物学等学科。因此,医院感染管理专业人员的知识应该是复合型的,不仅要有纵向的专业知识,还要有横向的背景知识。

医院感染的发生涉及患者从入院至出院这段时间内的每一个环节,如住院时间过长、滥用广谱抗菌药物、不遵循无菌技术原则及消毒隔离措施、不进行手部卫生、医院病区环境污染、医院消毒供应中心不达标、器械的清洗消毒或灭菌不合格等均可导致医院感染暴发。医院感染管理具有复杂性和艰巨性,因此多部门协作、全员参与是控制医院感染发生的重要手段,是医院感染预防与控制的发展趋势。做好医院感染防控工作,需要领导重视,专职人员积极努力,全院医务人员热心参与;提高医务人员的认识,转变院内感染控制的管理观念,把感染控制变为感染预防。

六、开拓思路,提高手卫生执行力

匈牙利医生艾格纳兹·菲利普·塞米尔维斯在 150 多年前就提出了洗手的重要性。艾格纳兹·塞米尔维斯所做的有关产后败血症感染的经典研究现在已为广大医院流行病学专家所熟悉,而且也被认为是监督机制在院内感染问题上的首次应用。塞米尔维斯通过分析对产妇死亡率的监督数据,推测出在接生以前进行过尸检的临床医生因其双手污染是导致产妇发生产后败血症的原因。后来,他设计了一项干预措施,即在接生之前用漂白粉溶液清洗双手,其结果产褥热发病率大幅下降。

2005 年,WHO 患者安全联盟启动的第一个迎接全球患者安全挑战的活动主题是"清洁的医护更安全"。2009 年,WHO 患者安全联盟进一步深化该主题,提出"拯救生命:从清洁双手开始"。我国卫生部于 2009 年颁布了《手卫生规范》,但是对这一规范的执行力普遍较差,除了医院手卫生设施不能满足需求、工作繁忙等原因外,主要是医务人员缺乏手卫生意识和习惯,忽视洗手的重要性,未完全掌握手卫生应遵循的原则和方法也是手卫生的依从性低的原因。我国医务人员手卫生执行状况亟待改善,提高手卫生执行率是一项系统工程,是我们医院感染工作的长期任务之一,应采取积极的全方位的干预措施提高手卫生依从性,如何提高手卫生执行力是医院感染要重点解决的问题之一。手卫生为国际公认的防控医院感染的基本措施,应提高医院领导与医务人员的认识,教育是改变行为习惯的最佳、最有成效的方式,强化教育、警示并不断改进。制定科学的手卫生制度,将手卫生纳入科室质量考评的指标,科学推进手卫生,提供合适的手卫生条件,这些综合干预措施可提高手卫生依从性。

七、新病原体与多重耐药菌感染的预防与控制

近年来,随着人口增长、国际贸易和旅游业的迅速发展,食物供应的全球化、生态环境的破坏、生物入侵、抗生素的广泛使用、微生物变异等因素促进了新病原微生物的出现,引起新的传染病。传染病可导致地区性或国际性的公共卫生问题。医学的进步和现代生物学技术的发展和应用增强了人类发现和确定新病原微生物的能力。1981 年首次发现的 AIDS 病病例,至 2006 年在全世界已有 4 600 余万被感染者,且 95% 以上发生在中低收入国家,每天以超过 11 000 人的速度在上升。中国疾控中心性病艾滋病防控中心发布的《2011 年中国艾滋病疫情估计》报告显示,截至 2011 年年底,我国存活艾滋病病毒感染者和艾滋病患者预计在 78 万人,当年新发艾滋病病毒感染者 4.8 万人,死于艾滋病相关疾病者达 2.8 万人。

WHO 提出"全球警惕,采取行动,防范新出现的传染病"。在我国发生流行的

新传染病有 SARS、禽流感、艾滋病、肠出血性大肠杆菌 O157：H7、O139 霍乱、军团病、空肠弯曲菌肠炎、莱姆病、丙型肝炎、庚型肝炎、戊型肝炎、汉坦病毒感染、B 组轮状病毒腹泻、巴尔通体感染等，还有一类疾病或综合征早已被认识，但一直没有确定其病原体，近年发现了这些病原体并予以确认。如 T 细胞淋巴瘤白血病、幽门螺杆菌消化性溃疡病、突发性玫瑰疹等，属于早已存在但其传染性既往未被认识，这些病原体对医院感染的预防控制带来新的挑战。

从细菌耐药性的发展史可以看出，在新的抗菌药物出现后，很快就会有一批耐药菌株产生，细菌耐药性的产生速度远比抗菌药物的研究开发速度快得多，目前抗菌药物的滥用导致超级细菌的感染不断发生。世界卫生组织提出"抵御耐药性！——今天不采取行动，明天就无药可用"。耐药菌的难题，远不止超级病菌（即新德里金属 β 内酰胺酶 1，简称 NDM－1）！

在全球范围内，多重耐药菌已成为导致患者发病及死亡的重要原因，常见多重耐药菌有耐甲氧西林金黄色葡萄球菌（MRSA）、耐万古霉素肠球菌（VRE）、产超广谱 β 内酰胺酶（ESBLs）细菌、对碳青霉烯类抗菌药物耐药的肠杆菌科细菌（CRE）、碳青霉烯类耐药的鲍曼不动杆菌（CRAB）、多重耐药/泛耐药铜绿假单胞菌（MDR/PDR－PA）和多重耐药结核分枝杆菌等，其中鲍曼不动杆菌感染的诊治也越来越受到临床医生的重视。国内外对鲍曼不动杆菌的关注度迅速增加，PUBMED 近10 年发表的关于鲍曼不动杆菌的学术文献数量为 2 069 篇，其中后 5 年与前 5 年相比，增长近 3 倍。研究显示，鲍曼不动杆菌（Ab）在临床的分离率上升，对亚胺培南耐药率正逐年升高。临床分离的 Ab 耐药率较高，耐碳青霉烯类鲍曼不动杆菌（CRAb）仅对氨苄西林—舒巴坦及头孢哌酮—舒巴坦保持较高的敏感性。

抗菌药物的广泛使用导致今天的腐物寄生菌（寄生存于人体的皮肤、黏膜、消化道及泌尿生殖道的正常菌群），就是明天的医院感染常见致病菌。借鉴国际抗菌药物管理经验，加强我国抗菌药物合理应用管理支撑体系建立，强化专业化管理如感染科的建设，指导抗菌药物合理应用，延缓和减少细菌耐药性的产生。

八、职业暴露后血源性疾病传播

医务人员的职业暴露已成为医疗领域中一个重大的职业性问题，认识到医务人员皮肤暴露后感染血源性病原体是一种职业危险至少有一个世纪了。最早也是最具历史意义的病例是塞米尔维斯和他的同事科莱特斯卡，他们在维也纳医学院工作期间相继发生切伤，并且都死于链球菌感染导致的败血病。100 年后，医学文献证实至少有 30 种不同的病原体或疾病可经皮肤刺伤传播。生物战或生物恐怖主义可能使用的病原体（如炭疽）也可能在医疗机构传播。医务人员在诊疗活动中存在锐器伤及血液、体液暴露及血源性传播疾病的风险，严重危害着医务人员的身心健康。我国医务人员面临着更为严峻的职业风险,其职业防护亟待重视。2003年 SARS 的暴发流行严重地威胁着医务人员的健康,SARS 疫情的本质是感染控制问题。最初 SARS 的起因是社区感染,但随着疫情的发展,失控多数与医院感染密切相关。中国内地感染 SARS 累计 5 327 例,其中医务人员感染高达 1 000 人左右,比例高达 20%。医院既是治疗 SARS 的场所,也成为最重要的疫情传播地。从此以后,医务人员职业暴露引起了管理层的关注。

由于工作性质所决定,医务人员不可避免地暴露在患者的血液、体液、分泌物等环境中,如注射、采血、手术、内镜操作、透析以及患者各类标本的采集、运送、检验等,使医务人员面临着较大的职业暴露风险。相关研究表明,暴露 HIV 感染的血量为 1.4 μL,而暴露 HBV 仅需 0.4 μL;医务人员因一次暴露血液,可能感染 HBV 危险的概率为 6%~30%,感染 HCV 危险的概率为 0.4%~1.8%,感染 HIV 危险的概率为 0.29%。所以,医务人员在诊疗护理活动中遵循标准预防对降低职业暴露的危险性、维护自身健康具有重要的意义。

目前,血源性感染已成为中国医务人员需要防范的第一大类感染性疾病。我国卫生部于 2011 年在北京、上海、辽宁、浙江、广东、四川、陕西 7 个省市开展了职业暴露监测的试点工作,包括医务人员锐器伤基本现状的调查和医务人员血源性职业暴露案例信息网络直报。上海市医院感染质量控制中心于 2007 年建立了"医务人员血源性职业暴露监测系统",通过该系统可以在线报告医务人员血源性暴露情况,并可进行追踪管理,目前已推广到多个省市试用。对于血源性感染的预防,推行使用一次性注射器,输血前常规检测 HBV、HCV、HIV,便携式血糖仪使用一次性采血针等。但对医务人员的防护仍很落后。造成我国职业防护薄弱的原因,一方面是主观轻视,不仅缺少相关制度规范,硬件配备也严重不足,更为重要的是,医务人员普遍认识不足。另一方面,我们对一些硬件配制要求过度,流程方法要求过严,但这种严格的防护背后又缺乏科学的理论依据。中国职业防护的现状与中国医疗技术水平和经济发展水平越来越不相称。

九、科研及学科体系的建设

加强医院感染学科研究,促进国际交流。医院感染预防控制的研究是推动医院感染管理学科发展的基础。近年来,有关医院感染的研究非常活跃,进展迅速,包括医院感染发病机制研究,医院感染流行病学研究,分子流行病学与分子微生物学研究,医院感染病原学研究,血源性传播疾病、多重耐药菌株研究与抗生素合理应用方法改进,医院感染监测方法研究,近年来还增加了对新传染病在院内流行及生物武器的预防方法研究,医院感染预防与控制理论研究以及技术研究等。通过主动干预,降低医院感染危险因素和发病,已成为当前国际感控领域的热点和重点。目标性监测的理念,也将由关注"结果"监测转向关注"过程"监测,以此达到真正体现关口前移、落实感染预防的目的。

医院感染控制专业化。医院感染的成因非常复杂,涉及医学领域的多个学科,既有技术问题也有管理问题。因此,近20年间医院感染控制虽然取得了快速发展,也仅限于效仿和经验性管理与控制,而临床研究工作基本处于空白,管理上尚未形成一个完整的学科体系和管理体系,技术环节的控制方面所需要的医院感染管理的复合型专业人才也比较缺乏,大多数专家仅从其所熟悉的专业角度来看待医院感染控制问题,能够驾驭临床与管理、基础与实践、微生物与药理、流行病与预防控制的医院感染管理的复合型专家已成为稀有资源。为此,建立医院感染控制专业人才梯队,发展医院感染学科与建设,建立正确的感控理念,开展系统研究应成为今后医院感染控制发展的主要方向。

十、医院感染监测信息平台建设

随着计算机网络管理系统在医疗领域不断地延伸与拓展,医院感染监测信息系统已成为医院感染控制系统必要的软件,是医院感染控制系统的重要组成部分,可提高医院感染检测管理工作效率,完善医疗质量管理控制体系。美国疾病控制与预防中心(CDC)有关院内感染控制效果的研究揭示,实行有效的感染控制计划(包括医院内感染监督机制)的医院,与不实行此项工作的医院相比,在相关感染问题上减少32%。

医院感染监控管理信息系统,可以实现医院感染预警报告、医院感染前瞻性与动态监测,强化了过程监控与管理。医院感染监测的信息化建设为有效控制医院感染奠定了坚实的基础,目前医院管理进入了信息化、数字化的时代,医院感染的信息化管理将成为各医院提高医疗质量管理水平的一个重要组成部分。而医院感染信息监测平台的建立,将优化管理流程,提高工作效率,将医院感染监测的关口前移,为预防控制医院感染暴发事件提供及时准确的综合信息。

(吕志兰)

第三章　医院感染重点部门的管理

第一节　手术室的管理

一、手术部位感染的危险因素

引起手术部位感染的危险因素大致可分为下述 3 类。

(一)与操作者有关的因素

1.操作技巧

手术操作过程中,手术医生应尽量彻底地清除坏死组织;仔细轻柔地操作,尽量减少对健康组织的损害;消除手术中的无效腔,减少细菌滋生的场所;适当安置引流管,保持引流通畅。

2.手术持续时间

手术时间越长,术后感染风险越大。

3.急诊手术

通常急诊手术的患者比常规手术的患者更容易发生手术部位感染。

(二)与手术患者有关的因素

1.年龄

婴幼儿免疫系统发育不完善,老年人免疫功能衰退,均易造成术后感染。

2.肥胖

患者过度肥胖,体壁脂肪组织过多,使手术切口过大;或组织暴露困难,手术难度增大,手术时间延长;另外脂肪组织的血液供应较肌层大为减少,因而肥胖者术后感染的危险性较高。

3.疾病

基础疾病严重,如患有糖尿病、恶性肿瘤等,术后易发生感染。这可能与疾病造成患者免疫功能下降有关。

4.接受对免疫功能产生影响的治疗

患者使用肾上腺糖皮质激素、放疗、化疗,均能使术后感染率增高。

5.术前皮肤准备

建议术前不常规清除毛发,除非在切口周围影响操作。手术前一天晚上,患者应用皂液或抗菌皂液沐浴。如需皮肤准备,应在手术开始前进行,采用剪毛或用脱毛剂去除毛发,不应刮除毛发。

(三)其他

1.术前住院时间

术前住院时间越长,术后感染的风险越大。主要是由于住院时间越长,医院内的耐药菌株在患者体内定植的概率越大,从而增加了术后感染的危险性。

2.患者远隔感染灶

术前治愈原有的感染灶,对降低术后感染的发生有很大的意义。

3.置入物

由于微生物通过吸引、黏附于置入物表面引起感染,各种内置入物(如人工心脏瓣膜、人工关节、内固定材料、疝修补材料等),都可能加重手术部位的炎症反应,增加手术部位感染的可能性。通常情况下,微生物带负电,当遇到带正电的聚合物时即产生吸附,通过产生黏液,微生物黏附于聚合物并很快繁殖,进而形成稳定的微菌落并定植,当条件合适时即导致感染。

二、感染监控

(1)手术室应保持环境安静、清洁,每天手术开始前及结束后对环境、物体表面湿式清扫,每周固定卫生日,对室内所有物品、墙面、门窗等进行彻底的清扫。

(2)手术室的布局应合理,手术区最外侧为非限制区,中间为半限制区,最内侧为限制区,区与区之间应有明确的分隔。手术区根据手术的不同无菌要求分为无菌手术间、一般手术间和感染手术间等,以减少交叉感染。

(3)手术室感染监控小组由麻醉科主任、感染监控医生、护士长和感染监控护士组成,负责监测本科室工作过程中可能存在的与感染发生有关的各个环节。如对手术人员外科手消毒情况、手术过程中无菌操作规范化程度、本室工作人员着装、有无带菌者等情况进行监测。一旦发现违反操作规范或存在感染的危险因素,应立即采取控制措施。

(4)手术室各种物品的清洗、消毒、灭菌应按照卫生部颁发的《医院消毒供应中心规范》执行。使用后的无菌器械的清洗、灭菌及灭菌后的存放,均应严格按照卫生部2009年颁布的《消毒技术规范》执行。灭菌物品包装的标识应注明物品名称、包装者、灭菌器编号、灭菌批次、灭菌日期和失效日期。标识应具有追溯性。凡超过有效期或虽未超过有效期,但有可能已污染的无菌包,要重新进行灭菌处理。无菌物品的灭菌应尽量采用高压蒸汽灭菌的方法。

(5)手术过程中患者使用的一次性物品均不能反复使用。对不常用的抢救器械要定期消毒,以备紧急状态时使用安全。

(6)根据各类消毒剂使用要求定期测试化学消毒剂的浓度,定期更换消毒液,确保消毒剂有效成分含量。尽量现用现配。

(7)进行必要的环境、物品的微生物监测,对外科手术消毒效果、空气含菌量、物体表面的带菌量等情况进行监测,每月1次。特殊情况下,可根据监测目的不同随时采样。

(8)做好对外来人员及物品的管理,严格限制手术室内人员数量,尽量避免非手术人员进入。对进入手术室参观的外来人员必须经过医务处、手术室护士长同意后方可进入。进入时应按手术室要求更换衣裤、鞋帽、口罩,并由手术室人员带入。参观者与手术医生保持距离应≥30 cm,不可在室内来回走动或随意出入手术间,参观感染手术者不得再至其他手术间参观。

(9)隔离患者手术通知单上应注明感染情况,严格隔离管理。术后器械及物品严格消毒,标本按隔离要求处理,手术间严格终末消毒。

(10)接送患者的平车定期消毒,车轮定期清洁保养,车上物品保持清洁。接送隔离患者的平车应专车专用。用后严格消毒。

(11)手术废弃物品应按《医疗废物管理条例》要求,分类收集,封闭运送,无害化处理。

三、监测方法及评价标准

(一)空气微生物污染检查方法

1.采样时间

Ⅰ类环境在洁净系统自净后与从事医疗活动前采样;Ⅱ、Ⅲ、Ⅳ类环境在消毒或规定的通风换气后与从事医疗活动前采样。

2.检测方法

(1)Ⅱ类环境可选择平板暴露法和空气采样器法,参照《GB 50333 医院洁净手术部建筑技术规范》要求进行检测。空气采样器法可选择六级撞击式空气采样器或其他经验证的空气采样器。检测时将采样器置于室内中央 0.8~1.5 m 高度,按采样器使用说明书操作,每次采样时间不应超过 30 分钟。房间大于 10 m² 者,每增加 10 m² 增设一个采样点。

(2)Ⅱ、Ⅲ、Ⅳ类环境采用平板暴露法。室内面积≤30 m²,设内、中、外对角线3点,内、外点应距墙壁 1 m 处;室内面积>30 m²,设 4 角及中央 5 点,4 角的布点部位应距墙壁 1 m 处。将普通营养琼脂平皿(90 mm)放置各采样点,采样高度为距地面 0.8~1.5 m;采样时将平皿盖打开,扣放于平皿旁,暴露规定时间(Ⅱ类环境暴露 15 分钟,Ⅲ、Ⅳ类环境暴露 5 分钟)后盖上平皿盖及时送检。

(3)将送检平皿置 36 ℃±1 ℃恒温箱培养 48 小时,计数菌落数,必要时分离致病性微生物。

根据国家建设部 2002 年 11 月 6 日《医院洁净手术部建筑技术规范》要求,无论用任何方法检测细菌浓度,都必须有两次空白对照;第一次对用于检测的培养皿做对比试验,每批一个对照皿;第二次是在检测时,每室或每区一个对照皿,对操作过程做对照试验,模拟操作过程,但培养皿打开后应立即封盖。两次对照结果都必须为阴性。整个操作应符合无菌操作的要求。

3.结果计算

平板暴露法按平均每皿的菌落数报告:CFU/(皿·暴露时间)。

式(1)为空气采样器法计算公式:

$$空气中菌落总数(CFU/m^3) = \frac{采样器各平皿菌落数之和(CFU)}{采样速率(L/min) \times 采样时间(min)} \times 1\,000 \quad (1)$$

(二)物品和环境表面消毒效果监测

1.采样时间

物品采样应在物品和环境表面消毒处理后 4 小时内进行。

2.采样方法

采样物品表面积<100 cm²,取全部面积,采用棉拭子直接涂擦物体的方法采样;≥100 cm² 的物品,取 100 cm² 采样。用 5 cm×5 cm 的标准灭菌规格板放在被检物体表面,用浸有含相应中和剂的无菌洗脱液的棉拭子在规格板内往返涂抹各 5 次并随之转动棉拭子,连续采样 4 个规格板面积。用无菌剪刀剪去手接触部位后,将棉拭子投入含有 10 mL 相应中和剂的无菌洗脱液试管内,立即送检;门把手等不规则物体表面用棉拭子直接涂擦采样。

3.合格标准

监测的细菌菌落总数应≤5 CFU/cm²,并未检出致病菌。

(三)手、皮肤黏膜消毒效果监测

手的采样应在接触患者、从事医疗或护理活动前进行。手的消毒又分为卫生洗手消毒和外科手术前消毒两种。前者要求洗手消毒后达到消除清洗部位暂住菌的水平;后者洗手消毒后要求达到消除暂住菌和常住菌的水平。皮肤、黏膜消毒主要指手术部位皮肤、黏膜的消毒。

1.手采样方法

被检者五指并拢,用浸有含相应中和剂的无菌洗脱液浸湿的棉拭子在双手指曲面从指跟到指端往返涂擦 2 次,涂擦过程中同时转动采样棉拭子,剪去手接触部分,将棉拭子投入 10 mL 含相应中和剂的无菌洗脱液试管内,立即送检。

2.皮肤、黏膜采样方法

用 5 cm×5 cm 的标准灭菌规格板,放在被检皮肤处,用浸有含相应中和剂和无菌洗脱液的棉拭子,在规格板内横竖往返均匀涂抹各 5 次,并随之转动棉拭子,用无菌剪刀剪去手接触部分,将棉拭子投入 10 mL 相应中和剂的无菌洗脱液试管内送检。不规则的黏膜、皮肤处可用棉拭子直接涂擦采样。

3.合格标准

(1)卫生手消毒,监测的细菌菌落总数应≤10 CFU/cm^2。

(2)外科手消毒,监测的细菌菌落总数应≤5 CFU/cm^2。

(3)皮肤、黏膜:参照手的卫生学标准执行。

(四)消毒液的监测

消毒液的监测包括消毒液浓度的监测和消毒液微生物的监测。

1.采样时间

使用后至更换新消毒液前。

2.监测方法

(1)消毒液有效成分测定:①使用市售的相应简易浓度试纸进行含量测定,如含氯制剂和戊二醛试纸。②无浓度测试纸的消毒液可通过药物检测的手段定期对消毒液进行含量测定。

监测用试纸或试剂需经卫生行政部门认可。

(2)消毒液染菌量测定:用无菌注射器或吸管取消毒液 1 mL,注入含相应中和剂 9 mL 的采样管中混匀,立即送检。

3.合格标准

消毒液有效成分达到规定要求;使用中消毒液染菌量≤100 CFU/mL,并未检出致病菌为合格。

四、感染手术的护理要求

(一)感染手术的概念

感染手术主要是指手术部位已受到病原微生物感染或直接暴露于感染区中的手术,包括有急性感染灶的手术、各空腔脏器破裂和穿孔的手术及有严重污染伤口的手术。手术过程中,患者的血液、引流液、组织液、排泄物、分泌物等对周围环境及手术者均造成污染,如果处理不当,可引起交叉感染,甚至引起某一菌种所致疾病的暴发和流行。

常见的感染手术:各部位脓肿(皮肤、阑尾、膈下、胰及各体腔等)切开或切除,胃、肠、阑尾穿孔,皮肤蜂窝织炎,感染性创伤,烧伤感染,气性坏疽,破伤风,各种经血传染性疾病等。

甲类及按甲类管理的乙类传染病、气性坏疽及朊毒体患者无论进行何种手术，由于其血液、分泌物、排泄物均具有极强的传染性，所以其手术过程也必须参照感染手术的要求进行，应采取一系列的消毒隔离措施。

（二）感染手术的护理

1.术前护理

手术室应设有无菌手术间、急诊手术间和隔离手术间。特殊情况不能在隔离手术间进行手术时，应将感染手术安排在非感染手术之后进行。

手术间的设置应有利于环境和物品消毒，物品放置不可过分拥挤。如需在手术室进行特殊感染手术时，应将手术间内暂不用的物品、器械搬到室外，不能移动的物品、器械用大单覆盖，以减少污染范围。

准备好术中需要的各种器械物品及擦拭物品的消毒液，备物应尽量齐全，以尽最大可能减少手术过程中与室外的接触、交流或手术结束后禁止未经消毒处理人员外出，以免造成周围环境的污染。

2.术中护理

（1）手术间门口应放置"感染手术标志"，严格限制手术间人数，感染手术一般不安排人员参观。手术过程中，手术间人员不能任意外出，如必须外出时需按术后处置方法经特殊处置后方可外出。手术过程中需要临时借用其他手术间的物品器械时，应由室外专人向室内人员传送，进入室内的器械物品必须经相应处置后方可拿出。

（2）特殊感染手术（朊毒体、气性坏疽等），室内工作人员要戴手套、穿隔离衣。手术者应穿双层手术衣、戴双层手套。

（3）根据卫生部2004年6月1日起实施的《医务人员艾滋病病毒职业暴露防护工作指导原则（试行）》，在对艾滋病患者或艾滋病病毒携带者进行手术时，若血液、体液飞溅到医务人员的面部，医务人员应戴具有防渗透性能的口罩和防护眼镜；若血液、体液大面积飞溅和污染医务人员身体，还应穿戴具有防渗透性能的隔离衣或者围裙；若皮肤破损者参加手术工作，应戴双层手套。

（4）手术过程中要特别注意防止被针头、缝针、刀片等锐器刺伤。为此，手术中应强调：使用持针器装卸刀片，禁止用手装卸刀片；传递锐器时不能将锐利面直接放到术者手中；禁止将使用过的针头重新戴上针头套；禁止用手直接接触使用过的针头、刀片等锐器。

（5）术中使用过的敷料、引流袋及冲洗液、切除的组织和脏器等，应集中放置于无渗漏的袋或容器中；污染液体的抽取和放出动作均应轻柔，尽量减少污染。

3.术后处置

（1）工作人员的处理：一般化脓性感染手术，手术人员于手术结束后，脱去手术衣、手套后即可外出;特殊感染手术结束后,手术人员脱去手术衣、手套或隔离衣,在手术间门口更换清洁鞋后方能外出,并经沐浴、更换口罩和帽子后方可参加其他工作。

(2)手术器械、物品的处理:通常情况下应遵循先清洗后消毒的处理程序。被朊毒体、气性坏疽及突发原因不明的传染病病原体污染的手术器械、物品均应先经有效消毒后再清洗;无菌物品实行双消毒制度,即先消毒、后清洗,再送灭菌。

疑似或确诊朊毒体感染的患者宜选用一次性诊疗器械、器具和物品,使用后应进行双层密闭封装焚烧处理。可重复使用的污染器械、器具和物品,应先浸泡于1 mol/L氢氧化钠溶液内作用60分钟,再进行清洗灭菌。高压蒸汽灭菌应选用134~138 ℃、18分钟或132 ℃、30分钟或121 ℃、60分钟。

气性坏疽污染的处理流程应符合《消毒技术规范》的规定和要求。应先采用含氯或含溴消毒剂1 000~2 000 mg/L浸泡30~45分钟后,有明显污染物时应采用含氯消毒剂5 000~10 000 mg/L浸泡至少60分钟后,再进行清洗灭菌。

突发原因不明的传染病病原体污染的处理应符合国家当时发布的规定要求。

(3)污染布类的处理:①一般感染手术中使用过的布类物品包括手术床单、治疗巾、手术孔巾、手术衣等,于手术结束后撤下单独包装、外贴感染标签并送洗衣房处理。②特殊感染手术(如朊毒体、气性坏疽等)在条件允许情况下应使用一次性敷料包,手术结束后送焚烧。手术中使用过的布类物品,必须经有效浸泡消毒或用清洁单严密包裹后送高压蒸汽处理后送洗衣房洗涤。

(4)污染环境的处理:地面受到致病性芽孢菌污染时,用500 mg/L的含氯消毒液擦拭;对结核病患者污染的表面,可用2 000 mg/L的含氯消毒液擦洗;对霍乱、炭疽等患者污染的表面,可用2 000 mg/L的含氯消毒液作用30分钟消毒。

墙面消毒一般为2.0~2.5 m高即可。对细菌繁殖体、肝炎病毒、芽孢污染者,分别用含有效氯250~500 mg/L、2 000 mg/L、2 000~3 000 mg/L的消毒剂溶液喷雾和擦洗处理。喷雾量根据墙面结构不同,用量不同,一般为50~200 mL/m²。

(5)污物的处理:①引流液、冲洗液等污染液体内(量较多时),加入1/5量的漂白粉,搅匀后作用2~6小时后排放;或用含有效氯2 000~5 000 mg/L的消毒液作用30~60分钟后倒入下水道。有污水处理系统的医院可直接倒入下水道。②敷料、清除的病残组织及少量液体,可用不渗漏袋严密包裹后送焚烧炉焚烧,无焚烧炉的地方,可将上述污染物品送指定地点深埋。送病理检查的组织标本,应立即用10%甲醛固定后送检,防止污染周围环境。③消毒地面、物体表面时使用拖布、抹布,并经有效消毒后方能再次使用。

(6)严重急性呼吸综合征/传染性非典型肺炎(SARS)患者使用的器械物品管理要求:①应按照《医院预防与控制传染性非典型肺炎(SARS)医院感染的技术指

南》执行。SARS 的传播链尚无十分明确的定论,但 SARS 患者血液、体液、排泄物、分泌物均具有极强的传染性勿须质疑。因此,SARS 患者使用后的器械、物品,应严格进行消毒、灭菌处理。②SARS 患者及疑似者应在负压手术间进行手术操作,并尽量使用一次性医疗器械和物品,如一次性刀片、缝针、导管、敷料、吸水巾、孔巾及无菌巾等。一次性物品使用后应弃置黄色塑料袋中,封紧袋口后,再套上一层黄色塑料袋。经密封、外加明确标志后集中送到指定地点统一处理。③术后处理。a.物体表面和地面:手术间的物体表面和地面应用 $500\sim1\,000$ mg/L 的含氯消毒剂擦拭和拖地,作用 $15\sim30$ 分钟。b.敷料:应尽量使用一次性敷料包,需回收的布类撤下后用双层包装封扎,高压蒸汽灭菌后送洗衣房清洗消毒,也可使用 $500\sim1\,000$ mg/L 的含氯消毒剂浸泡 30 分钟,送洗衣房清洗消毒。c.器械:使用后的器械用 $1\,000$ mg/L 的含氯消毒剂浸泡 30 分钟,进行高压灭菌后存放备用。d.空气消毒:1%过氧乙酸喷雾消毒后密闭 2 小时。e.呼吸机:SARS 患者使用呼吸机应尽量使用一次性管道。除此之外,其他反复使用后的装置,可拆可卸部分用 $2\,000$ mg/L 的含氯消毒剂浸泡消毒 30 分钟后再进行清洗灭菌处理;呼吸机主机表面清洁后,用 500 mg/L 的含氯消毒剂擦拭消毒。

(吕志兰)

第二节　消毒供应室的管理

一、布局管理

(一)建筑规范布局

在进行消毒供应中心平面设计的时候,遵循的依据有两个,一是国家颁布的针对卫生行业的规范要求(WS 310.1—2016 医院消毒供应中心第 1 部分:管理规范);二是医院提供给设计方的基建图纸。依据这两个方面,进行消毒供应中心平面设计时的设计要点有:①根据消毒供应中心外围条件,如外部走廊、电梯、楼梯等确定 4 个出入口,分别为人员入口、污物入口、清洁物品入口、无菌发放出口。4 个出入口在确立时需要满足人员、物品不交叉,洁物、污物不交叉,并且缩短其所在位置与外部通道的距离。②消毒供应中心内部分为四大区域,分别为辅助区域,为工作人员办公和休息场所;去污区,在此区域进行污物的回收、清洗和消毒;检查、包装及灭菌区,在此区域内进行物品的检查、打包和高压或低温灭菌;无菌物品存放区,在此区域进行物品的储存和发放。

三大工作区域之间设有实际屏障:①去污区和检查、包装灭菌区的实际屏障,通过清洗消毒器实现,同时与传递窗一起构成两个区域之间的洁、污物品传递通道。②检查、包装灭菌区和无菌物品存放区的实际屏障,通过高压蒸汽灭菌器实现。③无菌物品存放区和外界的实际屏障,通过传递窗和常闭门的设计来实现。

医院建筑规划是医院建设过程中的一项重要基础性工作,只有科学、合理总体规划,才能保证医院长期健康发展。医院消毒供应中心是医院感染防控的重要部门之一,这是因为由临床科室回收到消毒供应中心的器械在由污到洁的处理过程中,存在着大量医院感染的安全隐患。因此,医院消毒供应中心规范、合理的建筑设计是减少院内感染的基础,也是保障无菌物品质量安全的重要前提。

(二)基本原则与要求

1.基本原则

(1)医院消毒供应中心的新建、扩建和改建应遵循医院感染预防与控制的原则,遵守国家法律、法规对医院建筑和职业防护的相关要求,并进行充分论证后才可实施。

(2)为确保对临床提供安全、便捷的服务,消毒供应中心选址时应进行多种方案的比较。总体上,消毒供应中心选址宜接近手术室、产房和临床科室,或与手术室有物品直接传递专用通道,不宜建在地下室或半地下室。

(3)选址周围环境应清洁、无污染源,避开垃圾暂存处、污水处理站、交通要道等处,形成相对独立的区域。内部通风、采光良好。

(4)建筑附近应有比较完备的公用设施,各类管线的容量负荷也需要有足够的余量以满足未来的变化。建筑面积应符合医院建设方面的有关规定,并兼顾未来发展规划的需求。

2.要求

(1)分区:消毒供应中心应分为辅助区域和工作区域。辅助区域包括工作人员更衣室、值班室、办公室、休息室、卫生间等。工作区域包括去污区,检查、包装及灭菌区(含独立的敷料制备或包装间)和无菌物品存放区。工作区域的划分应遵循物品由污到洁,空气流向由洁到污的基本原则;机械通风时,去污区保持相对负压,检查、包装及灭菌区保持相对正压。

(2)分区面积占比:各区所占面积比例大致按以下比例划分:去污区占消毒供应中心总面积的30%;检查、包装及灭菌区占消毒供应中心总面积的40%;无菌物品存放区占消毒供应中心总面积的20%;生活办公区占消毒供应中心总面积的10%。

(3)建筑材料和装饰材料要求:应严格遵守医院建筑相关要求,不产尘、不吸尘,便于清洗、消毒、防潮、防滑、耐磨、耐腐蚀及防火。不应使用木材和石膏板直接做饰面。

1)工作区域的天花板、墙壁应无裂隙,地面与墙面踢脚及所有阴角均应为弧形设计,以减少死角。

2)电源插座应采用防水安全型。

3)地面应防滑、易清洗、耐腐蚀,且应平整。

4)地漏应采用防返溢式,下水道出口应采取防鼠措施。

5)污水排放管道内径应大于入水管道内径,并应集中至医院污水处理系统。

6)门窗结构宜简单,表面光滑便于擦洗,关闭后密封性要好。

7)门的开启方向应朝向洁净度高的一面,有条件的可安装自动门,门柱子和墙的阳角应有防撞设施。

8)压力蒸汽灭菌器与全自动清洗消毒器应采用不锈钢板等为隔断材质,加保温层,预留检修门。

9)光源设施应足够,工作区域光源应符合国家行业标准要求。

(4)具体建筑要求。

1)宜接近手术室、产房和临床科室,或与手术室之间有物品直接传递专用通道,不宜建在地下室或半地下室。

2)周围环境应清洁、无污染源,区域相对独立;内部通风、采光良好。

3)建筑面积应符合医院建设方面的有关规定并与医院的规模、性质、任务相适应,兼顾未来发展规划的需要。

4)建筑布局应分为辅助区域和工作区域。辅助区域包括工作人员更衣室、值班室、办公室、休息室、卫生间等,工作区域包括去污区、检查包装及灭菌区(含独立的敷料制备或包装间)和无菌物品存。

5)工作区域划分应遵循以下基本原则:①物品由污到洁,不交叉、不逆流。②空气流向由洁到污;采用机械通风的,去污区保持相对负压,检查包装及灭菌区保持相对正压。

(三)空气层流要求

1.相关概念

(1)空气净化:降低室内空气中的微生物、颗粒物等,使其达到无害化的技术或方法。

(2)自然通风:利用建筑物内外空气的密度差引起的热压或风压,促使空气流动而进行的通风换气。

(3)集中空调通风系统:为使房间或封闭空间空气温度、湿度、洁净度和气流速度等参数达到设定的要求,而对空气进行集中处理、输送、分配的所有设备、管道及附件、仪器仪表的总和。

(4)空气净化消毒装置:去除集中空调通风系统送风中微生物、颗粒物和气态污染物的装置。

2.要求

(1)消毒供应中心的空气净化系统应达到规定的温度、湿度和通风次数,保持工作区域的正压或负压。

(2)工作区域温度、相对湿度及机械通风换气次数见表3-1。

表3-1 医院消毒供应中心工作区域空气要求

工作区域	温度(℃)	相对湿度(%)	换气次数(次/时)
去污区	16～21	30～60	≥10
检查、包装及灭菌区	20～23	30～60	≥10
无菌物品存放区	低于24	低于70	4～10

3.集中空调通风系统维护保养

(1)应加强卫生管理,卫生要求、检测、清洗方法应符合《公共场所集中空调通风系统卫生规范》的规定。

(2)在维护与保养时,应定期检查空气处理机组、新风机组,保持清洁。

1)新风机组粗效滤网宜每2天清洁一次。

2)粗效过滤器宜1～2个月更换一次。

3)中效过滤器宜每周检查,3个月更换一次。

4)亚高效过滤器宜每年更换。

5)发现污染和堵塞及时更换。

6)末端高效过滤器宜每年检查一次,当阻力超过设计初阻力160 Pa或已经使用3年以上时宜更换。

7)如遇特殊污染要及时更换,并用消毒剂擦拭回风口内表面。

8)设专门维护管理人员,遵循净化系统的使用说明进行保养与维护。

9)制订运行手册,有检查信息的记录。

(四)水、电、蒸汽要求

消毒供应中心作为医院保障型特殊科室,其耗能较大,对供水、供电、供汽等具有较高的要求。在建设时,需充分考虑各种设备、设施的能量消耗,做好能源配置。

1.水、电、蒸汽系统

(1)供电系统:消毒供应中心的室内供电系统主要有总配电箱、照明电(包含工作照明和消防应急照明)和动力电系统。建立220 V、380 V两路供电,电源应有接地系统。每种设备均需设置独立的电源开关,并预留一定的发展空间。电源插座应考虑靠近操作台;去污区等特殊位置注意配置防水安全型的电源插座。

(2)供水系统:消毒供应中心需有自来水、热水、软水、经纯化的水供应,同时应配备水处理系统。自来水水质应符合GB 5749—2006的规定。需保证适当的水压,水压过低影响设备的正常运行,水压过高存在安全隐患。洗涤用水应符合相关要求;终末漂洗用水的电导率应≤15×10⁻⁴ S/m(15 μS/cm)(25 ℃)。

(3)蒸汽系统:压力蒸汽灭菌的质量与灭菌介质即饱和蒸汽息息相关。饱和蒸汽的供给可由医院锅炉房集中供应,也可由独立的洁净蒸汽发生器或纯蒸汽发生器产生蒸汽。灭菌蒸汽用水的质量应符合相关指标。若为医院集中供汽,应设单独的蒸汽管路,以保证蒸汽传输中的洁净度。

(4)水处理系统:水处理设备通常包括3个部分,即预处理系统、反渗透脱盐系统和供水系统。

1)预处理系统:包括原水箱、原水泵、多介质过滤器、活性炭过滤器、树脂软化器等,用于去除水中的悬浮物、胶体及降低原水的硬度等,为后续的脱盐处理提供条件。

2)反渗透脱盐系统:包括安装过滤器、pH调节装置、一级高压泵、二级高压泵、一级反渗透膜组、二级反渗透膜组、中间水箱等,能去除水中99.5%以上的盐分,产出符合要求的洗涤用水。

3)供水系统:包括纯水输送泵、软化水输送水泵、除盐水箱、压力控制器取水点、恒压罐等。其主要作用为保障每个取水点能正常取水,并且有稳定的水压。

2.水、电、蒸汽装配要求

消毒供应中心的水、电及蒸汽等配置是其在建筑装修过程中必须认真考虑的问题。

消毒供应中心必须有独立的配电间或电箱,以更好地保障清洗、灭菌设备正常运行,防止断电影响清洗及灭菌质量,影响手术器械的正常供应。常规建议消毒供应中心需配备380 V、220 V电源,以满足不同设备的需求。消毒供应中心的弱电系统包括内部通信等,如各区域安装电话、对讲机、门禁系统、播音系统等,以方便工作联系,减少人员来回走动,省时省力。

水质是影响清洗质量的因素之一。消毒供应中心供水系统应包括冷热自来水、软水、纯化水或蒸馏水。自来水也称硬水,其水质应符合GB 5749的相关规定,主要用于对回收后器械、器具及物品的冲洗及初步清洗。消毒供应中心必须具备热水,便于配置手工清洗用酶所需的水温。软水是去除了自来水中部分阳离子如钙离子、镁离子的水,降低其对器械或设备的腐蚀损坏。消毒供应中心使用的纯化水其电导率应≤15×10⁻⁴ S/m(15 μS/cm)(25 ℃),其供水管宜采用不锈钢材质,出水量应满足每日清洗设备运行所需水量。水处理系统可根据医院条件,采用医院集中供应设置,或为消毒供应中心独立设置的水处理设备。

消毒供应中心应有蒸汽、压缩空气等,蒸汽用水标准应符合相关规范要求。蒸汽的特性、质量、纯度与灭菌效果密切相关,蒸汽压力的变化会影响蒸汽达到预定温度的时间以及蒸汽在灭菌器柜室内的均一性,输送管线过长等均能影响蒸汽质量,故安装时建议单独使用蒸汽管路,尽量减少拐弯。为保证清洗及灭菌设备所需蒸汽压力,必要时应安装减压系统、汽水分离器等,从而保障灭菌物品质量,防止灭菌失败及湿包发生。

(五)仪器、设备、设施的配置

消毒供应中心是医院内各种无菌物品的供应单位,担负医疗器材的清洗、包装、消毒和供应工作。消毒供应中心的设备、设施包括各种灭菌器、医用热封机、干燥柜、超声清洗机和清洗消毒器等设备,以及高压水枪、高压气枪、各种工具容器、清洗池和工作操作台等设施。

消毒供应中心的污染物、清洁物品检查、包装与无菌物品需严格分开,主要有清洗、包装、消毒和无菌物品存放空间,采用304或316不锈钢材料的操作台面。这种不锈钢医用包装台具有表面光滑、坚固,便于清洗,不易积累污垢、不易滋生细菌的特点,抗拉性强,不易褪色,硬度和光滑度强。由于薄壁不锈钢管韧性强、延展性好,设计时尽可能依照医用功能展开,加工成各种实用的台面造型。

另外,器械检查、包装区应配有器械检查台、包装台、器械柜、敷料柜、包装材料切割机、医用热封机、清洁物品装载设备及带光源放大镜、压力气枪、绝缘检测仪等。

1.配置设备的基本原则

(1)根据医院消毒供应中心的规模、任务及工作量,合理配置清洗消毒设备及配套设施。尽量创造条件使用机械清洗设备,并应考虑未来发展的需要。

(2)配置的消毒灭菌等设备、设施应符合国家相关标准或规定,并遵循准入条件要求和审核许可证明。

(3)各种设施配置应满足工作需要,放置位置方便工作需要,符合医院感染控制的要求。

2.去污区设备、设施的配置

(1)污染物品回收容器:应配有封闭的污物回收器具和相应清洗用品如封闭箱与运送车等。存放区内设置回收器具放置架。

(2)去污区内基本设施:接收区的设施应按照物品从污到洁的顺序放置,根据处理量设多个分类台。工作人员应戴双层手套,并有清洁手套放置架。分类工作结束时应及时进行台面清洁消毒。依次摆放超声清洗台、手工清洗池(清洗池上方配压力水枪和压力气枪)、漂洗池、干燥设备及传递窗。

3.检查、包装及灭菌区设备、设施的配置

(1)包装设备、设施。

1)包装台。其功能能满足检查、组合包装的需要,包括带光源的敷料检查台、器械包装台。包装台配有带光源的放大镜、放置包装过程需要的辅助材料架。台面易清洁、不反光。

2）器械柜。用于放置需要增加或暂时不需要灭菌的器械。

3）包装材料切割机。使用纸塑包装袋包装材料时需要此设备。

4）医用热封机。建议选择带打印信息的热封机。

5）物品装载设备，包括标准篮筐、运送车和运送架。用于将包装好的物品送至灭菌器。

6）压力气枪。

7）绝缘检测仪。

（2）灭菌设备、设施。

1）应配有主体设备，如压力蒸汽灭菌器；根据需要配置低温灭菌器，无菌物品装载、卸载设备等；根据需要配备灭菌蒸汽发生器、蒸汽减压系统等相关辅助设施装置。

2）各类灭菌设备应符合国家相关标准，具有打印功能，并有配套齐全的辅助设备。

4.无菌物品存放区域设备、设施的配置

应配备足够的无菌物品存放架和运送器具，如封闭箱、运输车等。可设相应的生物监测仪器和相关设施。

二、科室管理

（一）消毒供应中心排班管理制度

（1）为了全面落实国家有关部门的相关规定与精神，应用护理排班系统软件加强医院护理科学管理，以进一步提高护理质量和服务水平。

（2）根据护理工作的数量、质量、技术难度和患者满意度考评护理绩效，根据护理排班系统软件客观计算临床科室的人均护理工作量，实施公开透明、全程跟踪、动态管理的人力监测和考核机制。

（3）实施护理岗位管理依法执业，未取得《中华人民共和国护士执业证书》者或未办理执业注册地点变更者，不得任命或聘用为科室内护士。

（4）科室护理排班与护理人力资源管理相一致，必须明确单独值班护士的工作职责及内容，专科护士须经本、专科培养2年以上，并通过护理部考核获得合格证书者，方可持证上岗。

（5）护士长应根据护理排班制度及各种假期排班规定进行排班，明确护士长及护士的每日工作时段及时间，考勤管理系统根据每月的法定工作日与护士的实际工作天数差额，自动计算护士的积休或欠休。原则上每季度积休不超过3天。

（6）护理排班系统为临床各科室排班使用,各级人员的晚夜班、周末及节日上班数将由本系统直接统计,作为护理部人员动态监测及调配管理的依据。

（7）护理部负责全院护理人员调入及转出的动态管理,定期补充、调整护士的实际需求。系统会自动将本科护士纳入护理排班管理。

（8）护士长负责本病区护理班次、名称管理,按照整体护理工作模式,以责任包干制为核心进行排班,每周三下午完成下周的科室护理排班,并及时提交护理部。

（9）护士长应及时填写护士考勤管理,如果护士已经在请假管理中申请了休假,在排班表中会自动生成。护士长参加院值班每次补休 4 小时,由护理部按月统一录入。系统可查询本科所有护士的工作数据情况,护士本人也可查询了解自己的工作统计。

（10）护理排班,应按照医院统一规定的符号进行排班,并在备注栏内说明本科室的各班时段说明、备班要求、周安排及其他等内容。护理排班系统模块也包括护理进修生及实习生的排班。

（11）每月科室护理人员晚夜班统计及每月科室护士人数均由护理排班系统自动生成,护理部每月抽查核对科室上报数据的准确性、真实性,并与科室护理管理考评挂钩。

（二）消毒供应中心工作人员管理制度

（1）消毒供应中心人员必须遵守院规、院纪和各项规章制度。

（2）各岗位工作人员按岗位职责及操作流程工作。

（3）热情接待各临床科室的人员,文明用语,优质服务,不推诿临床科室的合理需求,做到首接负责制,从而更好地为临床服务。

（4）出现以下情况者,工人退回后勤中心处理。

1）发生以下情况中的一项者:①不遵守院规、院纪,违反劳动纪律及科室规章制度。②出严重差错。③不服从工作安排及调配。④上班时间内吵架、骂人、打架。

2）同一项错误发生 3 次:①损坏贵重仪器及设备。②私拿公物。③不能独立完成岗位职责。④在科室内做私事。⑤上班时间串岗。

（5）所有消毒供应中心新员工均有 3 个月试用期,试用期内考核不合格者不予正式录用。

（6）人员管理要求。

1）合理的人员配比,包括护士、消毒员、工人、信息技术人员、物流人员。

2）人员素质:①相应岗位持证上岗,做好岗前培训。②良好的职业道德和慎独精神。③熟练的专业技术(消毒、包装、灭菌、质量监控的专业知识)。④合理的岗位流程:回收、下送、清洗、包装、无菌物品发放、一次性物品发放。⑤岗位职责明确,护理人员、工勤人员、信息技术人员各司其职。⑥健全的培训制度。

（三）消毒供应中心工作制度

（1）消毒供应中心工作人员必须严格执行工作规范流程,遵守岗位职责,掌握有关消毒隔离制度及消毒灭菌知识。

（2）严格控制人员出入,非本科室人员未经许可不得随意进入工作区域,各区域人员不得随意相互跨区。严格控制去污区、检查包装及灭菌区、无菌物品存放区的人流、物流、气流,不得逆行。

（3）工作人员必须熟悉各类器械与物品的性能、用途、清洗、消毒、保养、包装和灭菌方法,严格执行各类物品的处理流程,保证各类器材、物品完整,性能良好。

（4）各类无菌物品应清洁、齐全、无破损,包外注明物品名称、包装者、核对者、灭菌者、灭菌器编号、批次号、灭菌日期、失效日期,以便追溯。

（5）分工明确,相互协作,当日工作当日完成,共同完成各项任务,做好相关统计工作。

（6）消毒供应中心应备有一定数量的无菌物品,以备急用。各临床科室如有抢救任务,接通知后全力以赴,积极配合,保证物品的供应。

（7）各区域人员相对固定,以严肃认真的态度遵守标准防护原则,认真执行规章制度和技术操作流程,有效防范工作缺陷和安全事故的发生。

（8）爱护科室环境和财物,勤俭节约,严格按照器械、物品破损报废规定处理流程处理破损报废物品。定期检查,做到账物相符。

（9）树立职业防护意识,做好个人防护,确保职业安全。

（10）交换物品时必须做到主动热情、文明用语、优质服务,加强与服务对象的沟通,定期收集意见、建议,不断改进工作。

（11）做好科室的安全检查工作,下班前检查及关闭电源、蒸汽等开关及各区域的门。

（四）消毒供应中心分区管理制度

工作区和生活区严格分开。工作区严格三区划分:去污区、检查包装及灭菌区、无菌物品存放区。物品符合单向流程的原则,由污至洁,不交叉。

1.去污区

设缓冲间,对回收的器械进行分类、清洗、消毒。

（1）做好标准预防。

（2）规范操作流程。

（3）特殊感染物品处理流程规范,符合要求。

（4）合理正确地使用防护用品。

2.检查、包装及灭菌区

设缓冲间,有空气净化层流装置。对清洗消毒后的诊疗器械、器具和物品进行检查、装配、包装以及灭菌。

(1)根据不同的器械选择不同的包装材料和包装方法。

(2)器械装配、包装、封包、包外标识符合要求。

(3)灭菌装载符合要求,根据不同的物品选择相应的灭菌程序。

(4)各种监测(物理、化学、生物)符合要求。

3.无菌物品存放区

设缓冲间,有空气净化层流装置,为存放、保管、发放无菌物品的区域。无菌物品存放符合无菌物品存放原则。

(1)发放时做好核对制度(核对科室,无菌物品名称、有效期,各种监测结果)。

(2)做好手消毒。

4.水处理间

(1)地面承重应符合设备要求,地面进行防水处理并设地漏。

(2)水处理间维持合适的室温,并有良好的隔音和通风条件。水处理设备应避免日光直射。

(3)水处理间的自来水供给量应满足要求,入口处安装压力表,压力符合设备要求。

5.一次性物品存放间

(1)专人负责。

(2)严格验收:记录进货时间、厂家,供货单位,产品名称、数量、规格、批号、灭菌日期、有效期。

(3)规范储存:①室温 18～22 ℃,湿度 35％～70％。定期清洗空调过滤网。②遵循先进先出的原则。

(4)核对发放:①发放时认真查验名称、数量、规格、灭菌日期、失效期、包装情况等。②专人配送,装于密闭车中,专车专用。

(五)各种仪器设备的管理

(1)定点放置,呈良好的使用及备用状态,如清洗机、干燥柜、超声清洗机、灭菌器、生物监测培养仪等。

(2)仪器保管由专人负责,每天清洁,做相应的维护并做好记录。

(3)定期更换配件(如灭菌器的门封等),做好记录。

(4)定期做好检测工作。

1)环氧乙烷灭菌器应定期检测环氧乙烷浓度,将检测报告留存。

2)压力蒸汽灭菌器每 3 个月检测蒸汽发生器性能,将检测报告留存。

(5)做好交接记录。

(6)维修:掌握简单故障的排除方法。若不能处理及时报修。所有的仪器设备均不能私自拆卸,应由专业工程师处理。

(六)各种管理制度及突发事件应急预案的管理

1.制度的管理

(1)组长负责:设清洗组长1名,包装组长1名或护士长、腔镜组长各1名,外来器械组组长1名,质检组长1名,无菌间组长1名,敷料间组长1名,下收下送组长1名,下设组员若干,在主任指导下由组长负责对本组工作做统筹安排。

(2)交班问责制:各区域及岗位做好本班工作交接记录,环环相扣,遇事问责,并与奖惩挂钩。

2.突发事件应急预案的管理

各个环节均设相应的应急预案,保证人员的安全性、工作的连续性、质量安全的可追溯性。

(七)院内感染管理

(1)有兼职感染监控员。

(2)严格执行院内感染标准作业程序(SOP)相关要求。

(3)落实手卫生措施。

(4)定期进行水质检测,并做好相关登记。

(5)每日进行有效的空气消毒。

(6)严格执行医疗垃圾的分类处理。

(7)医护人员每年体检并做好自我防护。

(八)消毒供应中心交接班制度

(1)交接班工作必须准时、严肃、认真地进行,交班者和接班者必须全部参加。

(2)每日由科主任或护士长主持,各区域组长和相关岗位报告本班工作情况。

(3)交班者本班工作必须完成,如有特殊情况不能完成时,必须与接班者当面交接并做好交接班记录。

(4)交班者必须认真书写交班记录,字迹清楚,重点突出,简明易懂。

(5)在接班者未到之前,交班者不得离开工作岗位。

(6)接班者准时到岗,上岗后应认真查看交班记录,有疑问当面交接,当交不交发生问题由交班者负责,当接不接由接班者负责。

(7)清洗间交班内容。

1)当日临床科室与手术器械清点中数目、数量与清点不符情况;下班前尚未处理或发生的情况;需提醒以后工作中注意的事项。

2)仪器设备的运行异常及处理。

3)由清洗间接收的新器械,对清洗方法、包装、灭菌、存放、转运及注意事项应系统交班。

4)工作流程、程序或岗位职责等发生变动(经科主任或护士长核准)的情况。

5)清洗间使用物品的增减、放置变动应交班。

(8)手术器械交班内容。

1)新增器械包或包内增减器械,对清洗方法、包装、灭菌、存放、转运及注意事项,清点单、基数单的更改等,均应系统交班。

2)器械基数变更或临时损坏应及时交班。

3)遇特殊情况(如学术会议、教学、大量移植、突发事件)时,器械的处理准备情况。

(9)腔镜交班内容。

1)当日腔镜手术台次、特殊科室腔镜次、已完成台次及器械处理情况。

2)次日腔镜手术台次,是否有加急使用的器械。

3)新增器械包或包内增减器械,对清洗方法、包装、灭菌、存放、转运及注意事项,清点单的更改等,均应系统交班。

(10)质检交班内容。

1)质检常规监测(清洗质量、仪器设备、生物监测、纯水、外来器械等)情况及发生异常的处理。

2)质量持续改进相关内容。

(11)无菌间交班内容。

1)次日手术台次、手术配包完成情况。

2)对无菌间存放基数增减应交班。

(12)其他岗位交班内容。

1)追溯:追溯系统当日运行情况及实际操作中需注意的问题。

2)晚间特殊事件的处理,如延续至次日或与次日工作相关,除书面交班外,还要为所涉及岗位,在明显位置留便笺以示提醒。

3)特殊事件汇总给值班组长,如某些涉及本区域次日工作开展,需在明显位置留便笺以示提醒。

三、灭菌质量检测

(一)原则与要求

(1)对灭菌质量采用物理监测法、化学监测法和生物监测法进行监测,监测结果应符合《医院消毒供应中心——第 3 部分:清洗消毒及灭菌效果监测标准》的要求。

（2）物理监测不合格的灭菌物品不得发放，并应分析原因进行改进，直至监测结果符合要求。

（3）包外化学监测不合格的灭菌物品不得发放，包内化学监测不合格的灭菌物品和湿包不得使用。并应分析原因进行改进，直至监测结果符合要求。

（4）生物监测不合格时，应尽快召回上次生物监测合格以来所有尚未使用的灭菌物品，重新处理；并应分析不合格的原因，改进后，生物监测连续 3 次合格后方可使用。

（5）植入物的灭菌应每批次进行生物监测，生物监测合格后，方可发放。

（6）使用特定的灭菌程序灭菌时，应使用相应的指示物进行监测。

（7）按照灭菌装载物品的种类，可选择具有代表性的 PCD 进行灭菌效果的监测。

（8）灭菌外来医疗器械、植入物、硬质容器、超大超重包，应遵循厂家提供的灭菌参数，首次灭菌时对灭菌参数和有效性进行测试，并进行湿包检查。

（二）高温高压蒸汽灭菌监测

通过压力蒸汽灭菌质量监测操作实践，要求掌握物理、化学、生物等评价方法的器材要求、具体操作方法、监测频率、结果判定、所代表的意义以及注意事项等。

1.B－D 测试

预真空（包括脉动真空）压力蒸汽灭菌器每日开始灭菌运行前空载进行 B－D测试，B－D 测试合格后，灭菌器方可使用。B－D 测试失败，应及时查找原因进行改进，监测合格后，灭菌器方可使用。小型灭菌器一般无须进行 B－D 测试。

（1）操作方法：灭菌器每天开始运行前，在空载的情况下，将一次性或自制的B－D 测试包水平放于柜内灭菌车前底层，靠近腔体排气口正上方。

（2）结果判定：灭菌过程结束后取出 B－D 测试包，打开包装取出 B－D 测试纸，按照产品说明书观察其变色情况，并与标准色块进行比较，如达到标准色且变色均匀一致，表明冷空气排除效果良好。

预真空高压蒸汽灭菌是利用机械抽真空的方法，使灭菌器室内形成负压，抽出冷空气，使蒸汽得以迅速穿透物品内部进行灭菌。但在使用过程中，由于其工作程序较复杂，常受到温度、高压等受多种因素的影响，必须严格质量管理，才能确保灭菌效果。

2.物理监测

（1）日常监测。

1）操作方法：每次灭菌应连续监测并记录灭菌时的温度、压力和时间等灭菌参数。

2）结果判定：灭菌温度波动范围在＋3 ℃以内，时间满足最低灭菌时间的要求,同时记录所有临界点的时间、温度与压力值,结果应符合灭菌的要求。

(2)定期监测:每年用温度压力检测仪监测温度、压力和时间等参数,检测仪探头放置于最难灭菌部位。

3.化学监测

(1)包外化学指示物监测。

1)操作方法:将包外化学指示标签或胶带挂于或贴于每一个待灭菌包装外。

2)结果判定:灭菌过程结束后,根据化学指示物颜色或形态等变化,判断是否达到灭菌合格要求。

(2)包内化学指示物。

1)操作方法:将包内化学指示物置于高度危险性物品包最难灭菌的部位;采用快速灭菌程序时,直接将包内化学指示物置于待灭菌物品旁边。

2)结果判定:灭菌过程结束后,使用无菌包的操作人员打开包装后首先查看包内化学指示物,根据化学指示物颜色或形态等变化,判断是否达到灭菌合格要求。如未达标,即使包外化学指示物合格,该包也被判定为不合格包。

4.生物监测

(1)操作方法:用标准生物测试包或生物 PCD(含一次性标准生物测试包)对满载灭菌器的灭菌质量进行生物监测。标准生物测试包或生物 PCD 置于灭菌器排气口的上方或生产厂家建议的灭菌器内最难灭菌的部位,经过一个灭菌周期后,自含式生物指示物遵循产品说明书进行培养,如使用芽孢菌片,应在无菌条件下将芽孢菌片接种到含 10 mL 溴甲酚紫葡萄蛋白胨水培养基的无菌试管中,经 56 ± 2 ℃培养 7 天,检测时以培养基作为阴性对照(自含式生物指示物不用设阴性对照),以加入芽孢菌片的培养基作为阳性对照,观察培养结果。如果一天内进行多次生物监测,且生物指示物为同一批号,则只需设一次阳性对照。小型压力蒸汽灭菌器应选择灭菌器常用的、有代表性的灭菌物品制作生物测试包或生物 PCD,置于灭菌器最难灭菌部位,且灭菌器应处于满载状态。生物测试包或生物 PCD 应侧放,体积大时可平放。快速灭菌时,直接将一支生物指示物置于空载的灭菌器内,经过一个灭菌周期后取出,规定条件下培养,观察结果。

(2)结果判定:阳性对照组培养阳性,阴性对照组培养阴性,试验组培养阴性,判定为灭菌合格。阳性对照组培养阳性,阴性对照组培养阴性,试验组培养阳性,则灭菌不合格;同时应进一步鉴定试验组阳性的细菌是否为指示菌或是污染所致。

5.注意事项

(1)灭菌包外应有标识,内容包括物品名称、检查打包者姓名或代号、灭菌器编号、批次号、灭菌日期和失效日期,或含有上述内容的信息标识。

(2)物理、化学、生物监测前必须先确定监测指示物在有效期内,是经过卫生部门批准的。

（3）物理监测不合格的灭菌物品不得发放,包外化学监测不合格的灭菌物品不得发放,包内化学监测不合格的灭菌物品和湿包不得使用,并应分析原因进行改进,直至监测结果符合要求。

（4）记录灭菌器每次运行情况,包括灭菌日期,灭菌器编号、批次号、装载的主要物品,灭菌序号,主要运行参数,操作人员签名或代号,以及灭菌质量的监测结果等,并存档保留 3 年及以上。

（三）环氧乙烷灭菌监测

1.物理监测

环氧乙烷灭菌周期的气体浓度、相对湿度、灭菌温度与时间等 4 个关键参数合格,压力变化合格。若不满足以下情况判定为不合格。

（1）气体浓度:气体浓度通过压力变化来观察,保证气体浓度满足灭菌所需。

（2）相对湿度:灭菌舱内湿度应达到 $60\%\sim90\%$。

（3）灭菌温度:整个灭菌周期温度变化符合设置要求,温度为 37 ℃或 55 ℃。

（4）灭菌时间:当气体浓度、相对湿度和灭菌温度被确定之后,灭菌时间符合设置要求。如设定的灭菌温度为 55 ℃,气体暴露过程持续 1 小时;如设定的灭菌温度为 37 ℃,则气体暴露过程将持续 3 小时,否则判定不合格。

2.化学监测

使用环氧乙烷灭菌专用的化学指示胶带进行监测,包括包内指示卡及包外指示胶带。环氧乙烷的常用包装袋为纸塑包装袋,其中含有环氧乙烷灭菌过程监测变色染料块,可用作包外化学监测,也可直接将指示胶带贴于外包装上。根据指示胶带和指示卡的颜色变化情况,判断灭菌包是否可以放行。包外化学指示胶带灭菌前黄色、灭菌后橘红色,包内化学指示卡灭菌前红褐色、灭菌后绿色。

3.生物监测

环氧乙烷灭菌的生物监测应每灭菌批次进行。环氧乙烷灭菌测试包分挑战性生物测试包和常规性生物测试包,前者主要对灭菌器的厂家验证,后者作为平时的常规生物监测。

常规生物测试包制作方法:①将一支生物指示剂放入大小规格合适的注射器(20 mL 注射器),去掉针头,拔出针栓,将生物指示剂放入针筒内,带孔的塑料帽应该朝向针头处,再将注射器的针栓插回针筒(注意不要碰及生物指示物)。②装载好生物指示剂的注射器和环氧乙烷灭菌包内卡,应置于干净、新洗出来、经预处理的手术巾中(100%全棉,大小为 46 cm×76 cm),长边折三折,短边再折三折,打成一个 9 层结构的包。将注射器和包内卡放入第4、第5层之间。③将以上物件装入一个大小合适的纸塑袋中,或者棉布/无纺布中,模拟医院最常用的包装方式。

挑战性生物测试包的制作方法：①将一生物指示剂放于一个 20 mL 注射器内，去掉针头和针头套，生物指示剂带孔的塑料帽应朝注射器针头处，再将注射器芯放在原位(注意不要碰及生物指示剂)。②另选一成人型气管插管或一个塑料注射器(内含化学指示卡)，一个琥珀色乳胶管(长度 25.4 cm，内径为 0.76 cm，管壁厚 1.6 mm)和 4 条全棉清洁手术巾(46 cm×76 cm)，每条巾单先折叠成 3 层，再对折，即每条巾单形成 6 层，然后将叠好的巾单从下至上重叠在一起，再将上述物品放于巾单中间层，最后选 2 条清洁布或无纺布包裹，用化学指示胶带封扎成一个测试包。

医院常用的常规生物测试包为自含式生物指示剂，又分为普通型和快速型，目前以快速型生物指示剂使用范围更广。①快速型生物监测结果判断：阳性对照管应在 37±2 ℃ 条件下培养 1 小时左右报读阳性结果，此时"＋"红灯亮起并发出报警声，表示菌管内监测到活的枯草杆菌黑色变种芽孢。灭菌测试管应在 37±2 ℃ 条件下培养 4 小时后报读阴性结果，此时"－"绿灯亮起，提示没有检测到活枯草杆菌黑色变种芽孢，灭菌合格。②普通型生物监测结果判断：阳性对照应在 37±2 ℃ 条件下培养 48 小时后，菌管变色(呈黄色)，表示菌管内有可存活的枯草杆菌黑色变种芽孢。灭菌测试管在 37±2 ℃ 条件下培养 48 小时后，菌管不变色(呈绿色)，提示没有活的枯草杆菌黑色变种芽孢，灭菌合格。

(四)过氧化氢低温等离子灭菌监测

1.物理监测

过氧化氢低温等离子灭菌器周期结束后，判断灭菌是否正常的第一步就是物理监测结果的判断。物理监测判断关键步骤是：确认灭菌器屏幕显示信息(屏幕信息显示灭菌器"过程完成"或"循环完成")和确认打印记录各参数符合要求。目前医院常用的过氧化氢低温等离子灭菌器按照灭菌器的设计不同，显示信息可以为中文或英文显示，如"过程成功完成""循环完成"或"Process Complete"，说明灭菌器已经正常完成全部灭菌过程。当出现"循环取消"或"Cycle Canceled"的提示，说明灭菌器自动报警，物理监测失败。

2.化学监测

结果判断包括对灭菌包外化学指示物及可视的包内化学指示物的判断，当发现化学监测结果不合格时，该灭菌包不能发放。

如某品牌化学指示物灭菌前为红色，经过灭菌过程后，化学指示物在一定的温度条件下接触过氧化氢发生变色，由红色变成黄色。可以参照化学指示物上提供的对比色进行对比。当出现变色不均匀、变色较对比色更深的情况，该灭菌包应视为不合格，不能发放。

3.生物监测

过氧化氢低温等离子体灭菌器生物监测选用嗜热脂肪杆菌芽孢。灭菌管腔器械时可使用管腔PCD进行监测。监测应每天至少进行一次。

（1）监测方法：使用自含式生物指示剂进行监测，是目前医院使用较多的方法。操作方法按照生产厂家说明书进行。

灭菌管腔器械可选择使用管腔PCD进行生物监测。管腔PCD的制备是将嗜热脂肪杆菌芽孢放置在长度2 cm、内径1 mm的聚氯乙烯管腔（管腔长度按照生产厂家说明书确定）。

（2）监测结果判断，在完成培养后，灭菌监测组由于无细菌生长，培养液紫色保持不变色；阳性对照组由于有细菌生长，培养液颜色由紫色变为黄色或浑浊，则监测结果合格（阴性）。

如出现灭菌监测组和阳性对照组的培养液颜色均为黄色或浑浊，则监测结果不合格（阳性）。当出现监测结果不合格时，应立即执行生物监测阳性的处理流程。

四、医院感染防控对消毒供应中心的要求

（一）管理要求

（1）消毒供应中心应在院长或相关职能部门的直接领导下开展工作。将消毒供应中心工作管理纳入医院医疗质量管理体系，保障医疗安全，防止发生院内感染。

（2）医院应对所有需要消毒或灭菌后重复使用的诊疗器械、器具和物品由消毒供应中心采取集中管理的方式进行回收，集中清洗、消毒、灭菌和供应。

（3）内镜、口腔诊疗器械的清洗消毒，可以依据有关的规定进行处理，也可集中由消毒供应中心统一清洗、消毒。外来医疗器械应按照WS 310.2—2016的规定。

（4）清洗间应建立健全消毒隔离、质量管理、监测、职业安全防护等管理制度和突发医院感染事件的应急预案。推荐建立质量管理追溯制度，保存质量控制过程的相关记录。追溯记录至少保存3年，可及时追溯各个医疗器械的处理过程。

（5）定期进行医院感染相关知识的培训，了解常见的医院感染及原因，掌握使用后器械处理要点，如遇特殊感染器械应按各操作流程进行处理，防止发生院内感染暴发。

（6）质量持续改进。每月召开科室质量管理会议，对存在的问题进行原因分析，制定整改措施，并定期检查改进效果，不断提高清洗质量，以达到质量持续改进目的。

（二）人员要求

（1）医院管理部门会同人事管理部门，根据消毒供应中心的工作量合理调配工

作人员。

(2)消毒供应中心应建立并落实对科室人员的岗位培训制度,将消毒供应专业知识、医院感染相关预防与控制知识及相关的法律、法规纳入消毒供应中心人员的继续教育计划,并为其学习、交流创造条件。工作人员应正确掌握以下知识与技能。

1)各类诊疗器械、器具和物品的清洗、消毒的知识与技能。

2)职业安全防护原则和方法。

3)医院感染预防与控制的相关知识。

(三)工作区域要求

(1)空气流向由洁到污;采用机械通风的,去污区保持相对负压。

(2)环境保持干燥、通风,工作环境每日进行清洁、消毒。

(3)工作区域中化学物质浓度应符合 GB Z2.1—2019 的要求(工作场所有害因素职业接触限制,第 1 部分:化学有害因素)。工作中使用的消毒剂应符合国家相关标准和规定,并对器械腐蚀性较低,使用有卫生部门颁发卫生许可批件的安全、低毒、高效的消毒剂。

(四)清洗间操作要求

(1)消毒供应中心清洗、消毒及检测工作应符合消毒供应中心管理规范的规定。

(2)被朊毒体或气性坏疽及突发原因不明的传染病病原体污染的诊疗器械、器具和物品,应执行消毒供应中心规范 WS 310.2—2016 规定。

(吕志兰)

第三节　重症监护病房的管理

一、重症监护病房(ICU)的设置与要求

(一)ICU 的设置

19 世纪中叶现代护理的创始人南丁格尔就提出尽可能把需要紧急救治的伤员集中安置在靠近护理站的地方,这是 ICU 的雏形。随着医学技术的发展,目前 ICU 成为独立的科室,它是利用现代医学理论及高科技现代化医疗设备,对危重症患者进行集中监测并强化治疗的一种特殊场所。

1.ICU 位置和隔离

(1)ICU 位置:以抢救方便为原则,ICU 通常在医院的中心位置,与麻醉科、手术室、输血科、外科、放射科等科室接近,以利于救治、转运患者及进行必要的检查,

中心护士站、值班室、医护人员办公室、更衣室和储藏室均应设置在 ICU 内或近旁。护士中心站原则上应该设置在病房的中心,围绕中心站病床以扇形排列为好,最佳设计为从中心护士站可直接目视患者,多单元模式下为分护士站可直接目视范围内患者。特殊情况下为间接目视(通过可视监测器),以保证日常和紧急情况下的患者安全,滑动的玻璃门和隔断应满足上述要求并有利于紧急情况下迅速进入房间。中心站应有报警记录系统、中心监护仪等。

(2)ICU 的隔离:ICU 内绝大多数患者的病情危重,机体抵抗力低下,易于感染,一部分患者本身有严重感染或传染性疾病,故 ICU 中设立保护性隔离区与传染隔离区。病房内应用空气层流净化设备,工作人员进出病区时应严格遵守更衣、消毒制度。必要时,进入隔离区的一切物品,均应在消毒后方可进入。

2.ICU 设置

(1)床位设置:重症医学科床位数应符合医院功能任务和实际收治重症患者的需要,三级综合医院重症医学科床位数为医院病床总数的 2%～8%。为保证有足够的空间供仪器使用、技术操作等需要及预防交叉感染,每张床占地面积为20 m²,单间病房则需要 20～30 m²。ICU 的室温应保持在 20～22 ℃,湿度以 50%～60% 为佳。

(2)监护站设置:中心护士站应提供舒适的工作条件,能满足全体员工的工作需要。提供充足的照明、墙壁钟;应为医生和护士提供足够的工作平面和座位;提供充足的文件架以放置全部常用医疗文件,方便工作人员随时取用。

(3)ICU 设备:ICU 应配备监护仪器和抢救治疗仪器两类。常用的监护仪器有多功能生命体征监测仪、呼吸功能监测装置、血气分析仪、心脏血流动力学监测仪、动脉血氧饱和度监测仪、颅内压监测仪、心电图机等。常用的抢救治疗仪有简易呼吸气囊、呼吸机、除颤器、起搏器、输液泵、微量注射泵、血液净化装置等。除此之外,还应配备压缩供氧、压缩空气、负压吸引装置及应急供电设备等。

(二)ICU 的管理要求

ICU 是危重症患者的集中地,病情复杂、病情变化快,利用先进的医疗设备,进行生命体征监测,对医护人员工作提出高要求。

1.领导负责制

ICU 实行院长领导下的科主任负责制。科主任负责科室全面工作,负责医疗、教学、科研、预防及行政管理工作;负责制订 ICU 的工作计划,并组织实施,按期总结汇报。

2.护理人员的设置及培训

(1)护士长:ICU 设护士长 1 名,护士长在主管院长、护理部主任和 ICU 主任的领导下,负责 ICU 的护理行政管理及护理业务技术管理工作;并负责 ICU 护理人员的工作排班,制订工作计划,检查护理质量和服务质量,总结经验等。

(2)护士:护士承担着监测、治疗、护理等繁重任务,处于临床第一线,能24小时观察和直接得到临床第一手资料,所以护士应该训练有素,熟练掌握各种抢救技术,与医生密切配合,完成各种抢救任务。因此,初到ICU的护士必须经过严格培训,具备良好的素质,熟练掌握急救技术和护理技能方能独立上岗。ICU护士培训具体内容如下。

1)护理评估能力:密切观察病情和生命体征变化,综合患者各种检查结果,做出护理评估,制订护理计划,落实护理措施。

2)各种抢救技术:要熟知并严格执行各种监护制度,会熟练操作、管理和护理各种抢救仪器,如气管插管吸痰、胃肠减压技术、呼吸机的使用和保养、单人心肺复苏等。

3)沟通能力:ICU患者常因气管插管、气管造口等原因失去语言能力,护士需要掌握一些特殊的沟通技巧,维持患者与外界的信息沟通。

4)助理护士:ICU应配备一定数量的助理护士,协助护士负责患者皮肤卫生、口腔护理、床单元的整洁及做好病房清洁卫生等基础护理工作。

3.规章制度

制订各种规章制度是做好抢救工作的保障。ICU应建立高效完善的规章制度,如各级医务人员岗位职责制度,交接班制度,查房制度,抢救工作制度,设备的使用、维护制度,消毒隔离制度,家属探视制度。ICU的贵重精密仪器较多,各种设备应附有操作说明书,价值上万的设备都应建立各自的使用档案,详细记录使用、维修及保养情况。

4.防止感染

(1)每日使用消毒剂擦拭患者床、桌椅、地面等,室内空气定期消毒,如有结核等特殊病原体要专项消毒,每月定期做好室内空气、物表、工作人员的手细菌监测,详细、具体地记录,发现问题及时整改。

(2)严格掌握有创操作指征,医护人员进行操作前、操作中等环节执行无菌操作,杜绝医源性感染。

(3)加强血液制品和输血的管理。输血是ICU患者常见的治疗措施,必须对血液制品和输血进行严格管理,做好输血的核对、监测及不良反应的记录、处理工作。做到管理规范化、操作标准化、检查安全化、监测常规化。

5.加强沟通,协调好对外关系

由于ICU接受来自各个科室的患者,因此,应与原科室做好交接工作。患者转入后,ICU的医务人员要与患者原科室的医务人员沟通,使患者在ICU治疗的同时,也能听取原病房医务人员对于患者病情的诊断、治疗、护理意见。了解患者的心理需求。同时要做好与患者家属的沟通工作,了解他们的诉求,构建和谐的医患关系。

二、ICU 的护理工作

1.ICU 的模式

ICU 的模式主要根据医院的规模及条件决定,目前可分为以下几种模式。①综合 ICU:医院唯一跨学科独立设置的临床业务科室,收治医院各科室的危重症患者。综合 ICU 不仅相对节省人力、物力,也符合 ICU 的特定目的,有利于集中有限的人力、物力救治患者,便于充分发挥设备的作用。综合 ICU 的抢救水平应代表一个医院的最高水平。②专科 ICU:一般医院的二级学科所设置的 ICU,专门为收治某个专科危重症患者而设置,多属于某个专业科室管理,医务人员对抢救本专业的危重症患者有较丰富经验,对患者可做到更好的观察和处理,如心内科 ICU、呼吸内科 ICU 等。但专科 ICU 不能接受其他专科的危重症患者,且受专科思维的限制,在处理跨学科问题时显得能力不足。③介于专科 ICU 和综合 ICU 之间的 ICU:由医院内较大的一级学科所设立的 ICU,如内科 ICU、外科 ICU、麻醉科 ICU 等。

2.ICU 的收治范围

ICU 的收治范围包括门诊、急诊及临床各科室的危重症患者,所谓危重,是指生命体征不稳定,病情变化快,两个以上的器官系统功能不稳定、减退或衰竭,病情发展可能会危及患者生命。将危重症患者收入 ICU 进行连续的监测,目的在于及时发现病情变化,提供适当的支持治疗,以使患者恢复到较稳定的生理状态,防止器官系统损害和死亡,且可望通过加强治疗而治愈。对于目前无法救治的恶性肿瘤晚期、脑死亡等患者,虽然病情危重,均不宜收入 ICU。此外,传染病患者和精神病患者也不宜收入 ICU。

ICU 主要服务对象如下:①创伤、休克、感染等引起多系统器官功能衰竭患者。②心肺脑复苏术后需对其功能进行较长时间支持者。③严重的多发性复合伤患者。④物理、化学因素导致危急病症,如中毒、溺水、触电、虫蛇咬伤、中暑。⑤有严重并发症的心肌梗死、严重的心律失常、急性心力衰竭、不稳定型心绞痛患者。⑥各种术后重症患者或年龄较大、术后发生意外的高危患者。⑦严重水、电解质紊乱及酸碱失衡患者。⑧严重的代谢障碍性疾病患者。⑨各类大出血、突然昏迷、抽搐、呼吸衰竭等各系统器官功能不全需要支持者。⑩脏器移植术后及其他需要加强护理者。

3.ICU 的人员组成

(1)医生:医师人数与床位数之比为 0.8∶1 以上,至少应配备一名具有副高以上专业技术职务任职资格的医师担任主任。

(2)护士:护士人数与床位数之比应为3∶1以上。护士长应当具有中级以上专业技术职务任职资格,在重症监护领域工作3年以上,具备一定的管理能力。

(3)技师:根据需要配备适当数量的医疗辅助人员,有条件的医院还可配备相关的设备技术与维修人员。

三、ICU 的感染管理与控制

(一)感染源

引起医院感染的病原微生物包括细菌、真菌、支原体、衣原体和病毒等。病原体以条件致病菌为主,为多重耐药菌株。危重症患者常见感染部位依次是下呼吸道、泌尿道、血液、消化道和伤口。最常见的病原体是铜绿假单胞菌、金黄色葡萄球菌、凝固酶阴性葡萄球菌、念珠菌、肠杆菌属和肠球菌。不同感染部位病原体存在差异,血源性感染和外科伤口感染主要由革兰阳性球菌引起,下呼吸道感染主要由铜绿假单胞菌引起,泌尿道感染多由革兰阴性杆菌引起。

(二)感染途径

1.内源性感染途径

内源性感染又称自身感染,这种感染的微生物来自患者体内或体表的正常菌群,正常情况下不致病,只有当机体免疫力低下时才会发生感染。研究证实,重症患者胃肠道犹如"未经引流的脓肿",其间的细菌四处定位转移,是导致 ICU 患者多部位感染的储菌库。

2.外源性感染途径

外源性感染又称交叉感染,是指病原微生物来自患者体外,主要通过工作人员、其他患者、消毒灭菌不严格的器具(如呼吸机管道、呼吸囊、氧疗装置、吸引器、引流管、留置尿管等)和污染的环境传播给患者而引起的感染。卫生环境监测显示,医护人员手和鼻咽部定植菌是外源性感染途径的主要传播源。

(三)感染原因

ICU 是医院感染的高发区,导致这种情况的原因主要有以下几方面:①多数患者因危重疾病继发感染转入 ICU,其中包括耐药菌株的感染。②各种类型的休克、严重的多发性创伤、多脏器功能衰竭、大出血等患者,其身心和全身营养状况均较差,抗感染能力很低。严重创伤、重大手术等常可导致全身应激反应,进而抗细菌定植能力下降及免疫功能下降。③危重症患者多数较长时间使用各类抗菌药物,细菌对药物的耐药性增加。④强化监护所使用的各种介入性监护、治疗,如机械通气、动脉测压、血透、静脉营养、留置导尿、胃肠引流等都可能为细菌侵入机体和正常菌群移位提供有利条件。⑤危重症患者自理能力缺乏或丧失,因而十分依赖护理人员,与护理人员频繁接触可能会引起交叉感染。

为做好 ICU 医院感染的预防工作,必须制定一系列的管理制度。此外,还应强调从业人员素质的提高,有高度责任心,才能做好 ICU 的工作,降低 ICU 患者医院感染率和死亡率。为预防 ICU 患者医院感染,应提倡非介入性监护方法,减少介入性血流动力学监护的使用频率。对患者施行保护性医疗措施,提高患者机体抵抗力。

(四)控制感染的管理与措施

1.ICU 的建筑布局及设备

ICU 位置布局应合理,建议分隔单元设置,或设置一定数量的单间。每张 ICU 床位面积至少 10 m²,电源、负压吸引管和氧气设备能满足 ICU 抢救患者需要。病室内可采用自然通风和紫外线照射进行空气消毒,有条件的医院最好安装空气净化器或层流空气净化装置,以确保空气洁净。

应配置洗手池及脚踏式或感应式水龙头开关。每个床位均应备有快速手消毒液,以便在接触每位患者后洗搓双手。最好每个床单位设有一套流动水洗手装置,以避免患者间的交叉感染。

2.工作人员及探视人员的要求

(1)专职院内感染监控员每月对病室内空气、物体表面、医务人员手进行监测,监测工作要作为常规检查,要有详细具体的记录,对超标的项目应追踪直至监测指标达到正常为止。

(2)ICU 工作人员每年应接受一定学时的医院感染控制相关知识的培训,尤其要关注卫生保洁人员的消毒隔离知识和技能的培训、监督。

(3)医护人员手要严格消毒。医疗机构应定期进行医务人员手卫生依从性的监测与反馈,依从性的监测用手卫生依从率表示。手卫生依从率的计算方法为:手卫生依从率=手卫生执行时机数/应执行手卫生时机数×100%。医疗机构应每季度对手术部(室)、产房、导管室、洁净层流病区、骨髓移植病区、器官移植病区、重症监护病房、新生儿室、母婴同室、血液透析中心(室)、烧伤病区、感染性疾病科病区、口腔科、内镜中心(室)等部门工作的医务人员进行手卫生消毒效果的监测。当怀疑医院感染暴发与医务人员手卫生有关时,应及时进行监测,并进行相应病原微生物的检测,采样时机为工作中随机采样,采样方法遵循 GB 15982 的要求进行。

(4)医护人员进行操作前要求衣帽整洁、戴口罩。严格进行侵入性操作,严格执行无菌操作规程,尽量缩短侵入性操作时间,以免加重感染机会。

(5)限制探视人员和探视时间,探视时要求更衣、换鞋。除工作人员外,尽量减少在室内流动的其他人员。患有感冒、腹泻等可能会传播的感染性疾病时,应避免接触患者。

3.物品管理

(1)重症监护病房的一切物品,包括仪器和清洁工具(如拖把、抹布)必须固定专用;禁止同其他病房混用。从外面带入的物品,进入前应做适当的清洁及消毒处理。

(2)每个床位所用的血压计、听诊器、床头物品、供氧装置和简易呼吸器等,不可与别的床位交叉使用。患者转出后,这些用具必须经过清洗、消毒后才可转给别人使用。

(3)重症监护病房内应根据床位多少,设置一定数量的隔离室,专用于收治传染性危重症患者和因接受器官移植等抵抗力低下的患者。若发现高度传染病,如伤寒、白喉、鼠疫、霍乱、开放性肺结核等患者,必须立即转送传染科处理。在患者离开隔离室后,按病原菌不同做好终末消毒;污染物品装于专用塑料袋内送去焚烧;排泄物、分泌物、血液等应先消毒,再倒入医院污水处理系统。该隔离室只有在经细菌学检测培养,证实消毒彻底(无致病菌)后方可收治别的患者。

(4)根据《医院消毒卫生标准 GB 15982—2012》《医疗机构消毒技术规范 WS/T 367—2012》,对于进入人体无菌组织、器官、腔隙,或接触人体破损皮肤、破损黏膜、组织的诊疗器械和物品应进行灭菌;接触完整皮肤、完整黏膜的诊疗器械、器具和物品应进行消毒。

(5)加强重症监护病房及床位的终末消毒,必要时进行卫生学监测,合格后方可再收治患者。

4.环境管理

(1)室内地面、家具应常用消毒剂擦洗。至少每日 2 次,若污染时则应随时擦洗消毒并做到:一床一毛巾,一桌一抹布,病房、厕所、治疗室和换药室分别使用,固定放置。定时通风,有条件的 ICU 设空气净化装置或紫外线空气消毒,并定期对空气、物体表面和工作人员的手进行细菌学监测,以保证 ICU 的各项细菌含量符合卫生要求。

(2)不能在室内摆放鲜花、干花或盆栽植物。医护人员不得在病室内饮食。病床上不可放置治疗用具,如有必要,必须先铺上消毒或无菌治疗巾。

(3)设 3 种颜色的污物袋处置医疗废物。黑色袋装生活垃圾;黄色袋装感染性废物(如使用过的注射器、棉签等),药物性废物(废弃的一般性药品,如抗生素、致癌性药物等),化学性废物(如医学影像室、实验室废弃的化学试剂等);红色袋装病理性废物(如病理切片后废弃的人体组织等),能够刺伤或者割伤人体的废弃的医用锐器等损伤性废物一律装入无渗漏的锐器盒。凡医疗垃圾应严格分类收集并进行无害化处理。

5.呼吸机清洗与消毒

呼吸治疗器械特别是呼吸机的消毒是目前普遍存在的薄弱环节。螺纹管、湿化器、接头、呼吸机活瓣等可拆卸部分应定期更换消毒,更换时要防止冷凝水倒流,浸泡消毒后的晾干过程也应避免污染,对精密仪器等可使用环氧乙烷气体消毒。

(1)气源过滤网:先将过滤网从压缩泵上取下,用清水冲净表面尘埃后,用力甩干,然后放回原位。呼吸机在使用过程中,一般 24～72 小时清洗 1 次。

(2)呼吸机管道:①清洁前要仔细检查管道内有无痰痂、血渍、油污及其他脏物残留。②先用清水将管壁内污物清除,然后将其浸入消毒液内浸泡消毒。常用消毒液有 2‰戊二醛、1 000～2 000 mg/L 有效氯制剂(浓度以能杀灭铜绿假单胞菌为宜)等。有条件的用环氧乙烷灭菌保存。③外部管道需定时(2 次/周)更换,污染时及时更换。

(3)加温湿化器:①塑料部分的消毒与上述管道部分相同。②金属与电器加热部分,应先用清水冲洗干净,装有过滤纸者应更换内衬过滤纸。③使用中的呼吸机,湿化器内的液体需每天用无菌蒸馏水更换一次,以减少细菌繁殖。④每次使用后,应倒掉湿化器内的液体,避免病原微生物的生长繁殖及腐蚀呼吸机。⑤浸泡消毒,晾干备用。

(4)过滤器:①一般有一次性或重复使用两种,具体应按呼吸机说明书使用。②对可重复使用的过滤器,可酌情定期用气体消毒,如环氧乙烷等。

(5)呼吸机外壳:①可用温水纱布轻轻擦拭机壳,祛除表面的污物和尘埃。②如果呼吸机推至层流无菌病房时,还需用消毒液清洁表面,尤其是轮胎部分的污垢,需仔细清除。

(6)日常消毒:①长期使用呼吸机时,通常每日清洁呼吸机表面一次,与患者相接的呼出气管有污染时应及时更换消毒。②根据具体情况,定期拆卸消毒全部管道、湿化器,并更换备用管路继续工作。③更换管路后,登记备案。④呼吸机主机空气过滤网需每日清洗,以防引起灰尘堆积,影响机器内部散热。

(吕志兰)

第四节　产房的管理

一、产房医院感染

首先描述医院获得性感染者之一是塞麦尔韦斯,他在 1847 年叙述发生在维也纳大学医院妇产科的医院获得性产褥热的流行。虽然在当时对于传染疾病的病因并不清楚,塞麦尔韦斯已考虑到产褥热是由于某种看不见的生物引起的,可经工作人员的手从感染的患者传到健康的分娩妇女,特别是医师和医学生,因他们同时做尸体检查。经应用氯化石灰水消毒双手,塞麦尔韦斯表示此方法对于预防感染的传播极为有效。

1949 年前我国的产妇死亡率约为 13%,其中有一半是由产褥热引起。1949 年后我国全面推行了新法接生,产褥热基本上得到控制。近年来,由于大量而广泛地应用抗菌药物及新的耐药菌株不断出现,加之大量新技术、新疗法引进医院,各种监护仪、导管、插管、内镜等介入性操作大大增加了患者感染机会。因此,严格的无菌操作和感染管理是预防孕产妇及新生儿感染的关键。

(一)孕产妇的易感性

产房感染有它本身的特点,即容易发生自身感染,也就是内源性感染。在正常情况下阴道是带菌的,但由于子宫颈管腺体分泌的黏液能堵塞子宫颈管,阴道内的细菌就不易进入子宫腔。然而,在待产过程中胎膜早破,羊水使原为酸性的阴道碱性化,削弱了阴道的抗菌能力。在分娩,即使是完全正常的分娩过程中,由于胎儿在经过产道时的摩擦,会阴、阴道及子宫颈等会受到多处损伤。这些伤口都可能成为细菌侵入的门户。在胎盘剥落之后,子宫腔内不仅会出现许多创伤痕迹,而且胎盘植入处的血窦迅速被血栓堵塞,暴露在血窦口的血栓又是细菌繁殖的良好基地。手术产后,子宫腔内的创伤带入的细菌数量自然都会增加,加之血性排液留下的蜕膜小片等,更为细菌的滋生提供了营养。因此,产妇可能随时受到感染的威胁。

(二)产房的感染源及传播途径

产房感染包括孕产妇、新生儿及工作人员的感染。产房感染的病原微生物种类较多,主要有厌氧性链球菌、溶血性链球菌、葡萄球菌、大肠杆菌、淋病奈瑟菌及乙型肝炎病毒、丙型肝炎病毒、柯萨奇病毒、人类免疫缺陷病毒等。这些病原微生物既可来自感染或带菌产妇和医护人员、未消毒或灭菌不充分的医疗器具、血及血制品等外环境;也可来自孕产妇自身的正常菌群。

病原微生物可通过直接或间接接触、飞沫、空气中的浮游菌尘、输液及血液制品等途径而传播。尤其是医务人员不注意无菌操作,就会在接生、检查等操作中将病原微生物带给孕产妇。由于孕产妇免疫力下降,自身正常菌群能穿透本人的各种屏障从而发生感染。

预防感染不仅是为了保护产妇、新生儿的健康,同时也是为了防止医护人员遭受病原微生物的伤害。

(三)产房的感染控制

产房是胎儿脱离母体后开始单独存在的第一个外界环境。在紧张的接生甚至抢救母婴的过程中,为了有效防止感染,产房必须从多方面考虑问题,主要应布局合理,设备先进、完善,制度严格,以及具有良好素质的医护人员。

1.布局与设备

产房的布局应以便于工作、安全而符合隔离与无菌操作为原则,并有利于满足母婴各种医护需求为前提。产房应与手术室、母婴同室病房相邻近,环境必须清洁、安静、无污染源,并可形成便于管理的相对独立的区域。

产房内应宽敞、光线充足、空气流通,陈设简单实用,便于消毒。墙壁及屋顶无裂隙,不易落尘土。地面应光滑,物品家具摆放无死角,氧气、负压管道应靠一侧走行,不影响无菌区域。同时有良好的排水系统,便于清洗和消毒。

根据医院的规模和任务不同,产房应安装程控门,内可分设待产室、隔离待产室、正常分娩室和隔离分娩室。分娩室内每张床使用面积应不少于 16 m²。目前发展方向为建立家庭化产房,即待产、分娩于一室,待产床、产床于一体,由产妇的丈夫和家人陪同待产、分娩过程。产房内应有双走廊,实施清洁与污染分流处理。

产房内应严格划分非限制区、半限制区和限制区。非限制区设于产房最外侧,包括换鞋及平车入室区、更衣洗澡区、厕所、值班室、休息室等;半限制区包括办公室、待产室、器械室;限制区在内侧,包括分娩室、刷手间及无菌物品存放室等。各区之间应用门隔开或有明显标志。此外,还必须考虑下述各项必要措施:

(1)产房应备有温度及湿度控制设备。温度应保持在 24～26 ℃;湿度以 50％～60％为宜,并可配备空气净化装置。

(2)刷手间应处在两个分娩室之间,内设洗手池,应安装自动净手器,备有无菌毛刷,洗手液和外科手消毒剂等。

(3)无菌物品应设立专用存放柜。

2.产房的消毒管理制度

(1)出入产房人员管理:严格参观、实习和陪产制度,最大限度地减少人员流动,认真执行出入管理要求,是减少产房感染的重要方面。

1)凡是进入产房人员必须先洗手,穿隔离衣,戴帽子、口罩及穿产房专用鞋。

2)离开产房时,应脱去产房专用着装或换外出衣及外出鞋。

3)接生时应严格遵守无菌操作规程,严格刷手,穿无菌手术衣,戴无菌手套,坚决杜绝不刷手接生。

4)收集及清洗器具人员操作时,应穿专用工作服。

5)患呼吸道感染性疾病或皮肤有伤口者应暂调离产房工作。

6)陪待产人员管理:①进入产房的陪待产人员不得有任何传染病。②只能由一名家属进入产房陪产。③进入产房的陪待产人员必须更换隔离衣、拖鞋,戴帽子。④陪待产人员必须经过孕妇学校培训,学会有关消毒、隔离事项。⑤进入产房后听从工作人员的安排,积极配合医护人员工作。⑥产妇出产房后做终末消毒。

(2)环境的清洁卫生:严格履行消毒隔离和卫生制度,防止交叉感染。除日常清洁卫生外,每周应固定卫生日,要求达到环境整齐、无污染源、无卫生死角、空气新鲜。卫生员应专职经培训后才能上岗,工具专用,用后清洁、消毒、晾干备用。

1)每日接生前,必须以清洁湿抹布或浸有消毒液抹布擦拭桌、仪器和手术灯的表面。

2)各种治疗车、患者推车等的轮子应保持干净,去除污物缠绕,平车出入产房须轧过消毒垫。

3)接生之后应用清洁剂清洗地面,地面上若有血迹或污染,必须先清除污物,再用含氯消毒剂擦拭。

4)刷手池应每日清洗、消毒,保持清洁。

5)待产床、产床、平车每次使用后必须更换一切物品。污物送洗衣房清洗、消毒,并用含氯消毒剂擦拭床单位。

6)产房须保持清洁卫生,每日紫外线消毒一次,早晚清洁整理各一次。

7)产妇的拖鞋用后刷洗消毒;工作人员拖鞋应每日洗刷;每周一次集中所有拖鞋彻底洗刷、消毒。

8)冲洗会阴用的便器应一用一消毒。

3.接生中的预防感染措施

产房工作人员应有高度的责任心、严格的无菌观念,认真执行各项技术操作规程质量标准。医护人员应熟悉各种消毒、灭菌方法,正确配制各种消毒液,做到绝对无菌,以确保母婴安全。

(1)有刷手禁忌证者严禁上台。

(2)保持无菌布单及手术衣干燥,潮湿视为污染,应更换。

(3)无菌包在使用前,必须检查核对包装原样、有效日期和灭菌指示带。

(4)只有穿着无菌手术衣者才能接触手术台面的无菌区域,其他人员必须保持30 cm以上的距离。不可越台传递器物,台上的物品不可越出台边。

(5)助产用的器械视为相对污染,必须与脐带处理的器械分开使用,严禁用侧切剪刀断脐。

(6)羊水有臭味或疑有宫腔内感染时应做培养,指导合理应用抗菌药物。

(7)台上剪刀、针头等锐器应远离新生儿,防止误伤。

(8)及时清理新生儿口腔和上呼吸道内吸入物,以防止吸入性肺炎。

(9)新生儿娩出后,应尽快与母亲皮肤接触,获得正常菌丛。

(10)及时给新生儿应用滴眼液滴眼。

(11)可重复使用的新生儿复苏设备,每次使用后均应消毒或灭菌。新生儿辐射台用后清洁消毒。

(12)接产中避免不必要的人员活动和进出。

(13)废弃的缝针、刀片等锐器,须放置于耐刺而防水的锐器盒内。

(14)重复使用的无菌布单一经打开,无论是否使用,均必须重新灭菌。一次性物品一旦开启,若未用完也视为已污染。

(15)吸引器、吸引瓶及吸引管等用完后尽快消毒、清洗、灭菌。

(16)提倡使用压力蒸汽灭菌后的干燥持物钳,并保存在灭菌后的干燥瓶罐内,每次接生使用一套无菌器械及无菌持物钳(镊)、罐。

(17)氧气湿化瓶内每次使用前加入灭菌蒸馏水,使用后进行终末消毒,并干燥保存备用。

(18)灭菌后的物品必须在有效期内使用,产包打开超过 4 小时视为污染。

4.隔离孕产妇的感染控制

凡患有或疑有传染性疾病,如 HBsAg 阳性及肝功能异常等产妇,均应收入隔离待产室待产、隔离分娩室分娩,并按隔离技术规程护理和接生。

(1)需手术产者,手术通知单上应注明隔离类别和感染疾病诊断。接送患病孕产妇时,应避免不必要的停留,术后尽快送回隔离区。

(2)一切器具、物品单独固定使用,分娩后用过的所有器具,均应清洗、打包、灭菌。布类物品均需装入隔离污物袋内,并送洗衣房进行清洗、消毒处理。

(3)助产时必须严格按隔离分娩规程操作,断脐后的新生儿应用无菌巾保护,按母婴同室隔离处理。

(4)产妇离开隔离分娩室,必须用含氯消毒液擦拭室内所有物体表面和地面,并进行空气消毒,然后通风。

(5)使用后的一次性物品,以双袋法包装后送去焚烧。胎盘做好感染标记,按感染性废物处理。

(6)患有强致病微生物感染的病产妇用过的隔离室,应严格进行终末消毒,并进行细菌学监测,达到无致病菌要求后方可使用。

二、母婴同室的医院感染

保护、促进和支持母乳喂养是 1990 年联合国召开的"世界儿童问题首脑会议"提出的重要目标之一。1992 年,国务院颁发《九十年代中国儿童发展规划纲要》,要求到 2000 年以省为单位母乳喂养率达 80%。

为了实现我国政府对国际社会的承诺及《九十年代中国儿童发展规划纲要》的目标,自 1992 年以来,我国开展了大规模的以促进母乳喂养、创建爱婴医院为起点的爱婴行动,更新和改变了医护人员对母乳喂养的知识、态度和行为。改革了传统的产、儿科制度,实行母婴同室、早吸吮、早开奶。因为母婴同室,可以从各方面满足新生儿生理和心理上的需要,保证按需哺乳,利于母子感情交流,便于学会护理婴儿和及早发现异常,对新生儿的身心发育具有不可取代的促进作用,但也给医院感染管理带来了新的问题。因此,为了保证母婴双方安全和健康,除了对产妇加强

71

哺乳、育儿及预防疾病的卫生教育外,还必须施行严格的感染管理。

(一)母婴同室的收护对象

(1)本院分娩的产妇及婴儿,阴道产、剖宫产均应送入母婴同室或家庭化病房。

(2)有严重并发症者、心力衰竭者暂住高危病房,待平稳后进入母婴同室病房。

(3)高危新生儿母亲不提前出院,允许进 NICU 喂奶或挤奶。

(4)新生儿病房也可实施母婴同室。

(5)婴儿不属隔离情况者要就地治疗,不离开母婴同室。

(二)母—婴免疫力传递

胎儿在子宫内一般是处于无菌环境,除非发生感染,否则不与任何异物抗原接触,出生时已具免疫功能,但由于缺乏抗原刺激,尚处不活跃状态,几乎不能大量生成抗体。因此,在子宫内及出生后婴儿均依赖来自母体的免疫力,出生后随着抗原刺激,婴儿的免疫系统迅速发育。新生儿期的抗原刺激是至关重要的。

主要的刺激抗原来自肠道的正常菌群,因此,如何使新生儿建立起这一菌群是有重要意义的。

1.母体的免疫力传给婴儿的 4 条途径

(1)IgG 的跨胎盘传递。

(2)母乳的 IgA 和 IgM。

(3)通过胎盘的 T 细胞受体。

(4)排至羊水中的 IgA、IgM 及巨噬细胞。

2.母乳中 lgA 的作用

(1)与肠道中的细菌和病毒结合,阻止其与黏膜结合,由于 IgA 不激活补体,故无炎症反应。

(2)中和毒素及毒性作用。

(3)保护正常菌群不被免疫反应杀伤。可促进母亲菌群种植到婴儿体内。

(4)中和食物中的过敏原,防止过敏反应及自身免疫疾病。

因此,要转移母亲的免疫力到婴儿,一个基本内容是婴儿一开始进入子宫外生活就应由母亲护养,婴儿应与母亲密切接触,以便母亲菌丛转给婴儿。如因某种原因母亲不能在产后立即与婴儿接触,则应由父亲替代母亲提供菌丛,产科工作人员应切记婴儿对于母亲菌丛是有防护的,而相反对于工作人员的菌丛或医院菌丛则防护能力极小。香港的明爱医院母婴同室,由护士指导和监督产妇进行婴儿洗澡、称体重、脐带护理、扑粉和更衣等护理操作,有效地降低了新生儿室的感染发生率,也证实了上述观点。

(三)母婴同室的消毒与隔离措施

除认真执行卫生部和本地区等有关消毒隔离的各项规定外,应注意做到下述各项：

（1）母婴同室每日进行室内空气消毒及上下午各开窗通风一次，每次至少20分钟，注意产妇及新生儿的保暖，防止感冒。

（2）接触新生儿前应用流动水肥皂洗手或用手消毒剂消毒。

（3）不得任意将新生儿抱出室外，以防交叉感染。

（4）住院较长患者，除每日晨晚间护理外，每周进行常规床单位消毒。

（5）母婴出院后，母婴床要进行终末消毒（每组母婴床位占地面积应不少于5.5～6.5 m²）。

（四）母婴同室的探视制度

（1）严格执行规定时间探视，每位产妇每次只允许一位家属探视。

（2）探视者应遵守母婴同室各项规章制度，不能随意触摸新生儿及抱新生儿外出。应鼓励父母多接触婴儿。

（3）家属有感染性疾病不予探视，有必要时在门口进行消毒。

（4）每次探视结束后，母婴同室应开窗通风，并进行相应的清洁消毒。

（五）沐浴间的管理

对新生儿的皮肤护理应从出生后即开始，羊水中含有大量的 IgA 及 IgM，这与新生儿体表面一层油脂中的不饱和脂肪酸作用相结合，可以有效地防护皮肤感染以及致病菌在皮肤上种植。国外一些专家主张新生儿生后不马上洗澡，只用柔软温暖的纸巾擦掉血迹、粪迹就放母亲或父亲处直接皮肤接触。根据我国的习惯，目前新生儿出生后仍进行洗浴，因此，母婴同室病房还应设立婴儿洗澡间，并应制定一整套的消毒隔离制度。

（1）室温应保持在 24～28 ℃，相对湿度 50%～60%，保持室内空气清新，注意通风。

（2）护理人员给婴儿洗澡前，应洗手，更换刷手衣、带围裙。

（3）婴儿换下的衣服、包被、尿布应分别放置于固定容器内。

（4）婴儿洗澡水应为流动水，水温 38～40 ℃，淋浴用具每人一套，用后消毒。

（5）浴巾用后浸泡消毒、清洗、晾干、灭菌后待用。

（6）洗澡结束后整理用物，清洁地面水池，紫外线空气消毒。

三、产房、母婴同室的质量监测

产房、母婴同室感染管理的重点之一是对易感环节进行质量监测，其主要内容有以下几方面：

（1）严格手卫生制度，定期进行质量检测，要求达到洗后手上的细菌数不得超过 5 CFU/cm²，洗手后的手部无细菌生长。

（2）定期对使用中的消毒液进行浓度测定和细菌学监控.要求达到合格标准，灭菌剂应无细菌生长。

（3）敷料包和器械包尺寸合格。包布应完整、清洁、无湿包，包装外有灭菌日期及指示胶带。大、中型包中央的化学指示卡监测合格（变色均匀一致）方可使用。

（4）母婴同室每季度进行一次空气细菌培养，分娩室内的空气每个月进行一次细菌培养。

（5）母婴同室，分娩室内物体表面和医护人员的手不得检出致病菌，细菌菌落总数应≤10 CFU/cm²。每季度监测一次。

（吕志兰）

第五节　新生儿病房的管理

一、新生儿病房的特点

近年来，随着医学诊治水平的提高，导致需要加强护理的新生儿数量逐渐增多，如体外授精技术增加了多胎妊娠的数量及由此生育的早产儿数量；高危妊娠医疗护理技术水平的提高使得婴儿生存能力提高，更小的早产儿得以救治存活；生命救护技术更为广泛有效，使各种严重疾病的婴儿得以存活。以上原因使得需护理的新生儿数量逐渐增多，新生儿病房的住院时间逐渐延长。作为收治新生儿患者的新生儿病房，成为了医院感染的高危区。据国内相关文献报道，新生儿病房的医院感染率为 4.5%～11.4%。更有调查表明，在我国医院感染暴发事件中，新生儿医院感染暴发约占 60%。

不同层次的医院，新生儿医院感染的发生率相差很大，而且以大型医院为高。1980—1982 年，美国在所有自婴儿室出院的新生儿中，医院感染率为 1.2%（含新生儿重症监护室），而在社区医院等基层医疗机构里感染率仅为 1%。相比之下，一些大学医疗中心的新生儿 ICU 的医院感染率则高达 24%。有的新生儿甚至同时发生多种感染。在不同层次的医院里，主要感染性疾病的严重性有很大差别，其原因之一是高危儿多集中于 ICU；另外，还与大医院里较常实施介入性诊断和治疗操作有关。

（一）感染源

医院内获得性感染的两个来源是内源性菌群和经解剖屏障的破口直接接种的外源性病原体。新生儿皮肤、胃肠道及呼吸道的定植，在出生后第 1 周内迅速产生。定植的微生物由周围环境决定。母乳喂养的健康足月儿从母体和周围环境中获得正常菌群，而在 NICU 的早产儿则倾向于被医院内的病原体定植，包括

MRCNS 和 MRSA,以及潜在的耐药革兰阴性杆菌。当血管内导管或气管内插管的放置侵袭了解剖屏障时,即可促进潜伏病原体的直接入侵。

经医护人员手的间接接触传播是医院内病原体最常见的传播方式。飞沫接触传播对婴儿室和 NICU 内呼吸道病毒是重要的,器具(包括静脉输注的液体和脂肪乳剂)被细菌或真菌污染的传播也很重要。

许多分子生物技术已发展到可确定交叉传播的感染,并对 NICU 环境中致病菌与污染菌进行鉴别。多基因位点酶电泳已用于表达从持续菌血症的新生儿中分离出的 CNS 的遗传序列特征,显示与连续的血培养结果完全相同。使用同样技术,克隆的变异提示至少有些 CNS 是污染的。脉冲场梯度凝胶电泳可用于确定引起 NICU 暴发流行的 B 组链球菌和肠球菌的分子关系。其他应用技术包括:革兰阴性杆菌的质粒分析、金黄色葡萄球菌限制酶的 DNA 质粒分析、铜绿假单胞菌的钳位均匀电场电泳。假丝酵母菌病在 NICU 的暴发流行已通过 DNA 限制酶进行分析。在一次暴发流行中,携带同一菌种的新生儿存在地区性和时间上的关联。此外,用分子关联技术从环境来源中、护理者和患儿中再次分离出假丝酵母菌。

(二)传播途径

新生儿感染性疾病的传播途径,大致可分为 4 种,即接触传播、空气传播、共同媒介和生物媒介传播,现简要介绍如下。

1.接触传播

接触传播又可分为直接接触传播、间接接触传播和飞沫传播。

(1)直接接触传播:此种传播过程在医院中经常存在,是医院感染不可忽视的一个渠道。例如,护理工作直接接触患者,一名护士在短期内可与几个患儿有较长时间的密切接触,从而有可能把致病的细菌丛传播至患儿。母婴之间也可由于直接接触而传播疱疹病毒、链球菌和奈瑟淋球菌等。

(2)间接接触传播:这种传播主要是通过被污染的无生命物体引起的。例如,医院里的许多物品并非都是一次性使用的,而常用的磅秤、听诊器、保温箱内的储水槽和喷雾器等,都可能很快地被革兰阴性杆菌污染。如果这些被污染的医疗器具在给患儿使用前未能予以严格而有效的灭菌或消毒,致病菌就会从这些物品传播给接触它们的患儿。

(3)飞沫传播:多表现为通过带菌者咳嗽、谈话或打喷嚏,致使有传染性的上呼吸道分泌物传播给未感染者。戴口罩有利于飞沫传播的阻断。

2.空气传播

上呼吸道排出一些直径小于 5 μm 的颗粒。有些传染性患者喷出的飞沫在落下前,由于液体蒸发而形成了飞沫核。飞沫核很小,可在进入气流后悬浮于空气中,如结核分枝杆菌、链球菌和葡萄球菌等均可在这种比较干燥的环境中生存。这种状态就导致微生物在患者之间传播。传播同样可发生在患者(传染源)不在场的情况下。紫外线照射或空气调节器主要用于预防空气传播。

3.共同媒介传播

这种传播是通过治疗用的血液制品、药品、食物或水造成的。需要从多方面采取措施才能控制这类传播,如在采血前对献血者仔细询问病史,并进行多种病原学检查;医院膳食部门对食品的储存、处理和分配要科学而稳妥。

4.生物媒介传播

经生物媒介引起的感染扩散通常是以媒介昆虫作为中间宿主的,如由蚊传播的疟疾等。预防措施主要为切断感染环节,中止传播。

(三)感染危险因素

新生儿脱离母体后,从清洁的宫腔内环境来到复杂多变的外环境,要适应呼吸、循环、消化、代谢、免疫等诸多生理功能的变化。新生儿患者存在发生医院感染的内源性危险因素,归因于非特异性和特异性免疫功能不成熟或机械屏障功能不全;也存在外源性危险因素,如侵入性操作、不合理抗菌药物的使用、延长住院时间等。

1.内源性危险因素

(1)胎龄:早产儿免疫系统和其他各系统的发育并不像足月儿那么完善,且住院时间长,受侵入性操作机会较多,容易受到病原体侵袭。多项研究指出,胎龄越小,医院感染的危险性越高。有学者研究显示,胎龄≤30周的新生儿占医院感染患儿的71.4%($P=43.047,\chi^2<0.001$)。另一项对2 136例新生儿患者医院感染回顾性调查研究显示,胎龄<37周的新生儿感染率(9.15%)明显高于≥37周的新生儿医院感染率(4.42%)。

(2)出生体重:出生体重是新生儿患者发生医院感染最重要的危险因素之一,医院感染危险程度与其成反比。美国国家卫生安全系统的检测数据表明,与≥2 500 g的新生儿相比,≤750 g新生儿发生导管相关性血流感染及呼吸机相关性肺部感染率高出2~10倍。有学者对某三级医院2010—2011年共368例住院新生儿进行主动监测,研究显示,出生体重越低者,医院感染率越高,且医院感染例次率也越高($r=-0.374,P<0.05$)。

(3)新生儿免疫学:新生儿免疫功能低下的原因是由于在胎儿期内从母体获得的仅是某些抗体,且一直维持在较低水平。例如,由于抗体IgM分子质量大,母体不能通过胎盘传给胎儿,因而新生儿缺乏IgM;由于缺乏某些补体及备解素、粒细胞,对革兰阴性菌的吞噬作用受到制约;新生儿血中还缺乏为单核—巨噬细胞系统吞噬细菌所必需的一些调理因子,故肝脏、脾脏从血流中清除细菌的能力不足;新生儿血中溶菌酶和白细胞对真菌的杀伤能力也较低。这些因素都影响了新生儿的非特异性免疫力。另外,新生儿对多种传染病的特异性免疫虽可从母体获得,但巨噬细胞对抗原的识别功能较差,反应迟缓,这又造成新生儿特异性免疫反应不活跃。

(4)对抗感染的机械屏障作用:大多数胎儿在出生前都生活在无菌的环境,其体表或体内一般是无菌的。但一经娩出立即暴露于有菌的世界。新生儿在出生后2小时,便可在肠道内查出大肠埃希菌、肠球菌等。新生儿身体的许多部位,如脐带断面、皮肤、鼻腔和咽喉等处的细菌生长,均发生于出生后的数小时或数日之内。此时,新生儿的正常菌丛尚未完全建立,因而缺乏正常菌丛所提供的抑菌作用。有些细菌对成年人无妨或仅有很弱的致病力,而对新生儿则可造成局部或全身性感染,甚至危及生命。新生儿黏膜薄嫩易受损伤,十分细小的皮肤磨损都可能成为潜在的病原体的入侵口。脐部残端未完全闭合,离血管近,最初存在于失活的脐部组织,而后易进入血液引起感染。呼吸道黏膜纤毛运动差,清除细菌能力较低,易发生呼吸道感染。另外,胃酸、胆酸较少,杀菌能力差,同时分泌型 IgA 缺乏,易引起消化道感染。

(5)先天性疾病:新生儿若患有先天性疾病,由于生长发育异常,住院时间长,受到的诊疗操作更多,较易发生医院感染。如室间隔、房间隔缺损,动脉导管未闭等左向右分流型先天性心脏病患儿,肺部血管充血,易发生肺部感染,这与正常新生儿相比更难治愈。

(6)异常产程:孕母的许多疾病也可对新生儿或胎儿造成威胁。如孕母在分娩时发生难产、产程长或羊水早破等现象,所分娩的婴儿就易在产前或产时遇到异常的危险,临床上主要表现为窒息儿或产伤儿等。如果孕母在妊娠末期、分娩前短时间患感染性疾病如败血症、肺炎等,均可使新生儿或胎儿处于高度危险之中,从而大大增加新生儿发生感染的机会。南京市儿童医院许植之等报道的 187 例新生儿革兰阴性杆菌败血症中,有异常分娩史的新生儿有 76 例,占新生儿总数的 40.6%。

(7)高危儿增多:由于产科学和儿科学的进展,患病孕妇分娩的活婴率有了增长,使以往没有成活希望的部分新生儿获得了生机。这些新生儿多为不成熟的早产儿、小于胎龄儿、过期产儿、产伤儿或窒息儿等。随着对高危儿医疗和护理的重视与发展,婴儿的存活率有了明显的提高。然而,许多科研资料表明,医院感染的危机与婴儿出生体重仍呈线性关系。有报道新生儿体重每降低 500 g,医院感染的发生率约增加 3%。早产儿的情况更为严重,其医院感染的发生率比足月儿高 3~10 倍。

2.外源性危险因素

(1)侵入性操作:随着医学诊疗水平的提高,侵入性诊断和治疗操作逐渐增多,如气管插管、吸痰、静脉插管等。其中以机械通气导致医院感染的发生率最高。因气管插管时可将口咽部定植菌带入气管内,呼吸道黏膜的免疫屏障受到破坏,黏膜纤毛清除率降低,且机械通气过程中,并不排除呼吸机气路、管道污染,这些都是引起呼吸机相关性肺炎的重要因素。中心静脉插管是新生儿发生血流感染的一项重要危险因素,是由导管接口或出口存在的凝固酶阴性葡萄球菌等皮肤周围移行的微生物引起,这些微生物能沿着导管内外表面移行并引发血流感染。

(2)肠外营养:静脉肠外营养与新生儿凝固酶阴性葡萄球菌菌血症、假丝酵母菌菌血症和马拉色菌感染的高危险性密切相关。脂肪乳剂可通过促进亲脂性病原体的生长而增加感染风险。

(3)不合理使用抗生素:正确使用抗生素能够有效治疗感染,但是不合理使用抗生素则使机体正常菌群遭到破坏,造成患儿菌群失调,增加微生物感染机会,易发生肠炎、鹅口疮、尿布皮炎等。同时抗生素的滥用可引起细菌耐药性,给后期临床选药治疗带来困难。

(4)住院时间:住院时间的延长既是新生儿医院感染的危险因素,同时又是医院感染的直接结果。在一项病例对照研究中,产超广谱 β 内酰胺酶肺炎克雷伯菌感染的婴儿比对照组的住院时间更长,与未感染的新生儿相比,感染者的住院时间也更长。

(5)病房情况:医务人员不足、患者过度拥挤与新生儿发生医院感染是相关的。如收治的新生儿人数较多,医/患比率不足。同时,病房空间有限,超过其额定容量,新生儿每床占用面积较少,床间距较窄。这种环境下,医护人员手卫生依从性和正确率并不高,空气质量较差,隔离制度得不到有效落实,难免使感染机会增加。

(四)感染病原学

新生儿感染可发生于任何部位,其中以呼吸道感染、败血症、肠炎及皮肤感染较为多见。从细菌学角度看,过去以金黄色葡萄球菌最为常见,近年来呈现多元化趋势。常见的革兰阳性病原菌如凝固酶阴性葡萄球菌、金黄色葡萄球菌、溶血性链球菌、肠球菌;革兰阴性病原菌如肺炎克雷伯菌、大肠埃希菌、假单胞菌、鲍曼不动杆菌、枸橼酸杆菌等;真菌感染比例也有增加趋势,最常见者如白假丝酵母菌、曲霉菌等。且由于其免疫系统功能不成熟,缺乏暴露和免疫接种史,易受到病毒感染,多为呼吸道合胞病毒、流感病毒、巨细胞病毒、柯萨奇病毒、轮状病毒等。其他如衣原体、支原体感染等也可见诸报道。

二、新生儿病房的医院感染

(一)建筑布局

有条件的综合医院以及儿童医院、妇产医院和二级以上妇幼保健院可以设置独立的新生儿病房。新生儿病房分医疗区和辅助区,医疗区包括普通病室、隔离病室和治疗室等,有条件的可设置早产儿病室。辅助区包括清洗消毒间、接待室、配奶间、新生儿洗澡间(区)等,有条件的可以设置哺乳室。新生儿病室的建筑布局应当符合医院感染预防与控制的有关规定,做到洁污区域分开,功能流程合理。新生儿病室床位数应当满足患儿医疗救治的需要,无陪护病室每床净使用面积不少于 $3 m^3$,床间距不小于 $1 m$。有陪护病室应当一患一房,净使用面积不低于 $12 m^3$。新生儿病室应当配备必要的清洁和消毒设施,每个房间内至少设置 1 套洗手设施、干手设施或干手物品,洗手设施应当为非手触式。

(二)人员要求

新生儿病室应当根据床位设置配备足够数量的医师和护士,人员梯队结构合理。其中医师人数与床位数之比应当为 0.3∶1 以上,护士人数与床位数之比应当为 0.6∶1 以上。医师应当有 1 年以上儿科工作经验,并经过新生儿专业培训 6 个月以上,熟练掌握新生儿窒息复苏等基本技能和新生儿病室医院感染控制技术,具备独立处置新生儿常见疾病的基本能力。三级医院和妇幼保健院新生儿病室负责人应当由具有 3 年以上新生儿专业工作经验并具备儿科副高以上专业技术职务任职资格的医师担任;二级医院和妇幼保健院新生儿病室负责人应当由具有 3 年以上新生儿专业工作经验并具备儿科中级以上专业技术职务任职资格的医师担任。护士要相对固定,经过新生儿专业培训并考核合格,掌握新生儿常见疾病的护理技能、新生儿急救操作技术和新生儿病室医院感染控制技术。三级医院和妇幼保健院新生儿病室护理组负责人应当由具备主管护师以上专业技术职务任职资格且有 2 年以上新生儿护理工作经验的护士担任;二级医院和妇幼保健院新生儿病室护理组负责人应当由具备护师以上专业技术职务任职资格且有 2 年以上新生儿护理工作经验的护士担任。新生儿病室可根据实际需要配置其他辅助人员,经过培训并考核合格。

(三)科室管理

新生儿病室应当建立健全并严格执行各项规章制度、岗位职责和相关诊疗技术规范、操作流程,保证医疗质量及医疗安全。特别是应当对有感染高危因素的新生儿进行相关病原学检测,采取针对性措施,避免造成医院感染。对患有传播可能的感染性疾病、有 MDRO 感染的新生儿,应当采取隔离措施并作标识。新生儿病室应当严格限制非工作人员进入,患感染性疾病者严禁入室。配奶间环境设施应当符合国家相关规定。配奶间工作人员应当经过消毒技术培训且符合国家相关规定。

新生儿病室应积极采取措施,对有感染高危因素的新生儿、有 MDRO 感染的新生儿进行相关病原学监测,避免造成医院感染。

对高危新生儿,传染病或疑似传染病、MDRO 感染的新生儿应当采取隔离措施并做标识。有条件者应按传染病有关规定实施单间隔离、专人护理,并采取相应消毒措施,同类患者可相对集中。所有物品必须专人专用专消毒,不得交叉使用。

(四)环境管理

(1)应通过有效的空气质量控制、环境清洁管理、医疗设备和手术器械的消毒灭菌等措施,减少发生感染的危险。

(2)空气要清新与通风,每日通风不少于 2 次,每次 15～30 分钟。有条件者可使用动态空气消毒器。

(3)按照规定建立新生儿病室医院感染监测和报告制度,定期对空气、物表、医务人员手、使用中的消毒剂进行细菌学监测。监测结果不合格时,应分析原因并进行整改。如存在严重隐患,应当立即停止收治患儿,并将在院患儿转出。

(4)每日清洁拖地不少于 2 次,拖布专室专用,如疑似污染应用含氯消毒液擦拭。病室窗台、床头桌等物体表面每日擦拭 2 次,一桌一布,使用后清洗消毒晾干备用;各种仪器表面、门把手、洗手池等物体表面应每天进行清洁擦拭,如有污染随时消毒。如有 MDRO 感染患者,应增加每日清洁消毒次数。

(5)新生儿病室应当执行配奶制度,配奶间工作人员应经过消毒技术培训且符合国家相关规定。配奶间环境设施应符合国家相关规定。

(6)新生儿病室的医疗废弃物管理应当按照《医疗废物管理条例》及有关规定进行分类、处理。

(五)医院感染监测

新生儿病室按照规定建立新生儿病室医院感染监控和报告制度,开展必要的环境卫生学监测和新生儿医院感染目标性监测。针对监测结果,应当进行分析并进行整改。存在严重医院感染隐患时,应当立即停止接收新患儿,并将在院患儿转出。

(六)加强新生儿病室使用器械、器具及物品的管理

新生儿病室使用器械、器具及物品的管理应当遵循以下原则:

(1)手术使用的医疗器械、器具及物品必须达到灭菌标准。

(2)一次性使用的医疗器械、器具应当符合国家有关规定,不得重复使用。

(3)呼吸机湿化瓶、氧气湿化瓶、吸痰瓶应当每日更换清洗消毒,呼吸机管路消毒按照有关规定执行。

(4)蓝光箱和暖箱应当每日清洁并更换湿化液,一人用后一消毒。同一患儿长期连续使用暖箱和蓝光箱时,应当每周消毒一次,用后终末消毒。

(5)接触患儿皮肤和黏膜的器械、器具及物品应当一人一用一消毒,如雾化吸入器、面罩、氧气管、体温表、吸痰管、浴巾、浴垫等。

(6)患儿使用后的奶嘴用清水清洗干净,高温或微波消毒;奶瓶由配奶室统一

回收清洗、高温或高压消毒;盛放奶瓶的容器每日必须清洁消毒;保存奶制品的冰箱要定期清洁与消毒。

(7)新生儿使用的被服、衣物等应当保持清洁,每日至少更换一次,污染后及时更换。患儿出院后床单要进行终末消毒。新生儿医务人员在诊疗过程中应当实施标准预防,并严格执行手卫生规范和无菌操作技术。发现特殊或不明原因感染患儿,要按照传染病管理有关规定实施单间隔离、专人护理,并采取相应消毒措施。所用物品优先选择一次性物品,非一次性物品必须专人专用专消毒,不得交叉使用。

(七)手卫生管理

医务人员在接触患儿前后均应当认真实施手卫生处理。诊疗和护理操作应当以先早产儿后足月儿、先非感染性患儿后感染性患儿的原则进行。接触血液、体液、分泌物、排泄物等操作时应当戴手套,操作结束后应当立即脱掉手套并洗手。

(八)加强对医疗器械和设备的管理

1.保温箱

使用中的保温箱每周要用1:2 000氯己定擦洗或用紫外线照射消毒一次(每次30分钟)。保温箱内水槽的水和干湿温度表的水,应每日更换一次;采用灭菌蒸馏水。实践表明,长期应用保温箱的新生儿及早产儿,其感染的机会明显增加,并以铜绿假单胞菌感染为主。为此,上海市儿童医院等单位主张:保温箱内不必加水,以降低箱内空气的潮湿度,并由以往用0.1%苯扎溴铵(新洁尔灭)溶液消毒改用能杀灭铜绿假单胞菌的有机碘制剂1%碘伏溶液擦洗消毒,而且已收到良好效果。例如,在1985年1~6月,未曾在气管插管患儿分泌物中培养出铜绿假单胞菌。另外,他们通过静脉、口服及气道等途径来补充患儿所需的水分。

使用过的保温箱应把能拆下的部分全部拆下来后再认真消毒和擦洗(用灭菌蒸馏水)。

2.呼吸器

新生儿重症监护室的主要工作多为呼吸管理,因而要求有较高的无菌条件。在使用呼吸器时,尤其要预防呼吸系统的感染。常见的感染源有吸引管、吸引用容器、气管内导管、喉头镜、加湿器、口罩及脐动脉导管等。使用中应注意以下各项:

(1)定期更换呼吸器的管道。

(2)每天更换加湿器内的灭菌蒸馏水;如有可能,容器也要期更换。

(3)气管内导管和吸引管使用时必须保证无菌,并严格实无菌操作。

(4)灭菌水或药液应在打开容器的当日使用;剩余部分不留待次日再用。

(5)呼吸器线路上的过滤器应定期检查和更换。

(6)气管内的清洗液应通过细菌学方法进行检查。

(7)加湿器内的水及气管内吸引管应定期做细菌学检查,定期监测器具的污染情况。

3.配乳器具

母乳不足和尚无母乳者,需给予新生儿人工喂养。人工喂养的配乳器具必须保持清洁。从配乳场所到配乳的各程序(配乳、送乳、分乳、消毒、储存),以及最后送入新生儿口中,每个环节都要防止感染的发生。调乳应实施无菌操作,开始前要认真洗手。奶瓶和奶嘴刷洗干净后,应放入清水中分别煮沸 15 分钟及 5 分钟。牛奶应在冷藏设备中保管,并按时间的前后顺序使用。所需的奶应按需要量临时调配,以防牛奶变质。新生儿哺乳时颈下垫的小毛巾,应做到一次一换,并用后煮沸消毒。盛牛奶的器具需每次更换;胃管可每周更换两次,保证胃管的清洁和通畅。

(九)新生儿护理

1.皮肤护理

新生儿的皮肤柔嫩,容易发生感染及损伤,所以护理是一项细致而重要的工作。近年来,人们主张对新生儿的皮肤实行干法护理,它的做法主要是:生后即用清洁软纱布蘸温开水将新生儿全身皮肤皱褶处的血渍轻轻拭去;胎脂对皮肤具有保护作用,且可自行吸收,不必将其完全洗掉。在脐带脱落、胎脂消失前不用盆浴。换尿布时用温水清洗会阴和臀部即可。拭干后在皮肤皱褶处涂以无菌植物油。干法护理可降低新生儿皮肤感染的发生率。

2.沐浴护理

在胎脂消失、脐带脱落后,新生儿(危重儿除外)应每日洗澡一次。洗澡前先调节室温,使之保持在 26～28 ℃。浴水温度在 38～40 ℃。淋浴台和洗澡池需用0.05%过氧乙酸溶液擦净,工作人员用此浓度的过氧乙酸溶液浸擦双手。洗澡时注意勿使水进入新生儿口腔、眼和耳;面巾与浴布要分开使用,勿混淆。洗澡时应使用无刺激性的婴儿肥皂。对于患败血症的新生儿,体重在 2 000 g 以上,可用六氯酚冲洗脐部和尿布接触区域,但浓度不得超过 3%。洗澡后用柔软毛巾吸干水分,并在所有皮肤皱褶处应用经过灭菌的爽身粉均匀扑粉。这也是预防新生儿脓疱病的重要措施。

目前,有人主张对早产儿用油浴做皮肤护理,即将消毒和灭菌的植物油蘸在柔软清洁的纱布上,轻轻擦拭全身皮肤,每日或隔日一次。由于早产儿较正常新生儿的易感性强,因而护理要格外细致,应减少不必要的触摸;切忌任意吻;对耳、鼻等部位勿做常规卷挖。

3.脐带护理

新生儿的脐带断端是一个创面,常成为细菌入侵的门户,若护理不当可导致局部以至全身感染。包裹脐带的纱布要保持无菌和干燥,避免被大、小便沾湿和污染;发生污染时应及时更换。每日对脐带做常规处理,可用75％乙醇涂于断面;若脐凹处潮湿或有脓性分泌物时,还应涂以1％～2％甲紫(龙胆紫),并需待药液干燥后再松开手指。

4.物品固定专用

新生儿使用的一切医疗器具,都应做好使用前的消毒灭菌工作。有条件的单位,可将医疗用品固定使用。在某些发达国家,除工作人员需认真洗手和更衣外,还要求新生儿的医疗用品,如听诊器、体温计、眼药水和橡皮膏等,固定专用;若双眼需用同一种药水,两瓶药水应标明左、右,以避免交叉感染。需要注意的是,开启的眼药水在短时间内不能用完时,应放置冰箱内低温保存,因为铜绿假单胞菌等可在水或无机盐溶液中很快繁殖。一瓶眼药水持续使用的时间以不超过1周为宜。

新生儿的体温测试,通常有肛温和腋温两种。近年来,由于使用直肠体温计造成沙门菌属感染的报道较多,采用肛温测试者正在减少。有人对新生儿腋温及肛温的测量做了调查,结果表明,在室温24 ℃以下时,新生儿的腋温与室温25 ℃以上时的肛温无显著差异。鉴于测量直肠体温不仅有引起疾病传染的危险,而且若体温计在直肠内破损并水银溢出可造成婴儿汞中毒,因此建议,除特殊病情需要测量直肠等内腔体温外,对新生儿采用腋下测温即可满足一般情况观察之需要。

(十)合理使用抗生素

指定本病房合理使用抗生素制度和使用原则,避免预防性使用抗生素。对新生儿尽量减少联合用药,并考虑药物对新生儿肝、肾的毒副作用。

有感染临床表现的新生儿需对其进行微生物培养,根据药敏试验结果合理用药。慎用广谱抗生素,避免滥用及频繁换药。应掌握给药方法和用药时间,感染得到控制后应尽快停药,尽量缩短用药时间,避免引起细菌耐药、菌群失调。

在微生物培养药敏结果尚未得到之前,经验性使用抗生素有如下建议:原则上避免使用氨基糖苷类及喹诺酮类药物;出生后3天内发生的新生儿肺炎,首先考虑宫内感染,病原菌以革兰阴性菌多见,宜选用氨苄西林或第二、第三代头孢菌素治疗,但若考虑病原菌为B组溶血性链球菌或李斯特菌感染,则首选青霉素;出生3天后发生的新生儿肺炎,多数由细菌感染引起,或病毒感染后激发细菌感染,轻度肺炎一般选用青霉素类或第二代头孢菌素,对青霉素类过敏者改用红霉素;严重的医院内感染性肺炎,考虑为金黄色葡萄球菌感染时选用苯唑西林,耐甲氧西林的葡萄球菌感染选用万古霉素,考虑为铜绿假单胞菌、流感嗜血杆菌感染者,宜选用第三代头孢菌素、含酶抑制剂复合制剂、碳青霉烯类抗菌药物;婴儿腹泻除喂养不当外,常常通过经粪便传播的轮状病毒感染所致,确诊为轮状病毒性肠炎者,不推荐使用抗生素,注意对症处理,必要时用免乳糖奶粉喂养及口服轮状病毒免疫球蛋白,抗生素仅适用于侵袭性肠道细菌引起的感染,如志贺痢疾杆菌、空肠弯曲菌、沙门菌等,轻症患儿可选用小檗碱口服,重者选用第二、第三代头孢菌素静脉滴注,一旦出现肠道菌群紊乱或继发真菌性肠炎,应停用抗生素,给予微生态制剂如双歧杆菌活菌制剂、乳酸杆菌制剂等;新生儿败血症一般选用第三代头孢菌素,考虑有耐甲氧西林金黄色葡萄球菌感染时则用万古霉素,铜绿假单胞菌选用头孢他啶,厌氧菌选用甲硝唑。

(十一)预防医院感染暴发

新生儿作为易感人群,病原菌极易在其间传播,引起医院感染暴发,后果将不堪设想。因此,时刻做好预防控制工作尤为重要。

医院领导和临床医务工作者应重视这项工作。医院感染防控专职人员应与新生儿病房、产科、检验科微生物室等科室的工作人员密切合作,加强对新生儿感染病例的主动监测,将医院感染暴发控制在萌芽中。

加强临床医务人员感控知识的培训,提高对医院感染诊断鉴别的水平;患儿一旦发生医院感染,按照《医院感染管理办法》的要求,于24小时内上报给医院感染防控部门。做到早发现、早报告、早诊断、早治疗,尽早采取控制措施。

一旦发生医院感染的暴发,即3例以上医院感染暴发或5例以上疑似医院感染暴发,医院应组织与协调有关部门开展调查,采取相应控制措施;并按照《医院感染管理办法》和卫生部《医院感染暴发报告及处置管理规范》的要求进行报告。

(吕志兰)

第六节 输血科的管理

一、输血科(血库)医院感染的危险因素

输血科工作人员每天要直接与血液接触,常年承担着检验患者血型和交叉配血、供血的任务,其医疗安全对医院感染管理非常重要。虽然血液中心提供的血液都经过了严格的检验,运输条件也有严格的规定,但患者的血液标本大都属于生物危险品,各种病原菌,包括乙型肝炎病毒、丙型肝炎病毒、艾滋病病毒等都可经血液传播,由于当前科技水平还无法解决血液检测"窗口期"问题,因此,输血科工作人员在临床输血相溶性检测和输血过程中,存在着医源性感染的危险性,是医院感染的高危人群,必须做好普遍预防和职业暴露防护工作,输血科已成为医院感染重点监控的科室之一。

二、输血科的管理

1.布局设施

环境清洁,远离污染源,尽可能靠近手术室和外科病房。布局合理,应有无菌区、清洁区、半清洁区和污染区。无菌区为血液成分分离室;清洁区包括血液储存、发放处,采血内室,输血治疗室和消毒室;污染区包括血液检验和处置室;半清洁区包括采血外室和办公区。

2.消毒隔离管理

(1)必须严格按卫生部颁布的《医疗机构临床用血管理办法(试行)》和《临床输血技术规范》规定的程序进行管理和操作。进入输血科的血液及试剂必须有国家卫生行政部门和国家药品监督管理部门颁发的许可证。

(2)采集患者自体血,储存、发放血液应分室在Ⅱ类环境中进行,血浆置换术应在Ⅱ类环境中进行,并配备有相应的隔离设施。

(3)保持环境清洁,每日清洁桌面、地面,被血液污染的台面应用高效消毒剂处理。采血室每月密闭空气消毒一次。采血前后用紫外线灯照射。

(4)工作人员进入采血室前,必须着工作服,戴工作帽,戴口罩,换拖鞋,采血前按外科手术常规严格洗手。所有采血用品必须是灭菌物品,采用密闭式采血方式。采血过程中严格执行无菌操作。操作前后均应洗手。

(5)献血员肘部及前臂用肥皂清洗干净,穿刺局部以碘酒、酒精常规消毒,消毒范围不少于 8 cm×10 cm。凡使用的医疗器具必须一人一份,不共用。治疗盘内的敷料罐、无菌钳(镊)、剪刀,每周高压蒸汽灭菌 2 次,消毒液每日更换。

(6)采血后应立即在无菌间封口处理,并检查血袋无漏血后储存于冰箱内。为确保血液质量,每月应按比例抽行血液细菌培养。

(7)储存冰箱应专用于储存血液及血液成分,定期清洁和消毒,防止污染。每月对冰箱的内壁进行生物学监测,不得检查出致病性微生物和真菌。

(8)感染患者自体采集的血液应隔离储存,并设明显标志。

(9)工作人员上岗前应注射乙型肝炎疫苗,定期检查乙型肝炎病毒抗体水平。接触血液必须戴手套,脱手套后洗手。一旦发生体表污染或锐器刺伤,应及时处理。

3.严格筛选献血员

(1)有下述病史者不能献血:①有先天性或后天性梅毒病史者。②麻风病患者。③艾滋病患者或 HIV 感染者。④有肝炎病史,HBsAg 阳性和 HCV 抗体阳性者或甲型肝炎后一年内均不能献血。⑤结核病患者(肺结核、肾结核、淋巴结核等)。⑥慢性泌尿道感染患者。⑦血吸虫病、黑热病、丝虫病、钩虫病、疟疾、囊虫病等患者。⑧急性感染、体表有明显感染灶者。⑨急性泌尿道感染痊愈未满1个月者;肺部感染痊愈未满3个月者;痢疾痊愈未满6个月者;伤寒痊愈未满1个月者;布氏杆菌痊愈未满2年者。⑩有慢性皮肤病,如黄癣、广泛性湿疹等患者。

(2)体检发现下述情况者不能献血:①皮肤及巩膜黄染且原因不明。②大面积传染性皮肤病。③发热者。④浅表淋巴结肿大者。⑤四肢关节和体表红肿,原因不明者。⑥肺部可闻及湿性啰音和干性啰音者。

(3)下述化验检查阳性者不能献血:① HBsAg 阳性、HCV 抗体阳性者。②GPT增高者。③梅毒血清学实验阳性者。④HIV 抗体阳性者。

(吕志兰)

第七节　血液透析中心的管理

一、概述

血液透析是利用半透膜的原理,将患者血液和透析液同时引进透析器的内外侧,借助膜两侧的溶质梯度、渗透梯度和水压梯度,通过扩散、对流、吸附原理清除血液中有害物质和过多水分,纠正电解质和酸碱失衡,部分或完全恢复肾功能的目的,是最常用的肾脏替代治疗方法之一,也可用于治疗药物或毒物中毒等,是一种血液净化的疗法。血液透析中心是采用血液透析的方式,对因相关疾病导致慢性或急性肾功能衰竭的患者进行肾脏替代治疗的场所。

接受该治疗的患者虽存活时间延长,但出现严重并发症的报道也逐渐增多,获得性感染尤其是血源性感染发生率也逐渐增高。血液透析患者中,感染已成为致死的主要原因之一,病死率高达12%～38%。由于透析患者存在淋巴细胞和粒细胞功能的受损,免疫功能下降;加之大多数患者营养不良,伴随慢性贫血。另外对血管反复穿刺,血液在体外循环反复大量交换透析液、血浆和血液置换液等,使感染的机会增多,导致患者对许多病原微生物特别易感,直接影响到患者的透析质量。虽然大多数感染属内源性感染,但医源性感染仍然是一个很重要的感染途径。

医院感染控制观念淡薄和管理上存在漏洞,使血液透析极易引发经血液传播疾病的感染,包括 HBV、HCV、HIV、CMV、EB 病毒(EBV)、其他肝炎相关病毒及弓形体等的感染。感染不仅加重了患者的病情,降低其生存质量,而且大大降低其寿命,增加其经济负担。同时,医护人员也面临着医院感染的威胁。血液透析所引发的感染逐渐被人们认识,国内、国外管理者也开始把它作为当今突出的公共卫生问题给予重视。

二、血液透析中心医院感染的特点

(一)血液透析中心(室)医院感染的现状

1.病毒感染

世界各国血液透析患者 HBsAg 的阳性率分别为:美国 0.9%,日本 1.6%,巴西 10%,中国香港 10%,沙特阿拉伯 11.8%,而中国内地(部分调查)为 27.1%～55.6%,显著高于发达国家和发展中国家,其原因可能与我国人群中 HBV 感染患病率高,部分血液透析中心对血液透析中心(室)肝炎病毒传播的防范不力有关。1994 年 5 月 18 日,美国德克萨斯州某血液透析中心 20 名患者中 14 名(70%)查出感染乙型肝炎病毒,最终通过基因测序的方法找出感染源,该患者在该中心进行 9 次血液透析治疗时未与其他患者隔离。2007 年,美国某学者报道 580 家透析中心 13 664 名患者,1 590 例 HCV 抗体阳性,患病率为 12%。透析时间长,透析次数增多,感染风险就越高。有研究显示透析 5 年以上患者 HCV 感染患病率平均为 37%,明显高于透析低于 5 年的 12%。我国对血液透析引发感染的研究始于 20 世纪 80 年代末,但缺乏全国性的调查数据。2003 年,大连市 CDC 调查血液透析患者血清样本 223 份,透析时间 1 个月至 14.5 年,透析次数 4～2 600 次,检测肝功能异常者占 4.7%,乙型肝炎总感染率为 78.0%,CMV、EBV 感染率分别为 74.9% 和 73.1%,未发现 HIV 感染。盛晓华、汪年松等于 1998 年对 62 例血液透析患者进行 HCV 感染现患调查,HCVRNA 阳性率为 54.8%。北京等 4 家血液透析中心 225 例患者现患调查,HCVRNA 阳性率为 16.4%。我国曾发生过多起因血液透析引起 HCV 医院感染暴发事件。2009 年 3 月 30 日卫生部通报,山西省太原公交职工医院、山西煤炭中心医院,47 名患者在山西太原公交职工医院进行血液透析,2008 年 12 月至 2009 年 1 月,医院对 47 名患者进行检测结果显示 20 名患者 HCV 抗体阳性;卫生部通报指出,经现场检查发现,两所医院违反了《医院感染管理办法》《血液透析器复用操作规范》,存在血液透析患者感染丙型肝炎的隐患,主要问题包括,缺失有关医院感染管理的规章制度,重复使用一次性血液透析器,存在诸多交叉感染的隐患。2009 年 11 月,安徽省霍山县医院发生血液透析患者感染 HCV,在 58 名血透患者中,19 名患者在医院治疗期间感染 HCV,感染率为 32.7%。2009 年 12 月,安徽省安庆市宜城医院进行血液透析的 77 名患者 39 名 HCV 抗体阳性,其中 15 例确诊为医院感染。2010 年 1 月,安徽省在寿县人民医院做血透的 73 名患者中 16 人发生 HCV 感染。这些事件表明,经血液传播疾病的预防与控制是血液透析治疗过程中防控医院感染的重点。

美国 CDC 于 1977 年颁布了第一部血液透析中心控制乙型肝炎指南,1980 年进行了修改,这对降低血液透析患者及工作人员 HBV 感染率发挥了重要作用。

1982 年,美国推荐对所有易感患者和工作人员注射乙型肝炎疫苗,但是维持性血液透析患者中 HBV 和 HCV 感染的暴发不断发生,经调查发现,所推荐的感染控制措施没有被完全实施,疫苗接种情况也不乐观。出现以上情况主要是因为工作人员没有意识到问题的严重性及感染控制措施的重要性;另一方面是不清楚在普遍预防的基础上,在血液透析中心实施额外预防的必要性;还有就是工作人员认为注射乙型肝炎疫苗对于维持性血液透析患者来说,预防 HBV 感染意义不大。

自 1990 年以来,美国有限的研究数据报告,通过检测 HCV 抗体所估计的血液透析患者每年 HCV 感染率为 0.73%~3%,这些患者在监测期间没有输过血,也没有吸毒经历。1992—1999 年,对血液透析患者开展 HCV 抗体检测的透析中心的比例由 22%上升到了 56%。1999 年,美国报道血液透析患者 HCV 感染患病率为 8.9%,一些中心报道的患病率甚至高于 40%。还有一些研究显示,成人中血液透析患者 HCV 抗体阳性率为 10%~36%,儿童中为 18.5%。HCV 感染是规律性血液透析患者常见的并发症,易发展至慢性肝炎甚至肝硬化,还有的可能发生肝癌,是影响血液透析患者长期存活率、生活质量及肾移植术后存活率的重要因素。

1985—1999 年,美国报道维持性血液透析患者中已明确 HIV 感染的比例从 0.3%上升到了 1.4%,主要通过血液或血液制品传播,没有血液透析中心(室)患者与患者间的传播报道。

2.细菌感染

血液透析反复使用的血管通路是长期接受透析治疗患者的薄弱环节,自身血管内瘘很少引起感染,近年来留置中心静脉导管作为血管通路已越来越多,若导管处理不当、留置导管过久,尤其使用不带皮下隧道的单腔导管时,很容易发生感染。血管通路感染占血液透析感染人数的 30%~70%,多数由无菌技术操作不严所致。

在美国,血液透析患者的年死亡率为 23%,其中 15%死于感染,而死于败血症的占到 10.9%。很多有关门诊透析患者细菌感染的研究显示,每个月 0.63%~1.7%的患者发生菌血症,1.3%~7.2%发生血管通路感染(伴或不伴菌血症)。一项有关法国 27 所血液透析中心的研究显示,230 例感染患者中,33%为血管通路感染或菌血症。另外随着医疗机构内 MDRO 的不断增多,血液透析中心内 MDRO 感染的比例也在不断增高,严重威胁着患者的生命。

(二)血液透析中心(室)医院感染相关危险因素

造成血液透析中心(室)医院感染的危险因素包括患者机体因素和医源性因素两类。

1.患者机体因素

血液透析患者近年来不断增多,病程长,免疫功能极其低下,而且随着年龄的增长,发生感染的风险增高。另外,透析不充分使患者的食欲不佳、营养不良,易致患者消瘦、体力不佳,贫血逐渐加重,因而易于感染,而且严重贫血及营养状况差是尿毒症患者发生感染的高危因素,特别容易导致动静脉吻合口的感染和深静脉置管的感染,蛋白质营养不良者致感染的病死率占17%;严重贫血也可直接影响血液透析患者的免疫功能,使感染率升高。

尿毒症患者往往免疫功能异常,存在淋巴细胞和粒细胞多方面的功能紊乱。血液透析患者体内可产生一系列复杂的免疫反应,如补体、单核细胞的激活,细胞因子的合成和释放,反应活性氧、碳酰基及一氧化氮产生等,这一系列免疫反应导致对感染性疾病的易感性增加,易并发急慢性感染并发症,如致热原反应、一般细菌及真菌感染、结核感染、病毒感染等。免疫功能障碍常使临床表现不典型,而且发展很快。此外,免疫反应的降低,也降低了疫苗的效用。

除了以上几个方面,血液透析患者感染还与其他因素有关,如维生素 B_6 缺乏可影响多形核细胞的吞噬活性和淋巴细胞活性,从而诱发感染;狼疮肾炎、血管炎性肾病及肾移植后使用激素和免疫抑制剂可使机体免疫功能低下,使易感性增加;去铁胺的使用使患者对致命性毛霉菌感染的危险性增大;输血可抑制患者的免疫状态,降低淋巴细胞总数,使植物血凝素的刺激反应和混合淋巴细胞培养的反应性均降低。

2.医源性因素

(1)建筑布局不合理:如各功能室(区)混用或交叉,三区划分不清;单位诊疗面积不足,不能保证血液透析中心(室)的良好治疗条件。

(2)医院感染管理制度不健全:目前血液透析中心(室)重技术轻管理,护士争当技术能手,忽视管理制度的落实;工作人员职责不清,忽视预见性的防范措施,医院感染的质量控制落实不到位,监督力度不足;消毒制度如对透析机、透析器、反渗机等消毒的制度不够完善。需要指出的是,透析器复用的管理方面往往没有具体的要求。

(3)消毒与隔离不到位。

1)透析机未实施严格的消毒。如两透析患者之间,无论是阴性患者之间或是阳性患者之间,透析机不消毒;部分透析机使用的消毒剂浓度不够,消毒时间不够,致使不能达到消毒的要求。在透析治疗时,很多透析机的透析液是单向流动的,输入和输出管道不存在交叉现象,因此在整个透析过程中,输入管道被污染的可能性很小。但在进行透析机内部管路消毒时,透析液输入和输出管道便形成了一个环路,使消毒剂充满整个管路,循环消毒,这时如果消毒不彻底,透析液输入管道便被严重污染,比消毒前污染程度更大。因此,透析机的正确、彻底消毒非常重要。

2)反渗水系统消毒处理不及时。水处理后到透析机间的供水系统是另一个引起污染的环节。无论是使用中央配制透析液或者终端单机配制透析液的方式,都存在一个供水系统。管道中的水存留过夜,会使细菌迅速繁殖。因此,供水系统应定期消毒,并设计使消毒剂能停留足够的时间,无无效腔;应在每日用完后放空存水。

3)血液透析器的重复使用,不符合《血液透析器复用操作规范》的要求,易致交叉感染。由于经济的原因和新透析器可引发首次使用综合征,透析器重复使用变得越来越广泛。美国1976年仅有18%的透析中心实行透析器重复使用,到1988年已达68%的透析中心实行重复使用,但也因此发生了多起医院感染暴发事件。感染的原因主要是消毒工作存在问题,消毒效果不可靠;使用的消毒剂不适于透析器的消毒,易破坏透析膜的完整性。

我国发生的血液透析中心(室)医院感染的暴发事件也存在透析器复用不合理的现象。主要表现为复用清洗与消毒为手工操作,难以保证清洗效果,没有采用半自动或全自动清洗消毒机;所用消毒剂不合格或不适于透析器的消毒;对消毒剂的浓度没有常规监测,存在达不到消毒浓度的现象;无人监督复用操作人员的工作是否规范,消毒员没有经过正规培训;一个患者同时存有多个透析器,存在消毒过期问题;透析器重复使用次数过多,出现破膜、漏血、漏气等现象,增加污染机会;透析器复用用水不合格,引起热原反应。另外,透析器的复用缺乏复用管理制度、复用操作流程、复用记录与登记、血液透析器整体纤维容积(TCV)检测、透析膜完整性试验,复用透析器的标识不规范,没有透析液的监测等。有时因标签无法辨认患者名字,出现透析器混用的现象。

4)血液透析中心(室)物体表面、透析机表面等消毒处理不严格,透析机的外表面消毒常被忽略。在日常工作中,工作人员手经常接触透析机操作面板,从而容易被患者的血液、体液污染,但面板的消毒往往容易被忽视,消毒不彻底,成为引起交叉感染的一个重要环节。

5)透析液未做到无菌配制。透析液的主要成分 A 液、B 液使用与保存过程中盛装容器不密闭,开口暴露于空气中;有些医疗机构自己配制浓缩液,在配制过程中无菌操作不严格,配制所需物品达不到卫生学要求;透析用水处理流程不合理,使反渗水达不到卫生标准。这些因素最终导致透析液微生物含量超标,从而使患者发生医院感染。

(4)医护人员无菌操作不规范:主要表现为手卫生不到位,处理两个患者之间不洗手、不更换手套或摘手套后不洗手,另外,在无菌操作过程中,由于一些原因需要接触污染的物体表面,在重新进行无菌操作前没有洗手和更换手套,导致交叉感染。血液透析患者一般需要建立血管通路,无菌操作尤其重要。中心静脉插管相关性感染是影响血管通路的严重并发症,导管留置与动静脉内瘘、血管移植相比有更高的感染率,时间延长的导管插入术、不规范的无菌操作以及透析时的频繁操作,都可增加感染的发生率。

(5)人员培训不足:血液透析中心(室)有其特有的操作规程和职业防护原则,为了预防与控制医院感染的发生,工作人员需要了解相关的制度、操作流程等,但有很多医疗机构不重视对人员的培训,工作人员不了解如何防控医院感染和做好自身防护,导致医院感染不断发生。

(6)职业防护意识差,尤其是标准预防的意识薄弱:在血液透析治疗过程中,医务人员经常会暴露于患者的血液和体液,如果不注意手卫生、手套的使用,非常容易引起自身感染,尤其是当发生锐器伤时。

(7)其他:医院不重视对患者和医护人员进行预防性接种疫苗,如乙型肝炎疫苗等;患者卫生观念差;献血员的筛查不全面,输血及血液制品的大量使用,增加感染机会。

三、血液透析中心医院感染的管理

(一)结构布局

血液透析室布局应当满足工作需要,符合医院感染管理要求,应设置:①功能区:透析治疗室(设立普通治疗区和/或隔离治疗区)和治疗准备室。②辅助功能区:水处理间、清洁库房、污物间、洁具间以及接诊室/区、患者更衣室等。③医护人员办公室和生活区。有条件可在功能区设置专用手术室/操作室,使用集中供液系统的透析室应在辅助功能区设置配液间,开展透析器复用的透析室应在辅助功能区设置透析器复用间和复用后透析器储存间。其中,治疗准备室、水处理间、清洁库房、配液间、复用后透析器储存间及医护人员办公室和生活区为清洁区域,透析治疗室、专用手术室/操作室、接诊室/区及患者更衣室为潜在感染风险区域,透析器复用间、污物处理室及洁具间为污染区域,区域划分应符合医院感染管理要求。

(二)工作人员资质标准

血液透析室必须配备具有资质的医师、护士和技师/工程师。工作人员应通过专业培训达到从事血液透析的相关条件方可上岗。

1.医师

(1)血液透析负责人必须具备肾脏病学和透析专业知识,必须接受血液透析专业培训,具备1年以上血液透析工作经验。三级医院血液透析室的负责人,应当由具备副高及以上技术职务任职资格的执业医师担任。其他医疗机构血液透析室的负责人,应当由具有中级及以上专业技术职务任职资格的执业医师担任。

(2)血液透析室执业医师均应具有3个月以上三级医院血液透析工作或培训经历经考核合格后方可上岗。其中至少有1名具有肾脏病学中级以上专业技术职务任职资格(含透析室负责人)。

(3)每个透析班次至少2名执业医师在岗,此期间不应同时安排门诊、会诊及动静脉内瘘手术等其他任务。每位医师管理病情稳定的维持性血液透析患者每班次不超过30例。

(4)长期血管通路的建立手术必须由二级及以上医院的主治医师及以上医师进行。

2.护士

(1)护理负责人应为本机构固定人员。三级医院护理负责人应具有中级及以上专业技术职务任职资格,接受血液净化专科护士培训,且具备1年以上透析护理工作经验。其他医疗机构护理负责人,应具有初级以上专业技术职务任职资格,接受3个月以上在三级医院血液透析室培训,并具备1年以上透析护理工作经验。

(2)血液透析室护士必须取得护士执业证书,必须在三级医院接受血液净化护理专业培训3个月以上经考核合格后方可上岗。

(3)应根据血液透析机和患者数量以及透析室布局等,合理配备护士数量。每名护士每班次负责治疗和护理不超过5名透析患者。采用集中供透析液全自动透析系统时,护士每班次管理不超过6~8人。开展连续性肾脏替代治疗的血液透析室,每台机器至少配置1~2名专职护士。

3.工程师/技师

(1)血液透析室必须配备至少1名工程师/技师,根据工作量适当增加工程师/技师数量。

(2)工程师/技师需要具有中专及以上学历;应具有3个月以上三级医院血液透析工作或培训经历,考核合格后上岗;应具备机械和电子学知识及一定的医疗知识,熟悉血液净化主要设备的性能、结构、工作原理和维修技术。

4.保洁员

血液透析室应根据需要配置一定数量保洁员,保洁人员需经规范化培训考核合格后上岗,并定期培训考核。

(三)医院感染控制

(1)应制定医院感染管理制度、消毒隔离制度、透析液及透析用水质量检测制度、相关诊疗技术规范和操作规程等制度。应采取有效措施保证制度的实施和严格执行,加强对新员工的培训及老员工的继续教育,不断学习和更新医院感染预防与控制知识。

(2)应建立医院感染监测制度,包括医院感染病例监测和环境卫生学监测,及时发现医院感染暴发及存在的隐患,分析原因并进行改进。

(3)应设立隔离治疗间或隔离区域,配备专门的透析操作用品车,对乙型肝炎等传染性疾病患者进行隔离透析,工作人员相对固定。

(4)医务人员进行诊疗操作时,应穿工作服、换工作鞋,严格执行无菌操作,严格按照《医务人员手卫生规范》要求,实施手卫生,以防止医院感染的发生。

(5)长期透析患者由于机体营养不良、低蛋白血症、免疫功能低下,易发生医院感染。开始血液透析前须进行经血传播病原体的筛查,如 HBV、HCV、HIV 等,并定期复查,对有传染性的 HBV、HCV 等感染患者,固定床位及专机透析,采取相应的隔离消毒措施。急诊患者按传染病患者对待,专机透析。

(6)严格执行一次性使用物品的规章制度。透析器的重复使用应当遵照卫生部《血液透析器复用操作规范》的要求进行操作。

(7)医疗废物应按照《医疗废物管理条例》及有关规定进行分类和处理,废液排入污水处理系统。

(四)医院感染的预防

(1)透析治疗区、治疗室等区域应当达到《医院消毒卫生标准》中规定Ⅲ类环境的要求,保持空气的流通。每次透析结束应更换床单、被单,对透析间内所有的物品表面及地面进行清洁消毒。

(2)无菌操作管理。

1)医护人员为患者操作前、后以及离开透析中心都要进行严格洗手,严格无菌操作,操作时须戴帽子、口罩。穿刺时严格消毒,严禁在感染处穿刺。凡上下机、抽血、穿刺均应戴手套,且患者间更换手套,手套污染后及时更换。防止因医护人员的手作为传播媒介污染环境,造成交叉感染。

2)穿刺部位皮肤严格消毒,透析过程中穿刺部用治疗巾覆盖,透析结束时按无菌操作进行压迫止血。

3)对中心静脉置管透析部位,每次透析时进行消毒并更换无菌敷料,检查有无感染征象,透析过程中导管用治疗巾覆盖,治疗后用一次性无菌帽封闭;透析时连接管路严格无菌操作。加强对血管通路的自我保护宣教,对出现发热反应的患者及时进行血培养,查找感染源,采取控制措施。

(3)透析设备的管理。

1)血液透析机每换一个患者必须用软水清洁表面并用消毒剂擦拭消毒,注意做到彻底消毒,避免污染的手再次污染透析机表面。

2)当日透析治疗结束后,按厂家说明书要求方法执行消毒。

3)透析管路预冲后必须 2 小时内使用,超过 2 小时没有使用应做报废处理。

(4)透析用水及透析液的要求及监测:透析用水质量是保证透析疗效和减少并发感染的重要环节,每次 4 小时的血液透析治疗约消耗 120 L 透析用水,因此透析用水质量直接影响到透析患者的治疗效果。

目前有些医疗机构自行配制浓缩液,这就要求采用符合国家药品监督管理总局规定,符合卫生部公布的Ⅲ类医疗器械管理要求的透析粉配制透析液,A液存放时间不超过1周,浓缩B液现用现配,如剩余液体则弃之;浓缩液配制室应位于透析室清洁区内相对独立区域,周围无污染源,保持环境清洁;浓缩液配制桶须标明容量刻度,应保持配制桶和容器清洁,定期消毒。

根据设备的要求定期对水处理系统进行冲洗、消毒,定期进行水质检测,确保符合质量要求。每次消毒和冲洗后测定管路中消毒液残留量,确定在安全范围。每月透析用水检验的细菌落数≤100 CFU/mL;每3个月检验的内毒素≤0.25 EU/mL;并符合《血液透析和相关治疗用水》(YY 0572—2015)的标准。如原出水口、软化水口、反渗水出口、透析液配液口等;检查结果超过规定标准值时,须再复查并分析原因进行改进。

(5)透析器复用的管理。

1)透析器复用的基本要求:①一次性使用的透析器和乙型肝炎病毒标志物阳性、丙型肝炎病毒标志物阳性患者,艾滋病病毒携带者或艾滋病患者,其他可能通过血液传播传染病患者使用过的透析器以及对复用过程所使用的消毒剂过敏的患者使用过的透析器严禁复用。②可复用的透析器必须经过清洗、检测、消毒处理并贴上标有患者的姓名、病历号、使用次数、每次复用日期及时间的标签,才能给同一患者使用。③透析器复用必须有复用记录,包括患者姓名、性别、病案号、血液透析器型号、每次复用的日期和时间、复用次数、复用工作人员的签名或编号以及血液透析器功能和安全性测试结果。④复用设备必须确保以下功能。使透析器处于反超状态能反复冲洗血室和透析液室,能完成血液透析器性能及膜的完整性试验。⑤复用用水和消毒剂符合要求。复用用水细菌水平不得超过100 CFU/mL,干预限度为50 CFU/mL;内毒素含量不得超过0.25 EU/mL,干预限度为0.125 EU/mL。当达到干预限度时,继续使用水处理系统是可以接受的,但应采取措施(如消毒水处理系统),防止系统污染进一步加重,最初应每周检测1次,连续2次检测结果符合要求后,细菌学检测每个月1次,内毒素检测每3个月至少1次。一般在血液透析器与复用系统连接处或尽可能接近此处进行水质检测。所用化学消毒剂浓度和消毒时间必须足够,杀菌效果可靠,在透析治疗前能够完全被清除,副产品降解迅速,不污染环境,不损伤透析膜。⑥复用次数。应根据血液透析器整体纤维容积(TCV)、膜的完整性试验和外观检查来决定血液透析器可否复用,3项中有任1项不符合要求,则废弃该血液透析器。采用自动复用程序,低通量血液透析器推荐复用次数不超过10次,高通量血液透析器推荐复用次数不超过20次。

2)透析器复用的清洗与消毒程序:①透析结束后透析器的预处理。半自动复用程序中,使用反渗水冲洗血液透析器血室8～10分钟,冲洗中可间断夹闭透析液出口。肉眼观察血液透析器有无严重凝血纤维,若凝血纤维超过 15 个或血液透析器头部存在凝血块,或血液透析器外壳、血液出入口和透析液出入口有裂隙,则该血液透析器应废弃。②透析器的运送。血液透析器应在清洁卫生的环境中运送,并立即处置。如有特殊情况,2 小时内不准备处置的血液透析器可在冲洗后冷藏,但 24 小时之内必须完成血液透析器的消毒和灭菌程序。透析器复用前应该封堵各端口,在擦拭外表面后应分别按丙型肝炎阳性和阴性存放,不要混放,以降低病毒交叉感染的危险。③清洗。根据透析膜性质选用不同的清洁剂。可选用 1‰次氯酸钠、3%过氧化氢或 2.5% Renalin。次氯酸钠清洁时间应<2 分钟,因其会破坏膜的结构,增大破膜的危险。清洁液应充满血液透析器血室,用反渗水冲洗,清洗完成后应进行透析膜完整性试验。④消毒。常用消毒剂有过氧乙酸、福尔马林等。将消毒液灌入血液透析器血室和透析液室,至少应有 3 个血室容量的消毒液经过血液透析器,以保证消毒液不被水稀释,并能维持原有浓度的 90%以上,使血液透析器的血室和透析液室达到无菌或高水平消毒水平,血液透析器血液出入口和透析液出入口均应消毒,然后盖上新的或已消毒的盖。消毒前须测试消毒剂是否达到应有的浓度水平。消毒程序不能影响血液透析器的完整性。为防止膜损伤,不要在血液透析器内混合次氯酸钠和福尔马林等互相发生反应的物质。另外,应注意透析器外表面的消毒,应使用与血液透析器外部材料相适应的消毒剂擦拭,避免病毒存在于外表面,从而通过手进行传播。⑤进行下一次透析治疗前的处理。血液透析器使用前须用生理盐水冲洗所有出口,血液透析器中残余消毒剂水平要求福尔马林<5 $\mu g/L$、过氧乙酸<1 $\mu g/L$、Renalin<3 $\mu g/L$,血液透析器自动复用程序与半自动复用程序相似,包括反超滤冲洗、清洗、血液透析器容量及压力检测、消毒等,每种机器使用特定的清洁剂及消毒剂,具体操作程序应遵循生产厂家的使用说明。

3)复用间建筑布局和环境要求:①复用间应保持清洁卫生,通风良好。②储存区:已处理的血液透析器应在指定区域内独立存放,应与待处理的血液透析器分开放置,以防混淆导致污染甚至误用。③复用间应设有紧急眼部冲洗水龙头,确保复用工作人员一旦被化学物质飞溅损伤时能即刻有效地冲洗。

(6)加强医院感染预防与控制知识的培训和总结。

1)提高血液透析中心(室)工作人员对医院感染预防和控制重要性的认识,人人参与、人人把关,是做好血液透析中心(室)医院感染预防和控制的基础。培训的内容包括手卫生、个人防护用品的正确使用,经血传播病毒、细菌和其他病原体的传播方式及相应的预防措施,血液透析中心(室)特有的感染控制措施,诊疗、护理中的感染控制技术等。

2)定期组织有关医院感染预防与控制方面的自查,对检查的结果进行分析总结,及时向相关人员及医院感染管理科反馈。组织讨论存在的问题,分析原因,制定有效整改措施,并且要注意整改后效果。

3)定期对患者及其家属进行健康教育,注意讲究个人卫生,讲解保持血管通路的护理知识及预防感染的重要性及相关知识。根据血液透析患者的特点,通过各种形式,将预防感染知识有计划地向患者家属进行宣教,如注意饮食卫生及皮肤清洁,内瘘穿刺点的保护,置管后的注意事项,合理饮食,避免到人群多的场所,适当锻炼身体,防止过度劳累,提高机体抵抗力等。

(7)患者饮食护理:血液透析患者存在贫血和营养状况差,应适当增加营养,每日摄入蛋白质 1.0~1.2 g/kg,以优质蛋白如鸡蛋、牛奶、鱼、瘦肉为主,另外需补充维生素、钙、铁和促红细胞生成素,尽量减少输血。

(8)透析前完善传染病检测。

1)首次透析和转入患者,透析前必须检测乙型肝炎病毒标志物、丙型肝炎抗体、HIV、梅毒抗体。对于乙型肝炎病毒(HBV)抗原阳性、丙型肝炎病毒(HCV)抗体阳性患者应进一步行 HBV-DNA、HCV-RNA 及肝功能检测,每半年复查一次。

2)出现无法解释的丙氨酸转氨酶升高,立即行乙型肝炎 DNA 和丙型肝炎 RNA 病毒检测。

3)透析期间应定期(每 6 个月)对透析患者检测肝功能(ALT/AST)。

4)加强对肝炎病毒阳性透析患者的管理。

5)对 HBV、HCV 阳性者的血透与一般血液透析室分开,防止交叉感染。

6)对 HBV 阴性的血透患者应接种 HBV 疫苗。

7)对于暴露于乙型肝炎或丙型肝炎病毒且怀疑可能感染的患者,如病毒检测阳性,在 1~3 个月后复查病毒标志物。

(9)手卫生设施及医务人员个人防护。

1)应在血液透析治疗区域内设置供医务人员手卫生的设备,包括水池、非接触式水龙头、消毒洗手液、速干手消毒剂、干手物品或设备。

2)手卫生规范的遵守。按照手卫生规范严格进行手卫生,接触患者的血液、体液和分泌物以及被传染性致病微生物污染的物品后,直接为传染病患者进行检查、治疗、护理或处理传染患者污物之后,医务人员应先洗手,然后进行卫生手消毒。

3)防护用品的配备及使用。应配备足够的工作人员个人防护设备,如手套、口罩、工作服等。手套、袖套、防护围裙及防护眼镜一直被认为是减少医务人员血液暴露的最主要措施之一。进行血液透析操作或接触血液、体液污染的物品时需戴手套,接装管路及穿刺均应做到一人一副手套;进行透析器复用处理时,操作者应穿戴防护手套和防护衣,应遵守感染控制预防标准,从事已知或可疑毒性或污染物溅洒的操作步骤时,应戴面罩及口罩。

4)自身免疫:对血透室工作人员应定期进行乙型肝炎、丙型肝炎检测,乙型肝炎阴性者注射乙型肝炎疫苗。HBsAg 阳性的医护人员不宜从事血液透析工作。

(吕志兰)

第二篇　急危重症护理

第四章　重症检测技术

第一节　体温监护

体温测量是临床常用的监测技术,简便易行,是反映病情缓解或恶化的可靠指标。ICU体温的测量通过温度传感器变为电信号后被放大器放大,最后以数字和曲线的形式显示在显示器上。温度传感器放置的部位不同,测得的温度也不同,可分为中心温度(机体内部的温度)和周围温度。一般临床应用的测温部位有周围皮肤、直肠、食管、鼻咽、耳鼓膜、腋下及口腔等。对ICU患者进行体温监测,有助于对疾病的治疗效果进行判断。中心温度受外界环境因素影响小,所以测温准确可靠。而体表各部位的温度易受环境影响,温差很大。

一、临床测量方法

(一)体温测量

1.正常体温

口腔舌下温度为36.3～37.2 ℃,腋窝温度为36～37 ℃,直肠温度为36.5～37.5 ℃。

2.测温部位

①皮肤。②腋下。③口腔。④直肠。⑤食管。⑥鼻咽。⑦耳鼓膜。

3.异常体温

分为发热和体温降低两种。

(1)发热:①低热37.40～38 ℃。②中等高热38.1～39 ℃。③高热39.1～41 ℃。④超高热41 ℃以上。

(2)体温降低:①浅低温32～35 ℃。②中低温25～31.9 ℃。③深低温24.9 ℃以下。体温过度下降临床上并不常见,只有当病情十分严重、循环衰竭、机体抵抗力极度下降、长时间暴露于低温环境等才有可能发生。

4.临床意义

连续监测皮肤温度与中心温度,是了解外周循环灌注是否减少或改善的指标。如患者处于严重休克时,温差增大,经采取有效措施治疗后,温差可减小,提示病情好转。温差进行性增大,是病情恶化的指标之一。

（二）测量方法

临床上常用的测温方法有两种,一种是玻璃内汞温度计,另一种是电子温度计。电子温度计目前广泛用于危重症患者皮肤及中心温度的监测。

1.玻璃内汞温度计

该温度计是最常用的温度计,缺点是准确性较差,易碎,测量浪费时间且不易读取温度值。

2.电子温度计

具有测量精确、灵敏、直接显示数字及远距离测温的优点,常用于危重症患者的体温测量。根据测量原理不同分为热敏电阻体温计和温差电偶体温计。

二、护理观察

绝大多数监护设备均有 T1、T2 两个插孔,可同时监测中心温度与体表温度,并显示温差。正常情况下,温差小于 2 ℃。监测过程中,连续中心温度与体表温度的测量,是了解外周循环灌注情况的重要指标。

（李　冲）

第二节　循环系统监护

一、临床监护

循环系统功能监护是 ICU 最重要的监测手段,常用参数分为无创和有创,无创监护包括心率、血压及心电图监护;有创监护包括有创血压、中心静脉压、肺动脉压等监护。常用的临床监测项目如下。

（一）心电监护

心电监护是指对患者进行持续或间断的心电监测,是危重症患者的常规监测项目,可以为早期发现心电改变及心律失常提供可靠信息。

1.心电监护范围

①各种心血管疾病患者,如急性心肌梗死、心律失常、心肌病、预激综合征、心绞痛等。②外科手术后的监护,特别是全麻手术后复苏期的监护,危重或衰竭患者急诊手术前的抢救,心肺脑复苏后的常规监护,器官移植术后的特殊监护。③严重创伤、感染、大量失血及电解质紊乱引起的急性脏器衰竭。④施行心脏或非心脏手术。

ICU 常备心电监护系统,是由一台中央监测仪和若干台床边监护仪组成。

2.监护导联连接方法

临床上常应用综合监护导联对患者进行持续而完整的心电动态监测。常用的心电监护导联有 3 只电极、4 只电极、5 只电极三种,标准电极的放置方法是:3 只电极分别放于左、右臂和左腿,第 4 只电极放于右腿作为接地使用,第 5 只电极放于胸前,用于诊断心肌缺血。①综合 I 导联:正极放在左锁骨中点下缘,负极放在右锁骨中点下缘,地线放在剑突右侧,其心电图波形类似标准 I 导联,其优点是电极脱落机会少,不影响正常心电图描记,缺点是心电图振幅小。②综合 II 导联:正极放在左腋前线第 4 或第 6 肋间,负极放在右锁骨中点下缘,地线放在剑突下偏右,心电图波形类似 V₅ 导联,其优点为心电图振幅较大,缺点是电极脱落机会多。③综合 III 导联:正极放在左锁骨中线最低肋处,负极放在左锁骨中点外下方,地线放在右侧胸大肌下方。④改良监护胸导联(MCL1):正极放在右锁骨中线最低肋间,负极放在左锁骨下外 1/3 处,地线置于右锁骨中点下方,其优点是 P 波显示较清楚,缺点是电极易脱落。⑤CM 导联:是临床常选用的连接方法(表 4 - 1)。

表 4 - 1　CM 导联连接方法

标准肢体导联	正极	负极	接地电极
I	左上肢(LA)	右上肢(RA)	左下肢(LF)
II	左下肢(LF)	右上肢(RA)	左上肢(LA)
III	左下肢(LF)	左上肢(IA)	右上肢(RA)

3.监护导联电极放置的注意事项

(1)放置前,用 75% 的酒精或生理盐水擦拭,保持导电良好。

(2)放置电极时,避开电除颤及做心电图的心前区位置,以备应急使用。

(3)对有规则心房电活动的患者,选择明显显示 P 波的位置及导联。

(4)避免各种干扰,如肌电、电磁、衣服等干扰。

(5)对躁动患者,应固定好电极和导线,避免电极脱位以及导线打折缠绕。

(6)每日更换电极,防止干扰及皮肤受损。

4.心电监护操作的注意事项

(1)安全用电,床边监护时先接好地线,在连接电源之后再打开监护仪的开关。

(2)监护前,向清醒患者解释监护意义,消除其紧张恐惧心理,取得合作。

(3)监护过程中,注意患者的保暖,根据病情采取舒适卧位。

(4)密切注意监测病情变化,做好各项监测记录,及时分析、处理。

(5)密切观察心电图波形,及时处理干扰和电极脱落,若需分析 ST 段异常或更详细地观察心电图变化,应做常规导联心电图。

(6)每日定时分析患者 24 小时心电监测情况,必要时记录。

（7）停机时，先向患者说明，取得合作后关机，切断电源。

（二）心率（HR）监护

一般的生命体征监测仪均有心率的视听装置，心率可在监测仪屏幕上显示数字并报警提示。当心率超过报警的上、下限数值或心脏停搏时，均能自动报警。

1.心率正常值

正常成人安静时心率为 60～100 次/分，婴幼儿的心率较快，可达 130 次/分，老年人的心率较慢，平均 55～60 次/分。

2.心率监护的临床意义

（1）判断心输出量：心率与心排血量有着密切的关系，在一定范围内心率的增加会增加心排血量；但当心率太快（>160 次/分）时，由于心室舒张期缩短，心室充盈不足，尽管心率增加，心输出量反而减少。当心率减慢<50 次/分时，虽然充盈时间增加，每搏输出量增加，但由于心搏次数减少而使心输出量减少。进行性心率减慢常常是心脏停搏的前兆。

（2）计算休克指数：失血性休克发生时，心率的变化最为敏感，心率增快多在血压降低之前发生。休克指数＝HR/SBp，血容量正常时，休克指数应等于 0.5。休克指数等于 1 时，提示失血量占血容量的 20%～30%。休克指数大于 1 时，提示失血量占血容量的 30%～50%。

（3）估计心肌耗氧（MVO_2）：心率的快慢与 MVO_2 大小呈正相关。

（4）心率与收缩压的乘积（Rpp）：反映心肌耗氧情况。Rpp＝SBp×HR。正常值小于 12 000，若大于 12 000 常提示心肌负荷增加、心肌耗氧量增加。

3.心率监护的注意事项

（1）通过脉搏监测了解心率时，观察有无脉搏短绌，注意观察脉搏强弱、节律、频率等，以初步了解循环状态的变化。

（2）应用心电监护仪观察心率时，注意保持导联的连接，定时更换电极，减少各种干扰因素并注意胸前保暖。

（三）血压的监护

血流动力学监测技术是反映心脏、血液、血管、组织氧供应与氧消耗等方面的功能指标，为危重症患者的观察与治疗提供依据。一般分为无创血流动力学监测和有创血流动力学监测。无创血压是常规监测项目，对急危重症患者，宜选用有创监测方法。

1.监护方法

桡动脉因其表浅且易于固定及穿刺成功率高而为首选途径，还可选用肱动脉、尺动脉、足背动脉或股动脉等途径。常选用桡动脉进行穿刺置管，固定后经三通及换能器与输液器相连。输液器内含肝素 2～12.5 U/mL，以保持测压系统通畅。①无创血压监测:常用套袖测压法和自动化无创动脉压监测(NIBP)。②动脉穿刺插管直接测压法:通过周围动脉置管,直接监测动脉内血压的方法,也称有创血压监测。

2.常用监护指标

(1)收缩压(SBP):主要由心肌收缩力和心排血量决定,正常值为 90～120 mmHg。

(2)舒张压(DBP):为心室舒张末期动脉血压的最低值,正常值为 60～80 mmHg。

(3)脉压:脉压＝SBP－DBP,即收缩压和舒张压的差值,正常值为 30～40 mmHg。

(4)平均动脉压(MAP):为一个心动周期中动脉血压的平均值,MAP＝DBP＋1/3 脉压,正常值为 60～100 mmHg。

3.血压监护过程中的注意事项

(1)NIBP 监测时,应定时更换测压部位,避免长时间同一部位测量,避免肢体活动或频繁充气、测压引起肢体缺血等并发症。

(2)有创测压时,每日更换三通管及穿刺部位的换药,严格无菌操作,防止感染;保持动脉穿刺通畅,间断以小量肝素溶液(100 mL 生理盐水含肝素 3～5 mg)冲洗,防止凝血或血液流入换能器。

(3)观察动脉穿刺部位有无红肿、出血等情况,如出现应及时拔除动脉导管。

(四)中心静脉压监护

中心静脉压(CVP)是指胸腔内上、下腔静脉的压力。经皮穿刺监测中心静脉压,主要经颅内静脉或锁骨下静脉,将导管插至上腔静脉。CVP 的高低是反映心功能和血容量的重要指标。

1.测压途径

常用的途径有右颈内静脉、锁骨下静脉、颈外静脉和股静脉等。

2.测压方法

包括压力测量仪测量和简易测量两种方法。

3.适应证

(1)各类大中型手术,尤其是心血管、颅脑和胸部大而复杂的手术。

(2)严重创伤、各种类型的休克。

(3)脱水、失血和血容量不足。

(4)急性循环衰竭、心力衰竭。

(5)大量静脉输血、输液和需要静脉高能量营养治疗的患者。

4.注意事项

(1)判断导管插入上、下腔静脉或右心房无误。

（2）将玻璃管零点置于第 4 肋间腋中线水平。

（3）确保静脉内导管和测压管道系统内无凝血、空气及管道无扭曲等。

（4）测压时确保静脉内导管畅通无阻。

（5）加强管理，严格无菌操作。

（6）CVP 一般可 2 小时监测 1 次并做记录，患者病情不稳定时，需每隔 30～60 分钟监测 1 次。

（7）患者在安静状态下测量，如咳嗽、烦躁，应给予处理，安静 10～15 分钟后再进行测量。

（8）测压时应排尽管道内气体，防止气泡进入体内形成气栓及影响 CVP 值。

（五）血流动力监护

利用气囊漂浮（Swan - Canz）导管从外周静脉插至肺动脉进行血流动力学监测，直接测得 CVP、右心室压、肺动脉压和肺动脉楔压，为危重症患者的诊断、治疗提供可靠依据。

1.漂浮导管应用

适应证为：①急性心力衰竭患者。②急性心肌梗死患者。③循环功能不稳定患者。④区分心源性和非心源性肺水肿。⑤心胸外科及复杂手术。⑥呼吸衰竭等。

2.监测方法

用物：Swan - Ganz 漂浮导管，常用的是四腔管，成人用 F_7，小儿用 F_5，不透 X 线，导管长 110 cm，从顶端开始每隔 10 cm 有一个黑色环形标记，为插管深度的指示。中心静脉穿刺套管针，导引钢丝，静脉扩张器，三通开关，旁路输液管，充气用注射器，导管鞘，压力换能器，心电图机和多功能监护仪等。

插管方法：通常选择右侧颈内静脉，因其从皮肤到右心房的距离最短，导管可直达右心房。

注意事项：①导管使用前应检查气囊是否漏气，使用时最好用 CO_2 充气；导管顶端应位于左心房同一水平的肺动脉第一分支。此时，肺小动脉楔压（PAWP）才能准确反映左房压（LAP）。②漂浮导管前端最佳嵌入部位应在肺动脉较大分支，当气囊充气后监测仪即显示 PAWP 的波形和压力值，而放气后屏幕上又显示 PA 波形和 PASP、PADP、PAP 值（表 4 - 2）。③呼吸对 PAWP 有影响，用机械通气或自主呼吸时，均应在呼气终末测 PAWP。④做温度稀释法测心搏出量时，注射液的温度与受试者体温的差别应大于 10 ℃，一般采用 0～4 ℃冰盐水，注射速度不可过快，一般每分钟 2 mL，连续 3 次，取其平均值。⑤经常检查和确保测压系统的连接，防止连接管松脱。

表 4－2　右心和肺动脉压正常值(kPa)

名称	正常值
RAP(右心房压)	0～0.66(0～5 mmHg)
RVP(右心室压)	2.0～2.4/0～1.1(15～18/0～8 mmHg)
PAP(肺动脉压)	1.3～2.9(10～22 mmHg)
PCWP(肺毛细血管楔压)	1.1～1.5(8～12 mmHg)

并发症:①心律失常。②血栓形成和栓塞。③肺出血和肺动脉破裂。④肺栓塞。⑤气囊破裂。⑥感染。

3.临床意义

(1)估计左右心室功能。

(2)区别心源性和非心源性肺水肿。

(3)指导治疗。

(4)选择最佳的 PEEP。

(5)通过压力波形分析,可帮助确定漂浮导管位置。

二、护理观察

1.意识状态

意识状态是反映中枢神经系统血液灌注量的直接指标。

2.皮肤颜色、温度与湿度

尤其是皮肤末梢温度与中心温度之差,是提示周围循环灌注是否良好的重要指标。

3.尿量

尿量是判断患者有效循环血容量的有效指标,危重症患者应及时、准确记录每小时及 24 小时尿量的变化,发现异常及时报告医师。

(李　冲)

第三节　呼吸功能检测

危重症患者的呼吸功能监测十分重要,能及时观察病情变化,还可评价呼吸功能状态及发现潜在危险,便于尽早给予支持和调整治疗方案。

一、呼吸运动监测

呼吸运动主要依靠呼吸肌活动,引起胸廓的扩大或缩小,在中枢神经系统的作用调节下,有节律地呼气和吸气。在病理情况下,呼吸运动的频率和节律均可发生改变。

(一)呼吸频率

呼吸频率是指每分钟的呼吸次数,是呼吸功能监测中最简单的基本监测项目。可通过目测计数,也可通过仪器测量。正常成人呼吸频率为 10~18 次/分钟。小儿随着年龄减小呼吸频率增快,新生儿可达 40 次/分钟,1 岁为 25 次/分钟,成人呼吸频率<6 次/分钟或>35 次/分钟均提示呼吸功能障碍。

(二)胸腹式呼吸运动监测

胸式呼吸是指以胸廓活动为主的呼吸,腹式呼吸是指以膈肌运动为主的呼吸。一般男性和儿童以腹式呼吸为主,女性以胸式呼吸为主,但实际上两种呼吸方式很少单独存在。正常胸式呼吸时两侧胸廓同时起伏,幅度一致。胸式呼吸不对称时常提示一侧胸腔积液、气胸、血胸或肺不张等;胸式呼吸减弱或消失可能为两侧胸部均有损伤或病变,也可见于高位截瘫或肌松药物作用所致;胸式呼吸增强常因腹部病变或疼痛限制膈肌运动而引起;吸气性"三凹征"提示上呼吸道梗阻,呼气性呼吸困难提示下呼吸道梗阻;胸式呼吸与腹式呼吸不能同步常提示肋间肌麻痹。

(三)呼吸节律

正常呼吸应该是节律自然而均匀。观察呼吸节律的变化,可及时发现异常呼吸类型,提示病变部位。

(四)呼吸周期的吸呼比

该比值是指一个呼吸周期中吸气时间与呼气时间之比。正常的吸呼比为 1:(1.5~2),吸呼比的变化反映肺的通气和换气功能。可通过直接目测,精确测量时需使用呼吸功能监测仪。

(五)常见的异常呼吸类型

1.喘息性呼吸

喘息性呼吸发生在哮喘、肺气肿及其他喉部以下有阻塞者,其呼气期较吸气期延长,并带有哮鸣音。心源性哮喘是哮喘性呼吸困难的一种,以左心室病变引起者为多,表现为阵发性端坐呼吸,呼吸困难常在夜间及劳累后出现,可持续数分钟到数小时之久。

2.紧促式呼吸

患者呼吸运动浅促而带有弹性,多见于胸膜炎、胸腔肿瘤、肋骨骨折、胸背部剧烈扭伤、颈胸椎引起疼痛者。

3.深浅不规则呼吸

患者常以深浅不规则的方式进行呼吸,多见于周围循环衰竭、脑膜炎或因各种因素引起的意识丧失者。

4.叹息样呼吸

呼吸呈叹息状,多见于神经质、过度疲劳等患者,有时在周围循环衰竭时也可见此种呼吸方式。

5.蝉鸣样呼吸

因会厌部发生部分阻塞,空气吸入困难使患者在吸气时发生高音调啼鸣音。吸气时,患者出现明显的"三凹征"。

6.鼾音呼吸

患者在呼吸期间可闻及大水泡音,主要是上气道中有大量分泌物潴留,当空气进出气管冲击这些分泌物而形成大水泡音。鼾音呼吸多见于昏迷或咳嗽反射无力者。

7.点头呼吸

因胸锁乳突肌收缩的原因,在吸气时上颏向上移动,而在呼气时下颏重返原位,类似点头样,故此得名。点头呼吸多见于垂危患者,其呼吸变得不规则。

8.潮式呼吸

潮式呼吸是指在交替出现的阵发性的急促深呼吸后出现的一段呼吸暂停,周而复始,似潮水涨落。一般每个周期历时 30～70 秒,在呼吸暂停阶段患者昏迷,而在呼吸急促阶段患者可有不安及咳嗽表现。严重心脏病、心功能不全、哮喘、脑炎、肾病及颅内压增高患者均可出现此种呼吸方式。

二、呼吸容量监测

(一)潮气量

潮气量是指平静呼吸时一次吸入或呼出的气体量。可用肺功能监测仪或肺量仪直接测定潮气量,因测量方便,已成为呼吸容量中最常用的监测项目之一。潮气量正常值为 8～12 mL/kg,潮气量＜5 mL/kg 是接受人工通气的指征之一。临床上潮气量增大多见于中枢神经性疾病、酸血症所致的过度通气。潮气量减少多见于间质性肺炎、肺纤维化、肺梗死、肺瘀血、肺水肿、血气胸等。

(二)肺活量

肺活量是指深吸气后做最大呼气所能呼出的最大气量。正常肺活量为 30～70 mL/kg,可有 20% 的波动。肺活量＜15 mL/kg 是进行人工通气的指征,肺活量＞15 mL/kg 是停用机械通气的指征之一。

(三)每分通气量

每分通气量是指静息状态下每分钟吸入或呼出的总气量。每分通气量＝潮气量×呼吸频率,正常成人每分通气量为 6～8 L,是肺通气功能最常用的监测指标之一。每分通气量大于 10 L/min 表示通气过度;每分通气量小于 3 L/min 表示通气不足。

（四）肺泡通气量

肺泡通气量是指在静息状态下每分钟吸入气量中达到肺泡进行气体交换的有效通气量，反映真正的气体交换量。正常值为 4.2 L/min。

（五）生理无效腔

生理无效腔是指解剖无效腔与肺泡无效腔的容积之和。解剖无效腔是指从口鼻气管到细支气管之间的呼吸道所占的空间；肺泡无效腔是指肺泡中未参与气体交换的空间。正常情况下解剖无效腔与生理无效腔量基本相等，疾病时生理无效腔量增加，生理无效腔/潮气量的比值反映通气的效率，正常值为 0.20～0.35，主要用于评价无效腔对患者通气功能的影响，可帮助寻找无效腔增加的原因。

三、脉搏氧饱和度监测

脉搏氧饱和度（SpO_2）监测是通过动脉脉搏波动分析测得患者的血氧饱和程度，是反映氧合功能的重要指标。

（一）SpO_2 监测原理及正常值

血红蛋白具有光吸收特征，但氧合血红蛋白与游离血红蛋白吸收不同波长的光线，利用光电比色原理，可测得随着动脉搏动血液中氧合血红蛋白与游离血红蛋白对不同波长光线的吸收量，从而间断判断患者的氧供情况。SpO_2 正常值为 96％～100％。

（二）SpO_2 监测的临床意义

SpO_2 能无创性经皮监测动脉血氧饱和度，临床上 SpO_2 与动脉血氧饱和度有显著的相关性，被广泛应用于危重症患者的监护；通过 SpO_2 监测，还可以间接了解患者 PaO_2 的高低。

四、呼吸末二氧化碳监测

呼吸末二氧化碳监测包括呼吸末二氧化碳分压（$P_{ET}CO_2$）或呼吸末二氧化碳浓度、呼出气体二氧化碳波形及其趋势图监测，反映肺通气功能状态和计算二氧化碳的产生量，也可反映循环功能、肺血流情况等，属无无创监测方法。呼出气体二氧化碳波形及趋势图是呼吸周期中测得 $P_{ET}CO_2$ 的变化曲线图，现已成为临床常用的监测方法。

（一）$P_{ET}CO_2$ 监测原理

可根据红外线光谱原理、质谱原理或分光原理来测定呼吸末部分气体中的二氧化碳分压，其中红外线光谱法应用最为广泛，主要利用二氧化碳能吸收波长 4.3 μm 的红外线，使红外线光束量衰减，其衰减程度与二氧化碳浓度成正比。

（二）$P_{ET}CO_2$ 监测的临床意义

1.判断通气功能

$P_{ET}CO_2$ 的正常值是 $35\sim45$ mmHg。患者在无明显心肺疾病的情况下，$P_{ET}CO_2$ 的高低常与 $PaCO_2$ 的数值相近，故可根据 $P_{ET}CO_2$ 的监测结果来判断患者的通气功能状况，并可据此调节通气量，避免通气过度或不足。

2.反映循环功能

低血容量、低血压、休克及心力衰竭时，随着肺血流量减少，$P_{ET}CO_2$ 也降低，心搏、呼吸骤停时 $P_{ET}CO_2$ 迅速降为零，复苏后逐步回升。由此说明 $P_{ET}CO_2$ 可在一定程度上反映循环系统功能，是判断复苏效果、自主循环恢复的重要指标之一。

3.判断人工气道的位置与通常情况

通过 $P_{ET}CO_2$ 监测可帮助判断气管插管是否在气管内及食管气管联合导管的正确位置。如气管插管误入食管时 $P_{ET}CO_2$ 会突然降低接近零；食管气管联合导管双腔中随呼吸有明显 $P_{ET}CO_2$ 变化的应为气管开口。另外，通过 $P_{ET}CO_2$ 监测可了解气管与气管内导管的通畅情况，当发生堵塞时，$P_{ET}CO_2$ 与气道压力均升高。

（李　冲）

第四节　中枢神经系统检测

一、神经系统体征监测

（一）意识判断

意识是神经系统中最常用、最简单、最直观的观察项目，是大脑功能活动的综合表现。凡能影响大脑功能的疾病，都会引起不同程度的意识改变，这种状态称为意识障碍。意识障碍的程度在一定意义上反映病情的轻重。一般将意识障碍分为嗜睡、意识模糊、昏睡、昏迷 4 个级别。

（二）眼球观察

观察眼球位置时应注意有无斜视、偏视或自发性眼颤。通过观察眼球的运动情况，可以进一步帮助判断脑干的功能状况。眼球震颤提示脑干病变或小脑损害；双眼球水平性同向凝视正常肢体一侧，提示大脑半球额叶损害；双眼凝视瘫痪肢体一侧，常见于脑桥损害；双眼上视麻痹或下视麻痹，提示脑干病变。

（三）瞳孔观察

正常情况下，两侧瞳孔等大等圆，位置居中，对光反射灵敏。瞳孔的改变对判断病情和及时发现颅高压危象、小脑幕切迹疝非常重要。应进行连续动态观察，如原有的神经系统体征不断加重或出现新的阳性体征,常提示病情在发展和加重,应给予高度重视。

(四)神经反射监测

神经反射主要包括正常的生理反射和异常的病理反射两部分。生理反射的减弱或消失和病理反射的出现均提示神经系统功能发生变化。通过检查神经反射,可以帮助判断疾病的性质、严重程度及预后。

(五)肢体运动监测

检查上下肢是否瘫痪。去大脑强直时可呈现伸展体位,有时可呈角弓反张姿势。两侧大脑皮质受累时可见去皮质强直状态。肌张力的变化在一定程度上可反映病情的转归。

二、颅内压监测

颅内压是指颅内容物对颅腔壁产生的压力。颅内压的监测是诊断颅内高压最迅速、客观且准确的方法,同时也是观察危重症患者病情变化、指导临床治疗与预后判断等的重要手段。

(一)颅内压分级

正常情况下,成人颅内压为 0.7～2.0 kPa(5～15 mmHg),颅内压超过2.0 kPa(15 mmHg)称为颅内压增高。一般将颅内压分为 4 级:正常颅内压为 <2.0 kPa(15 mmHg);轻度增高,颅内压为 2.0～2.7 kPa(15～20 mmHg);中度增高,颅内压为 2.8～5.3 kPa(21～40 mmHg);重度增高,颅内压 >5.3 kPa(40 mmHg)。

(二)颅内压监测方法

1.脑室内测压法

在无菌条件下进行颅骨钻孔,将头端多孔的硅胶管插入侧脑室,经三通管连接传感器和监护仪进行颅内压监测。

(1)优点:①测压准确可靠。②可经导管放出适量脑脊液以降低颅内压。③可经导管取少量脑脊液进行实验室检查或注入药物。④根据脑室容量压力反应了解脑室的顺应性。

(2)缺点:①当颅内病变使中线移位或脑室塌陷时穿刺难度较大。②有颅内感染的危险,一般置管不超过 1 周。

2.硬脑膜下测压法

在无菌条件下进行颅骨穿孔,打开硬脑膜,拧入特制的中空螺栓与蛛网膜紧贴,螺栓内注入液体,外接监护仪进行颅内压监测。

(1)优点:可多处选择测压点,不穿透脑组织。

(2)缺点:硬膜开放增加了感染的机会,并且影响因素较多,不易保证测压的准确性。

3.硬脑膜外测压法

此法是将传导器直接置于硬脑膜与颅骨之间进行颅内压监测的方法。

(1)优点:保持了硬脑膜的完整性,颅内感染的机会较少,可用于长期监测。

(2)缺点:此法测压的结果较脑室内测压法略高 $0.3\sim0.4$ kPa$(2\sim3$ mmHg),监测时间较长时硬脑膜可增厚,使灵敏度下降。

4.经腰椎穿刺测压法

此法操作较简便,但容易受体位的影响,效果欠佳。

(三)影响颅内压的因素

1.$PaCO_2$

$PaCO_2$ 下降导致 pH 上升,脑血流和脑血流量减少,颅内压下降;$PaCO_2$ 增高时 pH 下降,脑血流和脑血容量增加,颅内压升高。

2.PaO_2

PaO_2 在 $8.0\sim40.0$ kPa$(60\sim300$ mmHg)波动时,脑血流量和颅内压基本不变。当 PaO_2 低于 6.7 kPa$(50$ mmHg)时,脑血流量明显增加,颅内压增高。但当低氧血症持续时间较长,形成脑水肿时,即使 PaO_2 改善,颅内压也不能很快恢复。

3.血压

平均动脉压在 $6.7\sim20.0$ kPa$(50\sim150$ mmHg)波动时,由于脑血管的自动调节机制,颅内压可维持不变,超过一定的限度,颅内压将随血压的升高或降低而呈平行改变。

4.中心静脉压

中心静脉压升高可影响脑静脉,使静脉回流障碍,颅内压升高;反之,中心静脉压降低,颅内压降低。

5.其他

使脑血流量增加的药物可导致颅内压增高;渗透性利尿剂使脑细胞脱水,可起到降低颅内压的作用;体温每下降 1 ℃,颅内压可降低 $5.5\%\sim6.7\%$。

三、脑电图监测

(一)脑电图分析

脑电图显示的是脑细胞群自发而有节律的生物电活动,是皮质椎体细胞群及其树突突触后电位的总和。正常人脑电图波形根据振幅和频率不同可分为 4 类。

1.α 波

频率为 8～13 Hz,振幅平均为 25～75 μV,是成人安静闭眼时的主要脑电波,睁眼时 α 波减弱或消失。

2.β 波

频率为 18～30 Hz,振幅平均为 25 μV,情绪紧张、激动和服用巴比妥类药物时增加。

3.θ 波

频率为 4～7 Hz,振幅平均为 20～50 μV,见于浅睡眠状态。

4.δ 波

频率低于 4 Hz,振幅小于 75 μV,见于麻醉和深睡眠状态。

(二)脑电图监测在重症监护中的应用

1.脑缺血缺氧的监测

脑电图对缺血缺氧十分敏感。缺血缺氧早期出现短阵的脑电图快波,当脑血流量继续减少,脑电图波幅开始逐渐降低,频率逐渐减慢,最后呈等电位线。

2.昏迷患者的监测

脑电图是昏迷患者脑功能监测的重要指标,可协助判断病情及预后。昏迷时脑电图一般呈现 δ 波,若恢复到 θ 波或 α 波,表明病情有所改善;若病情变化,δ 波将逐渐转为平坦波形。

四、脑血流监测

脑是机体代谢最旺盛的器官之一,脑的重量仅为体重的 2%,脑血流量约占心输出量的 15%,脑的耗氧量占全身耗氧量的 20%～25%。脑功能的维持依赖足够的血供,脑是对缺氧十分敏感的器官,一旦脑血氧供给障碍或血流中断,脑功能就难以维持而发生一系列病理生理变化,甚至发生“脑死亡”。故通过脑电流监测,可以反映脑功能的状态。常用的脑电流监测方法有经颅多普勒超声、激光多普勒流量计、正电子发射断层扫描及同位素清除法。

五、脑氧供需平衡监测

颅内压、脑电图、脑血流的监测可间接反映脑的供氧情况,而脑氧供需平衡监测才能更为直接地反映脑的供氧情况,它主要是进行脑氧饱和度监测。监测方法有两种:一种是颈内静脉血氧饱和度监测,主要反映整个脑组织的氧供需求平衡状况;另一种是近红外线脑氧饱和度仪监测,主要反映局部脑组织氧供需平衡状况。

(李　冲)

第五节 肾功能检测

一、尿液监测

尿液分析是急性肾衰竭的重要诊断手段。

1.尿量

肾脏滤过率最直接的反映。正常人每小时尿量在 30 mL 以上,昼夜尿量为 1 000～2 000 mL。24 小时尿量大于 2 500 mL 为多尿,少于 400 mL 为少尿,少于 100 mL 为无尿。肾衰竭少尿或无尿期出现进行性氮质血症,尿量骤减或逐渐减少。多尿期尿量进行性增多,每天可高达 2 000 mL 以上,是肾功能恢复的一个标志。恢复期尿量逐渐恢复正常。夜尿增多常是肾衰竭的早期表现。

2.尿色

红色见于血尿、血红蛋白尿等,前者浑浊,后者放置后澄清。

3.尿沉渣

大量红细胞管型见于急性、急进性肾小球肾炎,粗大上皮管型见于急性肾小管坏死等。

4.尿比重

正常尿液呈淡黄色,澄清而透明,尿比重正常值为 1.015～1.025。尿比重＞1.025 为高比重尿,提示尿液浓缩,肾脏本身功能尚好;尿比重＜1.015 为低比重尿,提示肾脏浓缩功能降低,见于肾功能不全恢复期、尿崩症、利尿剂治疗后、慢性肾炎及肾小管浓缩功能障碍等情况。

5.尿渗透压

尿渗透压随尿量的多少而有相应的变化:尿量多,尿渗透压较小;尿量少,则尿渗透压较大。尿渗透压的正常值为 600～1 000 mOsm/L,血渗透压的正常值为 280～310 mOsm/L,尿/血渗透压值为 2.5±0.8。急性肾衰竭时尿/血渗透压值可小于 1.1。

6.留取尿标本的注意事项

(1)应留取新鲜尿,以清晨第一次尿为宜。此时的尿液较为浓缩,条件恒定,便于对比。急诊患者可随时留取。收集计时尿液标本时应告知患者时间段的起点和终点。婴幼儿尿液标本的收集,可用黏附剂将收集袋黏附于婴幼儿的阴部皮肤。

(2)使用清洁有盖容器(一次性容器为好),由透明且不与尿液发生反应的惰性材料制成。容器不可重复使用。运送容器应有安全稳妥的密封装置,其密封装置易于操作和开启。

(3)尿标本应避免经血、白带、粪便等混入。标本留取后,应及时送检,以免细菌繁殖、细胞溶解等。

二、肾功能血生化监测

1.血清肌酐(Cr)

临床了解肾功能的主要方法之一。

(1)正常参考值:83~177 μmol/L。

(2)临床意义:血清肌酐浓度升高反映肾实质受损、肾小球滤过功能减退。各种类型的肾功能不全时,血清肌酐明显增高。

2.血清尿素氮(BUN)

肾功能主要指标之一。

(1)正常参考值:2.9~6.4 mmol/L(8~20 g/dL)。

(2)临床意义:尿素氮增高的程度与病情严重性成正比,故尿素氮对肾衰竭和尿毒症的诊断、病情评估和预后判断具有重要意义。血中尿素氮含量增高的病理因素可分为肾前性、肾性及肾后性3个方面。①肾前性:最重要的原因是失水,见于剧烈呕吐、幽门梗阻、肠梗阻、长期腹泻等。②肾性:见于急性肾小球肾炎、肾病晚期、肾衰竭、慢性肾盂肾炎及中毒性肾炎等。③肾后性:见于前列腺肿大、尿路结石、尿道狭窄、膀胱肿瘤等。血清尿素氮含量减少较为少见,常表示严重的肝病,如肝炎合并广泛性肝坏死。

3.内生肌酐清除率(Ccr)

内生肌酐清除率可近似代表肾小球滤过率。

(1)正常参考值:80~100 mL/min。

(2)临床意义:内生肌酐清除率升高常见于高心排血量、妊娠、烫伤、一氧化碳中毒、高蛋白质食物、分解代谢过度、贫血等;内生肌酐清除率降低常见于休克、出血、脱水、充血性心力衰竭、肾病综合征、肾小球性肾炎、肾盂肾炎、淀粉样变性、急性肾小管功能不良、肾后尿路梗阻等。另外,疟疾、多发性骨髓瘤、肾上腺皮质功能减退症、肝功能衰竭等也使内生肌酐清除率降低。

三、血液透析

血液透析(HD),简称血透,是利用半透膜原理,通过扩散、对流、超滤和吸附等方式,使体内各种有害物质、过多的水分和电解质排出体外,达到净化血液的目的。随着透析机、透析器和相应的透析技术的日臻完善,近年来 HD 发展迅速,已成为临床急救的重要手段之一。

1.透析前护理

遵医嘱查患者肝肾功能、电解质、血糖、血红蛋白和胸部 X 片等,第一次透析上机前查丙型肝炎、乙型肝炎两对半、梅毒、艾滋病等。测量患者生命体征,对有传染病的患者分区透析、分区护理,严格执行消毒隔离制度。

2.生命体征监测

使用心电监护仪持续监测患者的血压、心率、呼吸等情况。密切观察患者血氧饱和度、意识变化和体温情况。如出现血压过低或过高、心律失常、发热、肌肉痉挛、恶心、呕吐等并发症,应立即向医生报告并配合紧急处理。

3.压力监测

体外循环安全的重要保证。通常直接监测的压力包括动脉压(PA)、滤器前压(PBF)、静脉压(PV)、超滤液侧压(PF)等。通过直接测量的值计算的压力参数包括跨膜压(TMP)、滤器压力降(PFD)。

4.安全性监测

包括空气监测、漏血监测、容量平衡监测、温度监测和漏电保护监测等。

5.液体出入量监测

准确记录出入液量,根据患者的心、肺、肾功能和状态制订相应的计划,正确设置血流量、每小时脱水量、置换液速率等,根据病情及血流动力学监测指标及时调节各流速,达到良好的治疗效果。

6.血电解质和血气监测

大多数患者均存在少尿或无尿症状和水、电解质、酸碱平衡失调,因此,肾功能、电解质、酸碱平衡的监测十分重要,应严密监测患者的血生化、血气分析等指标。

7.出血的预防和监测

体外循环中抗凝剂的应用可增加出血危险。密切观察患者各种引流液、大便颜色、伤口渗血等情况,严密监测活化凝血时间(ACT)或部分凝血活酶时间(APTT)等凝血指标,及早发现出血并发症,调整抗凝剂的用量或方法。

8.血管通路的护理

血管通路是血液透析治疗的重要保证。严格执行无菌操作,治疗期间固定血管通路,防止脱管。治疗结束后严格消毒接口处,妥善封管,用无菌敷料覆盖固定,防止扭曲、污染、漏血。

9.饮食护理

影响患者血液透析预后的重要因素是饮食护理,合理的饮食可以预防高钾血症、充血性心力衰竭、贫血、肾衰竭等并发症。患者透析期间,需要严格控制体重增长,嘱患者注意限制水、钠摄入,使两次透析期间体重增加量不超过原体重的 4%~5%。

四、血液滤过

连续性动(静)静脉血液滤过作为一种持续的肾脏替代疗法,由于其操作技术简单,实施方便,且不受设备、地点、时间的限制,可随时在患者床旁进行,对于机械通气维持呼吸和不宜搬动的患者极为简便易行。采用连续性动(静)静脉血液滤过,能够迅速降低体内的代谢产物?清除体内过多液体、过多产生的炎性介质及其他有害物质等,具有对血流动力学影响小,使机体内环境处于稳定状态,并使胃肠内、外营养支持成为可能,以及应用有效抗生素不受限制等优点,对于重症急性肾衰竭(ARF)、败血症、休克、多脏器功能不全及成人呼吸窘迫综合征具有良好的治疗效果。血液滤过对中分子物质清除率高于血液透析,但其耗费人力、物力较多,而且易发生滤器内凝血、超滤下降及液体失衡等缺点,还需要进一步完善。护理人员在治疗过程中必须严密观察生命体征,严防各种并发症发生。

五、血浆置换

血浆置换是将患者的血浆引出体外,应用血细胞分离机,将患者含毒素或病理成分的血浆从全血中分离出来弃去,同时经另一通路补充等量的新鲜冷冻血浆或人血白蛋白等置换液,清除患者体内的毒素,阻断恶性循环,并补充血浆蛋白、凝血因子等生物活性物质以改善内环境,从而起到血液净化的作用。由于血浆置换法不仅可以清除体内中、小分子的代谢毒素,还清除蛋白、免疫复合物等大分子物质,因此对有害物质的清除率远比血液透析、血液滤过、血液灌流高。同时,通过补充体内所缺乏的白蛋白、凝血因子等必需物质,较好地替代了肝脏的某些功能。

(李 冲)

第五章　重症支持技术

第一节　循环支持技术

一、临时起搏器应用技术

临时性心脏起搏器是指脉冲发生器在体外与植入体内的临时心脏起搏电极相连,一定能量电脉冲刺激心脏使之激动收缩,起到治疗心律失常作用后撤除起搏器导管的人工心脏起搏。起搏导线电极可在心脏手术中直接经心外膜/心肌,穿过胸壁固定于胸壁外;也可经静脉进入心脏内膜放置。临时起搏器能有效按需同步感知 R 波或 P 波,一般放置 1~2 周,最长不超过 1 个月,如仍需起搏治疗则应植入永久性起搏器。

临时起搏器使用操作步骤如下。

(1)核对医嘱及患者。

(2)向患者解释操作目的及方法,取得合作,评估患者起搏器电极(心房/心室/房室顺延)及固定情况。

(3)使用前起搏器检测。

1)单腔临时起搏器:即开机瞬间 PACE、SENSE、LOW–BATT 同时亮灯;随即 PACE 闪亮。备用。

2)双腔临时起搏器:即开机瞬间心房(A 端)PACE、SENSE 与心室(V 端)PACE、SENSE 顺序亮灯;随即心房(A 端)PACE 和心室(V 端)PACE 顺序闪亮。备用。

(4)遵医嘱使用单腔临时起搏器流程。

1)中继线与患者体表起搏导线电极连接。

2)打开起搏器,检查电量(有无低电压报警),设置起搏器参数:①起搏频率数值 60~80 次/分或遵医嘱。②输出电流数值 5 mA(常规)。③心室感知电压数值为 0.8~1 mV,心房感知电压数值为 0.6~0.8 mV。

3)连接中继线与起搏器——心室/心房(V/A)起搏插口。

4)开启心电监测中起搏信号显示功能。

5)观察起搏器感知 R 波或 P 波的能力并参看患者血流动力学指标变化。

6)在护理记录中记录起搏器的各项参数。

(5)遵医嘱使用双腔临时起搏器用作单腔起搏——心室/心房起搏流程。

1)中继线与患者体表起搏导线电极连接。

2)打开起搏器,检查电量(有无低电压报警),调置起搏器参数:①起搏频率数值为 60~80 次/分或遵医嘱。②心室/心房输出电流数值为 5 mA(常规),关闭心房/心室输出—调至 0。③心室/心房感知电压数值 0.8~1 mV/0.6~0.8 mV。

(先点开菜单键再设置心室/心房感知数值)

3)正确连接中继线—心室/心房(V/A)起搏插口。

4)开启心电监测中起搏信号显示功能。

5)观察起搏器感知 R 波或 P 波的能力并参看患者血流动力学指标变化。

6)按下锁定键,避免误操作。

7)在护理记录中记录起搏器各项参数。

(6)遵医嘱使用双腔临时起搏器—房室顺延起搏流程。

1)与外科医生确认并标记心房、心室起搏导线电极,正确连接中继线与患者体表起搏导线电极:心房(A)—蓝色,心室(V)—白色。

2)打开起搏器,检查电量(有无低电压报警)。

3)起搏器参数:①频率(遵医嘱)。②心房(A)和心室(V)输出电流(遵医嘱)。③灵敏度 0.8~1 mV。④A-V 传导时间(遵医嘱)。

4)协助医生正确连接中继线与心房(A)—蓝色起搏插口;心室(V)—白色起搏插口。

5)开启心电监测中起搏信号显示功能。

6)观察起搏器感知 P 波与 R 波顺延起搏的能力,并参看患者血流动力学指标变化。

7)按下锁定键,避免误操作。

8)告知患者操作已完毕,整理床单位,收拾用物。

9)洗手,在护理记录中记录起搏器的各项参数。

二、主动脉内球囊反搏技术

主动脉内球囊反搏技术已成为临床应用较广泛而有效的机械性辅助循环装置之一,通过反搏这一过程改善心肌氧供/氧耗之间的平衡。其反搏技术为:①应用与体表适宜的球囊,经股动脉穿刺,放置降主动脉距左锁骨下动脉开口下 1~2 cm 处,球囊介于左锁骨下动脉与肾动脉之间。②通过主动脉内球囊反搏泵驱动,在心脏的舒张期开始充气,增加冠脉灌注,在舒张末期放气,降低心脏后负荷。③获得正确的充放气时,达到最佳的反搏功效。

主动脉内球囊反搏技术操作步骤如下。

(1)核对医嘱及患者。

(2)向患者解释操作目的及方法,取得合作。

(3)洗手,戴口罩。

(4)评估患者身高并备好相应型号的主动脉球囊导管。

(5)反搏机准备:检查机器各导线是否齐全、氦气是否充足。

(6)用物准备:缝合包、无菌治疗巾、无菌手套、无菌纱布、消毒液、三通、肝素盐水、利多卡因、注射器等。

(7)床单位准备:去除床上不必要的用物,将患者被操作区域铺垫整洁。

(8)患者准备:协助患者取平卧位,以无菌巾遮盖患者隐私部位,协助医生评估肢体并取穿刺侧肢体外展体位,将尿管放置在不影响操作的位置上。评估置管侧肢体动脉搏动情况并记录。

(9)协助操作。

1)连接心电监测使反搏机获取心电信号(直接连接或采用中继线连接多参数监护仪进行心电信号传输),注意电极片妥善固定,心电线合理摆放。

2)配合医生消毒皮肤,准备术野。

3)协助医生配置肝素盐水并预冲压力套组,连接反搏机压力线缆。

4)协助台上医生连接氦气导管,开机备用。

5)在医生操作过程中,应严密观察患者心率、血压的变化,发现问题及时向医生反映并做出相应的处理。

6)医生送导管到理想位置时观察压力波形形态,确认为动脉压力后将换能器放置在心脏水平位校正零点,按"开始"键开始反搏,观察反搏效果,遵医嘱选择有效触发方式。

7)安装完毕,观察、记录各项生命指征的变化。

8)告知患者操作已完毕,整理床单位,协助患者摆舒适体位,床头不可大于45°,收拾用物。

9)洗手,记录患者。

三、体外膜肺氧合技术(ECMO)

ECMO是将血液从体内引到体外,经膜肺氧合后再用血泵将血液灌注入体内,部分或全部代替心肺做功,达到让心肺充分休息、为其功能恢复或下一步治疗赢得时间。

ECMO操作步骤如下。

(1)核对医嘱及患者。

(2)向患者解释操作目的及方法,取得合作(若患者清醒可解释告知),通知ECMO安装团队(外科医生、麻醉医生、体外循环医生及手术室护士)携仪器设备及手术用物至床旁。

(3)迅速清理床单位,保证操作空间宽敞、洁净,准备负压装置及充足的电源、气源(空气、氧气)。

(4)洗手,戴口罩。

(5)留取血标本,配合完成各项检查,包括血气、电解质、生化、血象、细菌培养、尿常规、ACT、PT、肝肾功能、游离血红蛋白、胶渗压、心电图、床旁 X 片和超声心动等。

(6)配合手术室护士粘贴手术负极板,协助外科医生调整床体高度。

(7)配合体外循环医生连接设备电源、气源,妥善摆放仪器设备。

(8)协助患者保持平卧位。

(9)应用多参数监测仪、肺动脉导管、连续心排仪和 12 导心电图监测并记录心排、心率、心律、血压、肺动脉压、肺毛嵌顿压、中心静脉压、氧饱和度、体温等指标。

(10)记录安装前血管活性药物用量。

(11)安装过程中遵医嘱给予抗凝剂并密切观察患者血流动力学变化。

(12)安装完毕,评估循环支持效果,及时调整血管活性药使用剂量,记录各项生命指征变化。

(13)与体外循环医生确认 ECMO 流量并做好记录及每班交接工作。

(14)整理床单位,垃圾分类处理。

(李　冲)

第二节　氧疗技术

一、鼻塞与面罩吸氧技术

氧气疗法是指通过简单的连接管道在常压下向气道内增加氧浓度的方法。氧疗用于治疗低氧血症导致的缺氧,纠正低氧血症,最终改善低氧血症导致的生理紊乱。

鼻塞与面罩吸氧技术操作步骤如下。

(1)核对医嘱及患者。

(2)向患者解释操作目的及方法,取得合作。

(3)评估患者的病情、年龄、意识状态、呼吸状态、缺氧程度、自理能力、合作程度及鼻腔和口腔状况。告知患者吸氧目的及注意事项。

(4)洗手,戴口罩。

(5)用物准备:治疗车,一次性吸氧鼻导管或一次性吸氧面罩,氧气流量表,治疗碗(盛温水),灭菌注射用水,无菌纱布,棉签,一次性口杯,治疗本,吸氧记录单,手消液。

(6)在治疗室检查用物、准备用物(在湿化罐内倒入灭菌注射用水至 2/3 或 1/2 处)。

(7)携用物至患者床旁,核对床号、姓名、吸氧时间、吸氧流量。

(8)再次向患者解释吸氧目的及方法。

(9)安装氧气表。

(10)协助患者漱口并用棉签蘸温水清洁患者鼻腔。

(11)洗手,再次核对患者姓名和氧流量。

(12)连接好一次性吸氧管,打开流量开关,调节氧流量,将吸氧管末端浸于温水里有气泡溢出即为吸氧管通畅。

(13)将鼻塞(面罩)置于鼻孔及面部,妥善固定。

(14)再次核对并告知注意事项,记录起始吸氧时间,观察给氧效果。

(15)停止吸氧时核对并解释,询问治疗效果。

(16)取下鼻塞(面罩),关闭流量表,取下氧气装置,清洁患者面颊,取舒适卧位。

(17)告知患者操作已完毕,整理床单位,收拾用物。

(18)洗手,记录。

二、无创正压通气

无创正压通气(NPPV)是指无须建立人工气道的正压通气方式,临床中常通过面(鼻)罩等方法连接患者。临床研究证明,对于急性加重期的慢性阻塞性肺部疾病、急性心源性肺水肿、免疫功能低下并发急性呼吸衰竭的患者,NPPV 可以降低急性呼吸衰竭患者气管插管或气管切开的发生率,减少因此带来的相应并发症,从而改善预后。同时,可在一定程度上减少慢性呼吸衰竭患者对呼吸机的依赖,减少患者的痛苦和医疗费用,提高患者生活质量。

无创正压通气操作步骤如下。

(1)核对医嘱及患者。

(2)向患者解释操作目的及方法,取得患者配合。

(3)评估患者有无无创正压通气的禁忌证;对患者进行宣教.其内容包括:无创正压通气的连接和拆除方法;治疗过程中可能会出现的问题及相应措施;指导患者放松,有规律地呼吸,以便人机协调;指导患者一旦出现不适及时通知医务人员。

(4)洗手,戴口罩。

(5)协助患者摆放舒适体位,最常用为半卧位。

(6)根据患者的脸型、口腔支撑能力及配合程度选择合适大小及形状的面(鼻)罩。

(7)清洁面部皮肤,以面(鼻)罩轮廓粘贴皮肤保护膜以对患者面部可能受压部位皮肤进行保护。

(8)将合适面(鼻)罩置于患者面部,用头带将面(鼻)罩固定。

(9)调节面(鼻)罩位置和固定带松紧度,固定带松紧度以可插入 1~2 根手指为宜;面(鼻)罩若有移位及时调整。

(10)协助医生调节好呼吸机参数设置后,将呼吸机管路与患者面(鼻)罩相连接。

(11)观察呼吸机监测参数和患者的舒适度,调整头带松紧以保证漏气量最小。

(12)将呼叫器置于患者手中,嘱咐患者一旦出现不适及时通知医务人员。

(13)告知患者操作已完毕,协助患者取舒适卧位。

(14)整理床单位,收拾用物。

(15)洗手,记录无创正压通气参数。

(16)无创通气过程中,密切监测患者的生命体征及呼吸机的监测参数;评估患者的耐受及配合程度;随时调整固定带松紧度。

三、机械通气

机械通气开始仅作为肺脏通气功能支持治疗手段,目前已发展到涉及气体交换、呼吸做功、肺损伤、胸腔内器官压力及容积环境、循环功能等多方面的重要干预措施,并主要通过提高氧输送、保护肺脏、改善内环境等途径成为治疗多器官功能障碍综合征(MODS)的重要治疗手段。

机械通气操作步骤如下。

(1)核对医嘱及患者。

(2)向患者解释操作目的及方法,取得合作。

(3)评估患者气道情况、人工气道类型(经鼻或经口气管插管、气管切开)。

(4)洗手、戴口罩。

(5)准备用物(500 mL 灭菌注射用水、500 mL 盐水、冲洗负压管用小碗、可调节输液器、小红桶及含氯消毒剂 500 mg、气囊压力表、牙垫、气管插管固定胶布)并检查其有效期。

(6)呼吸机在使用前应检查其工作性能及运作情况,医生用膜肺与呼吸机连接进行试通气,确认呼吸机无异常。

(7)检查压缩空气气源和氧气气源,开启主机开关,医生根据患者病情、体重、性别预设呼吸模式及各参数等,调整参数报警的上下限,如潮气量、分钟通气量、气道压等,保证呼吸机处于完好备用状态。

(8)向患者解释使用呼吸机的目的及安全性,建立有效静脉通路,根据情况双手适当约束。

(9)正确连接呼吸机管路与患者的人工气道,听诊两侧肺部呼吸音是否对称,用蝶形胶布有效固定气管插管,开启加温装置并加入灭菌注射用水至标记线内,评估气道情况,选择合适温度。

(10)用呼吸机管路固定架妥善固定呼吸机管路,防止牵拉,使呼吸机管路低于人工气道,且回路端的集水罐处于最低位置,以进行有效的冷凝水引流。呼吸机管路保持连接紧密,无漏气。

(11)使用呼吸机后监测动脉血气分析,严密监测各项生命体征的变化,尤其是氧合、呼吸等情况。

(12)保持呼吸道通畅,按需吸痰,吸痰前后常规予纯氧吸入 2 分钟。

(13)清醒患者,宣教人工气道的重要性,并将呼叫器交给患者。

(14)告知患者操作已完毕,整理床单位,收拾用物。

(15)洗手,准确记录呼吸机参数,密切观察呼吸机的工作状态,确保其正常运行,医生调整呼吸机参数后及时记录。

(16)心理护理:清醒患者进行健康宣教,采取有效的交流方式和示意方法,如写字板、认字板、图示,方便患者表达自己的想法和要求,实现护患间的有效沟通。

四、呼吸机撤离

ICU 机械通气的撤离是呼吸机应用成败的关键,研究显示 ICU 患者撤机时程序化可能减少机械通气时间、降低呼吸机相关肺炎等并发症的发生。

呼吸机撤离操作步骤如下。

(1)核对医嘱及患者。

(2)向患者解释操作目的及方法,取得合作。

(3)评估患者年龄、意识、合作情况、咳嗽反射能力及分泌物的量、气管插管时间、既往有无肺部疾病、呼吸情况,确保患者具有气道保护作用的时候,才可以拔出气管插管。

(4)洗手,戴口罩。

(5)准备用物:雾化面罩或双鼻导管、灭菌注射用水、10 mL 注射器、氧气表头及湿化罐。

(6)患者要有以下条件:需要机械通气的病因改善,正常的血流动力学,有自主呼吸,$FiO_2 \leqslant 40\% \sim 50\%$,且 $PaO_2 > 150 \sim 200$ mmHg,$PEEP \leqslant 5 \sim 8$ cmH$_2$O。

(7)向患者解释脱机过程。

(8)开始脱机训练,T 管或人工鼻吸氧。

(9)30 分钟后抽血查动脉血气分析。

(10)患者取半卧位,吸净气管插管及口鼻腔分泌物,做漏气试验,漏气试验阳性可拔除气管插管。

(11)揭去气管插管固定胶布,嘱患者深呼吸,用 10 mL 注射器抽掉气囊内的气体,然后轻轻拔出气管插管,边拔除边吸引,吸痰管至口腔处停顿一下,吸净残余口腔分泌物,给予面罩或双鼻导管吸氧,遵医嘱雾化面罩加入灭菌注射用水湿化气道或用 850 湿化,同时关闭呼吸机。

(12)拔管过程中严密监测血氧饱和度、心率、呼吸频率和血压。

(13)拔管后观察患者呼吸及痰液引流情况。

(14)告知患者操作已完毕,协助患者取舒适卧位,整理床单位,收拾用物。

(15)呼吸机悬挂污染牌标志,请呼吸治疗中心更换管路。

(16)洗手、记录。

(李　冲)

第三节　呼吸道净化技术

一、体位引流技术

体位引流技术指将患者放于特殊体位,借助重力作用,使肺与支气管所存积的分泌物流入较大的气管并咳出体外的方法。它主要适用于支气管扩张、肺脓肿等有大量脓痰的患者;对高血压、心力衰竭、高龄、极度衰弱、牵引等患者禁忌体位引流。

体位引流技术操作步骤如下。

(1)核对医嘱及患者。

(2)向患者解释操作目的及方法,取得合作。

(3)评估患者(通过听诊、胸片等检查,确认分泌物的滞留部位),并监测生命体征和呼吸状态。

(4)洗手,戴口罩,备齐用物。

(5)根据病变部位嘱咐或协助患者采取适当姿势并以枕头适当支托,使分泌物积聚部位处于最高处。

(6)将弯盘或卫生纸置于患者下颌处,以收集排出的分泌物。

（7）引流前嘱患者深呼吸及咳嗽,轻轻拍击患者相应部位,以助脓液引出。

（8）每次引流不应少于15分钟,每日可引流2～4次。当患者感觉疲乏时。停止引流。

（9）引流完毕漱口,协助清除流出的分泌物。

（10）若尚有其他部位积聚痰液时,重复步骤(4)～(8)项,必要时给予口腔护理或吸痰。

（11）协助患者躺卧休息。

（12）告知患者操作已完毕,整理床单位,收拾用物,按标准预防措施处理排出的痰。

（13）洗手,记录患者分泌物积聚的肺叶呼吸音的变化、呼吸形态和分泌物性状,以及操作过程中患者反应与家属执行程度。

（14）评价体位引流效果。

二、胸部叩击排痰技术

胸部叩击排痰技术指用手指叩打胸背部,借助振动,使分泌物松脱而排出体外的方法,即手背隆起、手掌中空,自上而下、由外向内轻轻叩打,边叩边鼓励患者进行咳嗽。

胸部叩击排痰技术操作步骤如下。

（1）核对医嘱及患者。

（2）向患者解释操作目的及方法,取得合作。

（3）评估:患者的年龄、体重、病情、肢体活动能力、心功能情况及叩击体位(坐位或侧卧位);有无引流管、骨折和牵引等;患者合作能力。

（4）洗手,戴口罩。

（5）听诊肺部痰液积聚状况。

（6）依据痰液积聚部位,协助患者采取适当引流姿势并予以枕头适当支托。

（7）屏风遮挡患者,妥善处理各种管路,固定床脚刹车。

（8）在患者下颌处放置弯盘或卫生纸。

（9）给予患者拍背促进排痰。

1）叩击:五指并拢成空杯状,利用腕力快速有力叩击背部(胸部),重点叩击需要引流的部位,沿着支气管走向由外周向中央叩击,每个部位3～5分钟,双手交替拍打或单手叩击,持续15～20分钟。

2）叩击原则:从下至上,从外至内。

（10）鼓励患者做深呼吸咳嗽,需要时并予吸痰。

(11)协助患者清除痰液,必要时做口腔护理。

(12)观察痰液的性质、颜色、量,排痰后听诊肺部呼吸音。

(13)协助患者取舒适体位,告知患者操作已完毕,整理床单位,收拾用物。

(14)洗手,记录患者活动前后呼吸音的改变及分泌物清除状况和呼吸形态变化,以及患者的反应和家属的态度。

三、空气压缩雾化泵使用技术

空气压缩雾化泵是应用雾化泵,以压缩空气或氧气为动力,将水滴撞击成微小颗粒,使之呈雾化状被气流带走并吸入气道至靶部位起治疗作用的技术。

空气压缩雾化泵使用技术操作步骤如下。

(1)核对医嘱及患者。

(2)向患者解释操作目的及方法,取得合作。

(3)评估患者病情、耐受和配合程度。

(4)用物准备:空气压缩雾化泵,一次性雾化吸入器,遵医嘱准备药物(如生理盐水等)。

(5)患者取坐位,面向空气压缩雾化泵。

(6)将雾化泵置于稳妥位置,连接电源。

(7)使用一次性雾化吸入器,将药液注入雾化吸入器。

(8)连接雾化吸入器至仪器,打开开关。

(9)仪器开始释放雾气时,即可给患者使用。

(10)嘱患者手持手柄,做均匀深呼吸,含住口含嘴用嘴尽量深地吸入雾气。然后用鼻腔将废气呼出,如此反复,做15~20分钟。

(11)雾化完毕,取下口含器,关闭电源开关,协助清洁口腔。

(12)为患者做叩背、排痰等体位引流。

(13)将使用过的一次性雾化吸入器清洗干净、晾干,置于患者处备用。

(14)告知患者操作已完毕,整理床单位,收拾用物。

(15)洗手,记录。

四、排痰机使用技术

排痰机是一种通过振动而利于痰液咳出的机器。该仪器可实行扣拍与振动两种模式,穿透性强,振动波可穿透皮肤、肌肉和结缔组织,对深部与浅层痰液的排出均有效果。

排痰机使用技术操作步骤如下。

（1）核对医嘱及患者。

（2）向患者解释操作目的及方法，取得合作。

（3）评估患者病情、耐受及配合程度。

（4）洗手，戴口罩。

（5）操作过程。

1）根据患者病情取合适体位。

2）根据患者的病情、耐受程度选择合适的叩击头。

3）正确连接叩击头，套上叩击罩。

4）连接电源，设置频率及时间，频率一般小于 60 次/秒，以 20～30 次/秒为宜，时间一般以 8～10 分钟为宜，每天 2～4 次。

5）将叩击头放置于肺底部，按照由下向上、由外向内的顺序振动，每个治疗部位至少停留 30 秒，护士一手握把柄，另一手轻轻移动叩击头。

6）重点治疗部位可相应增加叩击力度及时间。

（6）应用排痰机时观察患者生命体征及主诉情况。

（7）应用排痰机后观察治疗效果，如患者的排痰量、颜色、性质等情况。

（8）告知患者操作已完毕，整理床单位，收拾用物。

（9）洗手，记录。

五、膨肺吸痰技术

膨肺吸痰法是以简易呼吸器与患者的气管插管相连接，给患者进行人工呼吸，吸气时深而缓慢，随即有 10～30 秒的呼吸暂停，然后快速呼气。

膨肺吸痰技术操作步骤如下。

（1）核对医嘱及患者。

（2）向患者解释操作目的及方法，取得合作。

（3）评估患者有无吸痰指征，床边未闻及痰鸣音者听诊。

（4）洗手，戴口罩。

（5）检查吸痰管有效期及包装，检查负压装置，连接简易呼吸器。

（6）抬高床头，暂停持续鼻饲肠内营养，取合适卧位。

（7）两人配合，护士甲将简易呼吸器接氧气，开启氧气开关，流量为 10 L/min。

（8）护士乙备好吸痰装置，右手带一次性手套连接吸痰管。

（9）护士甲分离呼吸机与气管插管接头。

（10）护士乙按无菌操作吸痰 1 次，时间不超过 15 秒。

（11）连接简易呼吸气囊与气管插管，并根据患者的自主呼吸予以辅助呼吸，潮气量为机控呼吸潮气量的 1.5 倍,频率为 10～12 次/分,持续 1～2 分钟。

(12)同时护士乙可拢掌心成空心状态,自患者两侧腋中线自下而上叩击 1～2 分钟,按无菌吸痰技术操作吸痰。如此反复数次,直至听诊双肺呼吸音清晰对称为止,接呼吸机辅助呼吸。

(13)听诊呼吸音,观察患者有无不良反应,评价膨肺效果。

(14)告知患者操作已完毕,整理床单位,收拾用物。

(15)洗手,记录。

六、开放式吸痰技术

开放式吸痰技术是利用机械吸引,经口腔、鼻腔或人工气道将呼吸道分泌物吸出,保持呼吸道通畅,预防吸入性肺炎、肺不张的一种方法。适用于无力咳嗽、年老体弱、危重、昏迷、气管切开、麻醉未清醒等各种原因所致的不能有效自主咳嗽的患者。

开放式吸痰技术操作步骤如下。

(1)核对医嘱及患者。

(2)向患者解释操作目的及方法,取得合作。

(3)评估患者有无吸痰指征,做到适时、按需吸痰。

(4)洗手,戴口罩。

(5)吸痰前给予吸纯氧 2 分钟,观察氧饱和度。

(6)检查吸痰管的包装、型号及有效期,检查负压装置。

(7)打开吸痰管包装,取出无菌手套,戴无菌手套。

(8)保持右手无菌,取出吸痰管。

(9)连接负压吸引装置。

(10)打开双旋转三通盖帽,将吸痰管无负压状态迅速并轻轻地经双旋转三通插入气管插管内,当遇到阻力时退回 1～2 cm,放开负压,边旋转上提边吸引,痰多时稍作停留,时间小于 15 秒。

(11)吸痰过程中观察生命体征及痰液的性质、量、颜色。

(12)吸痰后,关闭三通盖帽。

(13)回吸生理盐水冲管,将吸痰管缠绕手中,翻折右手手套,扔入医用垃圾袋。

(14)给予 2 分钟纯氧吸入。

(15)再次听诊呼吸音,观察患者有无不适反应,协助患者取舒适体位。

(16)告知患者操作已完毕,整理床单位,收拾用物。

(17)洗手,记录。

七、密闭式吸痰技术

使用密闭式吸痰技术有利于维持良好的气道压力,对肺换气功能以及血流动力学影响较小,对呼吸系统顺应性无影响;使用该技术还可以尽量减少脱机操作,从而保证通气,减少肺不张的发生。

密闭式吸痰技术操作步骤如下。

(1)核对医嘱及患者。

(2)向患者解释操作目的及方法,取得合作。

(3)吸痰前评估。

1)患者有无吸痰指征。

2)对于神志清楚者,向其解释操作的目的、方法,吸痰过程中可能产生的问题,取得合作。

3)吸痰前给予高浓度氧气吸入2分钟,以提高血液中的氧气含量,防止吸痰时发生缺氧情况。

4)协助患者采用半坐卧位,头侧向一方。

5)吸痰前给予高浓度氧气吸入2分钟,以提高血液中的氧气含量,防止吸痰时产生缺氧情况。

(4)洗手,戴口罩。

(5)吸痰时。

1)一手握着可旋转接头,另一手执吸痰管外薄膜封套用拇指及示指将吸痰管移动插入气管插管或气管切开套管内所需的深度,并按下控制钮吸痰。

2)监测痰液的颜色、性状和量,鼓励患者咳嗽,促进痰液排出。

3)吸痰完成后,缓慢地抽回吸痰管,直到看到吸痰管上的黑色指示线为止。

4)经冲水口注入无菌生理盐水,按下控制钮,以便清洗导管内壁。

(6)吸痰后。

1)吸痰后再次给予高浓度氧气吸入2分钟,并将氧浓度调回原来的浓度。

2)观察患者呼吸、脉搏、血压、皮色及血氧饱和度等变化情况。

3)机械通气的患者吸痰后应检查各项参数。

4)告知患者操作已完毕,整理床单位,收拾用物。

5)洗手,记录。

(李　冲)

第四节 胃肠外营养输注技术

一、留置针的应用

静脉留置针又称静脉套管针,其核心组成部件包括可以留置在血管内的柔软的导管/套管,以及不锈钢的穿刺引导针芯。使用时将导管和针芯一起穿刺入血管内,当导管全部进入血管后,回撤出针芯,仅将柔软的导管留置在血管内从而进行输液治疗。

留置针的应用操作步骤如下。

(1)核对医嘱及患者。

(2)向患者解释操作的目的及方法,取得合作。

(3)评估患者的一般情况、合作程度、自理能力及血管情况,选择粗直、弹性好、血流丰富的前臂血管,避开静脉瓣和关节。选择合适的留置针型号,在满足输液需要的同时,选择最短、最细的导管。所选择的静脉必须能够容纳导管的长度并至少是导管粗细的2倍以上以保障充分的血流,并满足静脉输液治疗。

(4)洗手,戴口罩。

(5)准备用物并检查用物的有效期:输液瓶(玻璃瓶、塑料袋、塑料瓶),输液器,透明贴膜,连接配件(可来福),留置针,安尔碘,棉签,止血带,垫巾,污物碗。

(6)推治疗车至患者床边,核对并解释。

(7)协助患者取舒适、安全卧位。

(8)将输液瓶挂于输液架上,第一次排气至输液器乳头处,连接输液器与留置针,并排气。

(9)扎止血带:嘱患者握拳,选择血管,松止血带,消毒穿刺部位直径为8 cm。

(10)在穿刺部位上10 cm处扎止血带,进行第二次消毒,第二次排气,再次核对。

(11)穿刺:垂直向上移除护针帽,左右松动针芯,绷紧皮肤,直刺静脉,以15°~30°进针,进针要慢,见回血后再进针0.2 cm,一手持针座,一手退针芯,将导管全部送入静脉内。

(12)松开止血带,调节滴速,再次核对。

(13)无菌透明贴膜以穿刺点为中心妥善固定。U形固定,与血管平行。输液接头(肝素帽)端高于导管尖端水平,Y形接口朝外。

(14)记录穿刺日期、操作者。标记穿刺日期、时间,操作者姓名,标签完全覆盖隔离塞。

(15)整理用物,按医疗垃圾分类处理用物。告知患者操作已完毕。

(16)洗手,记录。

二、经外周中心静脉导管留置技术

经外周中心静脉导管留置技术(PICC)是经上肢贵要静脉、肘正中静脉、头静脉、肱静脉、颈外静脉(新生儿还可以通过下肢大隐静脉、头部颞静脉、耳后静脉)穿刺置管,其尖端位于上腔静脉或下腔静脉的导管。

PICC操作步骤如下。

(1)置管前评估。

1)观察患者皮肤及浅表静脉情况。

2)观察患者的心理反应。

3)向患者解释留置PICC的目的、方法、置管过程及置管后应注意的事项。

4)获得医嘱及X线检查单。

5)签署知情告知书。

6)与患者交流,嘱患者排尿、排便。

(2)操作前准备。

1)环境清洁,光线充足,保证患者舒适、安全。

2)洗手,戴口罩。

3)物品准备:①PICC套件1个;超声系统1台及相关附件。②无菌物品:无菌生理盐水、20 mL注射器2~3支、2%利多卡因1支、1 mL注射器1支、输液接头1个。③PICC穿刺包(纸尺1条、垫巾1块、压脉带1根、无菌手术衣1件、治疗巾1块、孔巾1块、大治疗单1块、无菌手套2副、镊子2把、直剪1把、纱布6块、大棉球10个、弯盘3个、10 cm×12 cm透明敷料、无菌胶布2块)。④其他必需品:基础治疗盘(含碘剂、75%酒精)、止血带、胶布、砂轮1个。⑤根据需要准备:弹力绷带。

(3)操作步骤。

1)摆体位,患者平卧,术侧手臂外展90°。暴露穿刺区域,根据病情,患者可戴口罩、帽子。

2)扎上止血带,涂抹超声耦合剂,用超声系统查看双侧上臂,选择最适于置管的血管。①正确使用探头:将超声探头垂直于血管(拇指和示指握紧探头,小鱼际肌和探头均平放轻贴于模拟血管,使探头与模拟血管垂直)。②握探头力度:以血管成圆形为合适,如果变为椭圆形提示用力过大。使静脉血管的前后壁都清晰显像,避免选择硬化和有血栓的静脉。③如果可能的话,尽量选择患者非利手一侧进行穿刺。④避免在可能发生侧支循环的肢体(如可能发生淋巴水肿和静脉堵塞的肢体)穿刺。⑤选择肘部以上穿刺,避免日后肘部活动影响导管使用。⑥选择静脉及穿刺点。根据患者的静脉情况,首选贵要静脉;其次为肱静脉,最后为头静脉。穿刺点的选择:前臂肘上。松开止血带。

3)测量定位:先消手,打开 PICC 置管包,夹层取出防水垫巾置于患者手臂下,取纸质尺子,测量置管长度及臂围。①上腔静脉测量法:术侧手臂外展与躯干呈 $45°\sim90°$,从预穿刺点沿静脉走向到右胸锁关节再向下至第三肋间隙。②测臂围:肘窝以上 10 cm 处(患儿 5 cm)。③记录。

4)建立无菌区:①免消毒液洗手,夹层处取出第一副无菌手套。②打开 PICC 置管包最后一层,完全打开置管包。③取出消毒盘,并将无菌隔离衣、第二副手套至于置管包内边缘。

5)穿刺点的消毒:①助手协助抬高患者置管侧手臂,以穿刺点为中心环形消毒,先 75%酒精 3 遍(顺、逆及顺时针)直径≥20 cm(推荐整臂消毒)。②75%酒精待干后,再用碘剂消毒 3 遍(方法及范围同酒精),待干。③铺治疗巾于患者臂下,放无菌止血带。

6)脱手套,洗消手,穿无菌手术衣,更换第二副无菌手套,助手协助冲洗无菌手套后用于纱布擦干。

7)铺大治疗单及孔巾,保证无菌区足够大。

8)助手按无菌原则投递 PICC 穿刺套件、注射器、输液接头等到无菌区内。20 mL 注射器抽吸满生理盐水,1 mL 注射器抽吸 2%利多卡因。

9)按无菌原则打开 PICC 穿刺套件预冲所有的管腔并湿润支撑导丝,生理盐水浸润导管,预充输液接头。

10)准备好插管鞘套件,去掉导引导丝前端的蓝色外套帽,拉出部分导引导丝,使其外露长度比穿刺针长 2 cm(约等于导丝前段柔软部分)。

11)超声准备及静脉穿刺:①将超声探头放在支架上,涂抹一层无菌耦合剂。②为超声探头套上无菌罩(注意:市售探头无菌罩含有乳胶,天然乳胶有可能引起患者过敏反应)。使用插管套装里的无菌耦合剂涂抹在超声探头上,确保套袖已经卷起。将套袖套在探头上,注意不要把耦合剂抹去。将探头和电缆套入套袖。将耦合剂与套袖充分贴合,不要有气泡。使用松紧带固定套袖。隔着套袖在探头上再涂抹一层耦合剂。③扎止血带:在上臂扎止血带,使静脉充盈,嘱患者握拳。根据血管距离皮下的深度选择合适的导针架(若血管中心不在标准刻度上,则宁浅勿深)。将导针架安装到探头上(安装好导针架后可将探头前后稍倾斜而调节进针深度)。将导针架大头推至导针架上,使其咬合在导针架的沟槽上。将针尖斜面垂直于探头,放入导针架,将针稍退回,使其不要超过导针架。将探头放在手臂上,使导针架贴紧皮肤。将探头垂直于目标血管,并使其显像于超声仪屏幕上,将血管移至屏幕中心的圆点标记上。④穿刺针行血管穿刺。穿刺针斜面朝上,将探头垂直于模拟血管,将血管移至屏幕中心标记线上;眼睛看着超声屏幕,一边用手缓慢穿刺,当针触到目标血管时,可以在屏幕上看到针尖挤压血管上壁,一旦针尖刺破血管,血管壁会恢复到原来的状态。观察回血,良好的回血为均匀往外一滴滴冒。注意观察回血的性质非常重要,这有助于判断是否准确刺入静脉而非动脉,例如血液的颜色和是否有搏动式血流,这些特征即便是在低血压患者身上也非常容易判断。固定好穿刺针,将探头往后倾倒,使穿刺针与导针架分离。⑤递送导丝。固定好导丝前段,避免晃动(注:将导丝头段轻触左手手背),将预外露部分导丝递送进穿刺针,并固定。将穿刺针连同导丝放平,松止血带。取下导丝圆盘保护套均匀递送导丝,直至体外保留 10～15 cm,将穿刺针缓慢撤出,只留下导丝在血管中。

12)穿刺点处局部麻醉,以 2%利多卡因 0.1～0.2 mL 皮内注射。

13)扩皮刀沿导丝上方做皮肤切开以扩大穿刺部位,注意不能切割到导丝。

14)放置微插管鞘。①将导丝末端放于左手示指指腹,沿导丝送入插管鞘。②将微插管鞘沿着血管走行方向边旋转插管鞘边用力向前推进,使插管鞘完全进入血管内。

15)撤出导丝。①方法 1:拧开插管鞘上的锁扣,分离扩张器、插管鞘,同时将扩张器和导丝一起拔出,检查导丝的完整性。②方法 2:将导丝回纳到导丝圆盘内,观察回血(若未见回血,可接注射器同抽),再拧开插管鞘上的锁扣,分离扩张器、插管鞘。

16)置入导管。①左手按压插管鞘末端处上方的静脉止血,大拇指置于插管鞘开口处。②将导管自插管鞘内缓慢、短距离、匀速置入。③导管进入约 10 cm 时,嘱患者将头转向静脉穿刺侧,并低头使下颌贴近肩膀,以防止导管误入颈静脉。

17)撤出插管鞘:置入导管至预定长度时,撤出插管鞘,使其远离穿刺口,撕裂插管鞘继续置入导管,均匀、缓慢地将导管放置测量深度。

18)使用超声系统查看置管侧颈内静脉以排除导管颈内静脉异位。

19)撤出导管内导丝:分离导管和金属柄;左手轻压穿刺点固定导管,右手缓慢匀速撤导丝。

20)修剪导管长度:导管体外预留 7 cm,不要剪出斜面和毛碴。

21)安装连接器:套减压套筒;连接导管与连接器翼型部分的金属柄,导管要推进到底,不能起褶;将翼型部分的倒钩和减压套筒上的沟槽对齐,锁定。

22)抽回血:打开拇指夹,抽回血,在透明延长管处见到回血即可(多腔导管则每个腔都要抽回血),关闭拇指夹,撤出注射器,连接输液接头。

23)连接肝素盐水进行封管,注射器连接输液接头时,需将注射器乳头插入输液接头并顺时针旋转 45°或者直到摩擦力将两者连接紧密,脉冲式冲管。撤出注射器。注意:①正压封管后需断开输液接头和注射器连接时,先握住输液接头,然后逆时针旋转注射器,直到松动。②正压封管后(多腔导管则每个腔都要冲洗),夹闭拇指夹。

24)撤孔巾,清理干净穿刺点及周围皮肤的血渍。

25)思乐扣固定法。①用酒精清洁穿刺点以外的周围皮肤,待干。②涂抹皮肤保护剂,待干15秒。③按思乐扣上箭头所示方向(箭头应指向穿刺点)摆放思乐扣。④将导管安装思乐扣的立柱上,锁定纽扣。⑤依次撕除思乐扣的背胶纸,将思乐扣贴在皮肤上。⑥穿刺点上方放置小方纱,10 cm×12 cm透明敷料无张力粘贴,透明敷料应完全覆盖住思乐扣。⑦胶带蝶形交叉固定贴膜下缘,再以胶带横向固定。⑧胶带横向固定延长管。

26)整理用物,脱手套。

27)在胶布上注明穿刺者姓名、穿刺日期和时间。

28)根据需要弹力绷带包扎。

29)协助患者活动手臂。

30)再次查对,向患者交待有关注意事项;处理用物,七步洗手法洗手。

31)X线检查:X线片确定导管尖端位置并记录检查结果。

(4)填写《PICC长期护理手册》,记录置入导管的长度、胸片位置;导管的型号、规格、批号;所穿刺的静脉名称、双侧臂围;穿刺过程描述是否顺利,患者是否有任何不适的主诉等。

(5)向患者或其家属解释日常护理要点并确认。

三、经外周中心静脉导管维护技术

经外周静脉置入中心静脉导管(PICC)是经上肢贵要静脉、肘正中静脉、头静脉、肱外静脉、颈外静脉(新生儿还可通过下肢大隐静脉、头部颞静脉、耳后静脉等)穿刺置管,尖端位于上腔静脉或下腔静脉的导管,现已发展成为一种方便、有效、安全的置管技术,更是患者重要的"生命线"。PICC导管的维护是直接影响导管留置的重要环节,规范的PICC导管维护可以降低并发症的发生,提高输液安全性、护理服务质量和患者满意度。

PICC维护操作步骤如下。

(1)核对医嘱及患者。

(2)向患者解释操作目的及方法,取得合作。

(3)评估PICC导管穿刺点有无红肿、渗血、渗液;导管有无移动,是否脱出或进入体内;贴膜有无潮湿、脱落、污染及其有效期。

(4)洗手、戴口罩、戴帽子。

(5)准备并检查用物(PICC换药包:垫巾、75%酒精,洗必泰/碘伏,无菌手套,无菌通明敷料,无菌生理盐水或肝素盐水/预冲液,无针密闭正压接头,20 mL注射器,治疗盘,卷尺,胶布,污物碗,利器盒,快速手消,PICC维护手册)的有效期,推治疗车至患者床旁,再次核对医嘱。

(6)协助患者取舒适卧位,在穿刺侧肢体下铺垫巾,暴露穿刺部位,测量双侧臂围,距肘窝上10 cm处。

(7)揭开固定输液接头的胶布,用75%酒精消毒皮肤,去除胶迹。

(8)更换输液接头。

1)洗手。

2)打开输液接头包装,备用。

3)左手持生理盐水,右手持20 mL注射器,抽吸20 mL生理盐水,安装输液接头,预冲输液接头,备用。

4)卸下旧输液接头。

5)用酒精棉片消毒导管接头横截面及侧面。

6)连接新接头。

(9)冲洗导管。

1)使用20 mL注射器,用脉冲方式冲洗导管。

2)实行正压封管,并询问患者有无不适。

(10)更换透明敷料。

1)去除透明敷料外胶带。

2)用拇指轻压穿刺点,沿四周0°角平拉透明敷料。

3)固定导管,自下而上180°角去除原有透明敷料。

4)评估PICC导管穿刺点有无红肿、渗血、渗液,体外导管长度有无变化。

5)洗手。

6)打开PICC换药包,戴上无菌手套。

7)左手持纱布覆盖在输液接头上,提起导管(注意误将导管脱出),右手持酒精棉棒一根,避开穿刺点直径1 cm处,顺时针去脂、消毒,取第二根酒精棉棒避开穿刺点直径1 cm处,逆时针去脂、消毒;取第三根酒精棉棒,消毒方法同第一根,消毒范围直径15 cm,注意每次消毒待干。

8)取碘伏(洗必泰)棉棒1根以穿刺点为中心顺时针消毒皮肤及导管;取出第二根碘伏(洗必泰)棉棒,先翻转导管,逆时针消毒皮肤及导管;取出第三根碘伏(洗必泰)棉棒再次翻转导管,顺时针消毒皮肤及导管至导管连接器翼形部分,消毒范围大于贴膜敷料面积;调整导管位置,用第一条免缝胶带粘贴白色固定翼,第二条免缝胶带固定导管连接器翼形部分。

9)保证皮肤、导管及连接处充分待干,并再次检查导管外露长度。

10)无张力放置透明敷料:透明敷料下缘对齐免缝胶带下缘,放置后先捏牢导管、固定翼及连接器边缘,做好"塑形",然后按压整片透明敷料,边压边去除纸质边框。

11)将第三条免缝胶带打两折,蝶形交叉固定连接器翼形部分与透明敷料。

12)在记录胶带上注明导管穿刺日期、换药日期时间、维护人姓名,贴于透明敷料下缘。

(11)再次核对,收拾用物,脱下手套。

(12)告知患者操作已完毕,整理床单位,协助患者取舒适卧位并告知注意事项。

(13)洗手,填写 PICC 维护记录单。

(李　冲)

第五节　胃肠内营养输注技术

一、经鼻胃管鼻饲技术

鼻饲是将导管经鼻腔插入胃内,从管内输注食物、水分和药物,以维持患者营养治疗的技术。临床上常用的有两种方法,一种为鼻饲管接漏斗灌入或用输液器滴入,另一种是用大号空针缓缓注入,危重症患者建议使用鼻饲泵持续泵入。

经鼻胃管鼻饲技术操作步骤如下。

(1)核对医嘱及患者。

(2)向患者解释操作目的及方法,取得合作。

(3)评估患者鼻腔及凝血功能情况。

(4)洗手,戴口罩。

(5)准备并检查用物的有效期,推车至病房,再次核对医嘱。

(6)患者取平卧位或坐位,棉签清洁患者的鼻腔。

(7)备胶布,铺治疗巾,合理放置物品,戴手套,取出胃管避免污染。

(8)测量鼻饲管须放置的长度,记录刻度。

(9)石蜡油润滑胃管前端 15～20 cm。

(10)合作患者胃管置入 14～16 cm 时嘱其做吞咽动作,昏迷患者胃管插至15 cm 时,托起患者头部,使下颌贴近胸骨柄继续置管,将胃管放置到所需刻度。

(11)检查胃管是否在胃内。

(12)固定胃管于鼻翼和(或)面颊部。

（13）患者取半坐位或床头抬高 30°～45°，抽吸胃液，检查胃残留量。

（14）温开水冲鼻饲管湿润管腔，后给予与鼻饲饮食。

（15）鼻饲结束后给予温开水脉冲式冲洗鼻饲管，避免残留，将胃管夹闭并妥善固定。

（16）再次核对。

（17）告知患者操作已完毕，整理床单位，收拾用物。

（18）洗手，记录。

二、胃内注气法鼻肠管放置技术

胃内注入空气的方法是利用胃充盈将幽门口打开及促进胃的蠕动原理，促进鼻肠管顺利通过幽门进入小肠的留置方法。

胃内注气法鼻肠管放置技术操作步骤如下。

（1）核对医嘱及患者。

（2）向患者解释操作目的及方法，取得合作。

（3）评估患者鼻腔及凝血功能情况。

（4）洗手，戴口罩。

（5）准备并检查用物的有效期，推车至病房，再次核对医嘱。

（6）患者取平卧位，棉签清洁患者的鼻腔。

（7）备胶布，铺治疗巾，合理放置物品，戴手套，取出鼻肠管避免污染。

（8）将引导钢丝完全插入鼻肠管，使导丝末端连接柄与鼻肠管连接头固定。

（9）测定鼻尖至耳垂再到胸骨剑突的距离并作标记，以此为起点在 50 cm 处再做标记。

（10）用无菌生理盐水湿润鼻肠管头部，经一侧鼻孔，将鼻肠管沿鼻腔壁慢慢插入，当鼻肠管进入喉部时，嘱清醒的患者尽量做吞咽动作，昏迷患者将头部前倾，下颌抵向胸骨，同时将鼻肠管轻轻推进，注意避免插入气管。插管至第一个标记处。

（11）听诊胃区有气过水声，确定鼻肠管在胃内后，协助患者取右侧卧位 45°。

（12）用 50 mL 注射器向胃管内注入 10 mL/kg 的气体（最多不超过 500 mL）。

（13）继续将鼻肠管缓慢送至第二个标记处，快速注入 20 mL 空气，再听诊，如胃区无气过水声，则鼻肠管可能已进入十二指肠。

（14）初步确定后向鼻肠管注入 20 mL 生理盐水后抽出引导丝。

（15）将鼻肠管固定于鼻翼和面颊部。

（16）再次核对，告知患者已操作完毕，整理床单位，收拾用物。

（17）洗手，记录。

（18）行 X 线腹平片检查，确认管道位置。

三、PEG/PEJ 维护技术

经皮内窥镜引导下胃造口术(PEG)是在内镜辅助下使用非手术方法建立经皮进入胃腔的通路,利用胃造口主要进行肠内营养输注或进行姑息性胃肠减压治疗。经皮内窥镜引导下空肠造口术(PEJ)是由 PEG 发展而来,自 20 世纪 80 年代应用于临床以来,代替了传统的手术胃/肠造口术。该方法目前已成为胃肠造口肠内营养的首选,美国胃肠协会把它作为不能经口进食但需要长期供给营养的患者的首选方法。

PEG/PEJ 维护技术操作步骤如下。

(1)观察生命体征、意识。

(2)导管上标识出名称及置管刻度,每班检查导管位置,记录于特护记录单。

(3)观察造口部位皮肤有无发红或肿胀,每天消毒,有渗液时及时更换敷料。

(4)首次喂养前请用 X 线检查导管位置是否正确。

(5)输注营养液前用盐水脉冲式冲洗导管。

(6)输注过程中肠内营养液输注速度和浓度应逐步增加。

(7)定时冲洗导管,保持导管清洁与通畅。

(8)灌注颗粒较大的药物时,需将药物研碎再行灌入,并使用生理盐水脉冲式冲洗。

(9)输注完毕后,应及时夹闭导管,防止液体反流。

四、肠内营养导管堵管再通技术

导管堵管是管饲肠内营养的机械性并发症之一,堵管的原因常见外露段扭曲折叠、喂养管内径小、营养液过于黏稠、输注速度过慢、经导管给予不适宜药物、未按时冲管、冲管方法不正确等。因此,在实施肠内营养时,要进行周密的监测与护理,避免堵管。一旦发生堵管,要逐一查找原因再进行相应处理。

肠内营养导管堵管再通技术操作步骤如下。

(1)评估肠内营养导管的通畅程度。

(2)导管出现输注不畅时,先排除导管是否打折以及体位压迫等原因。

(3)不完全堵塞(滴速减慢),及时用 20 mL 注射器抽温开水反复脉冲式冲吸导管,有条件者可将胰酶溶于碳酸氢钠后冲管。

(4)完全堵塞(液体不滴),以负压方式再通,其操作方法如下所述。

1)导管末端连接三通,三通纵向端连接含有碳酸氢钠的 1 mL 注射器,三通横向端连接 20 mL 注射器。

2)旋转三通开关,使 20 mL 注射器与导管管腔相通,回抽 20 mL 注射器针栓,使导管管腔内形成负压。

3)旋转三通开关,使 1 mL 注射器与导管管腔相通,在负压作用下碳酸氢钠进入导管管腔。

4)旋转三通,关闭导管管腔,让碳酸氢钠在管腔内停留 20 分钟,以便发生作用。

5)用 20 mL 注射器抽吸管腔内液体,以确定导管是否畅通,弃去回抽的液体,如不通重复上述动作。

(5)导管通畅后,用 20 mL 注射器抽温水反复脉冲式冲洗导管。

五、肠内营养泵应用技术

肠内营养输注泵是一种由计算机控制输液的装置,可通过鼻饲管输入水、营养液,可以精确地控制肠内营养的输注速度,保持营养液的相对无菌,食物渗透压的稳定、温度及速度的恒定。肠内营养输注泵的发展经历了由单纯机械泵到机械电脑泵,直至目前具有人工智能的输液泵的演进过程,其功能也由单纯的控制输液速度到附加多种故障自动识别报警功能,包括空气、堵管、液体输完及机械故障报警等。可设置计划输入的液体量,并可显示输液速度、已输入的量等,可获得近期内输入液体记录;可减少肠内营养的胃肠道不良反应,提高患者对肠内营养的耐受性,也有利于控制血糖。

肠内营养泵应用操作步骤如下。

(1)核对医嘱及患者。

(2)向患者解释操作目的及方法,取得合作,评估导管位置。

(3)洗手,戴口罩。

(4)准备用物,检查用物(肠内营养液、一次性营养泵管、加温装置)的有效期,营养泵处于核查消毒备用状态。

(5)推至患者床旁,再次核对。

(6)安装肠内营养泵,连接外部电源。打开电源开关,开机自检。

(7)悬挂肠内营养液,连接肠内营养泵管,排气。

(8)安装管路,通路顺畅无打折。

(9)根据医嘱设定药液总量、输注速度。

(10)生理盐水冲洗鼻饲通路,确认通畅,将营养泵管与鼻饲管路连接,打开开关。

(11)按开始键,确认营养泵正常运转。

(12)管路合理放置,确保无压迫、无挤压,处于通畅状态。

(13)再次核对,协助患者抬高床头 $30° \sim 45°$。

(14)告知患者已操作完毕,避免自行调节营养泵,出现异常情况及时通知护士。

(15)整理床单位,收拾用物。

(16)洗手、记录。

(17)观察营养泵报警及并发症情况.发现问题及时处理。

(李　冲)

第六节　温度控制技术

一、血管内低温护理技术

血管内低温护理技术是将注入制冷液体的特殊导管插入患者的深静脉,再通过液体循环对患者的血液进行降温的技术。

血管内低温护理技术操作步骤如下。

(1)核对医嘱及患者。

(2)向患者解释操作目的及方法,取得合作。

(3)评估患者股静脉穿刺处皮肤等组织情况,必要时双侧腹股沟备皮。

(4)洗手,戴口罩。

(5)准备并检查用物(Icy 导管、控温仪、核心体温监测仪)的有效期及性能,推治疗车至患者床旁,再次核对医嘱。

(6)患者取仰卧位,护士协助医生进行股静脉穿刺,放置 Icy 导管,X 线定位。

(7)连接电源,连接温度控温仪,开机自检,连接核心体温监测仪。

(8)监测核心体温,准确记录。

(9)复温治疗时密切观察患者是否有寒战反应,遵医嘱给予相应的药物治疗。

(10)开始复温时以每小时增加 0.1 ℃的速度给予持续复温。

(11)监测核心体温并准确记录。

(12)复温结束后,撤出 Icy 导管,告知患者已操作完毕,整理床单位,收拾用物。

二、控温毯应用技术

控温毯控温技术是通过控温毯内部的循环水流调整适当的温度后,与人体皮肤接触、传导,以达到降温或升温效果的仪器。

控温毯应用操作步骤如下。

(1)核对医嘱及患者。

（2）向患者解释操作目的及方法,取得患者配合。

（3）评估患者的病情、年龄、意识、体温、自理及合作程度,同时评估皮肤情况,尤其是骶尾部皮肤有无红肿、充血、出血及破溃。

（4）操作护士洗手,戴口罩。

（5）用物准备:控温毯机及毯子、蒸馏水、床单。

（6）连接电源,连接主机与毯子,加入蒸馏水以达到适宜水位,开机进行机器自检,使蒸馏水充满毯子。

（7）携用物至患者床旁,再次核对医嘱。

（8）患者取平卧位,毯子铺于患者背下,以床单包裹,使用中毯子勿打折。

（9）开机观察 4～6 分钟,直到循环稳态,观察控温毯的制冷或制热情况。

（10）再次核对,告知患者已操作完毕,整理床单位,收拾用物。

（11）遵医嘱使用设定毯温。

（12）每 30～60 分钟观察患者的体温情况。

（13）洗手,记录。

（李　冲）

第七节　下肢静脉血栓防护技术

一、抗血栓弹力袜的应用技术

抗血栓弹力袜(GCS)是下肢静脉血栓(DVT)预防的一种机械预防方法,可以增加静脉血流和(或)减少腿部静脉血流的淤滞。目前已证实,机械预防方法对骨科、产科、神经科、脊髓损伤和普外科患者有效,可以减少 DVT 的发生。患病期间肌肉在长期卧床休息的过程中处于非活动状态,因此腿部的血液循环比正常情况下要慢一些,而这为血液凝块的形成创造了条件。抗血栓弹力袜可以在制动期间改善腿部静脉的血液循环,降低住院期间腿部形成血凝块的危险,最突出的优点是不增加出血的风险,对存在高出血风险的患者具有很大的优势。

（一）机械效应

GCS 机械效应是采用逐级递减的压力作用于下肢,从而使下肢血液回流,减轻肿胀,缓解疼痛并加快血流速度,从而达到预防 DVT 的目的。GCS 脚踝处的压力最高,沿小腿、大腿方向逐级降低。

（二）操作步骤

（1）核对医嘱及患者。

（2）向患者解释操作目的及方法,取得合作。

(3)评估有无禁忌证,以下条件属于禁忌证。

1)腿部有以下症状或疾病:皮炎、坏疽、近期皮肤移植。

2)严重的动脉硬化症或其他缺血性血管疾患。

3)严重的腿部水肿或由充血性心力衰竭引起的肺水肿。

4)腿部严重畸形。

(4)通过测量以下参数来决定抗血栓弹力袜的尺寸。

1)在臀沟处测量大腿围。

2)在小腿最粗处测量小腿围。

3)从脚后跟到臀沟处为腿长。

(5)洗手,戴口罩。

(6)准备并检查用物的完好性,再次核对医嘱。

(7)患者取仰卧位,双腿平放于病床上,不要把抗血栓弹力袜卷成环状,因为这样会使压力叠加,从而加大穿戴使用的难度,按照以下步骤轻松穿戴抗血栓弹力袜。

1)将手伸入抗血栓弹力袜中直至脚跟部。

2)抓住抗血栓弹力袜后跟中央将抗血栓弹力袜翻出至脚跟部位。

3)将脚伸入抗血栓弹力袜内并提至脚跟处,注意将脚跟对准抗血栓弹力袜。

4)将抗血栓弹力袜向上拉,使之包绕脚踝和小腿,抗血栓弹力袜上缘(缝合变更处)应位于腘窝(膝盖弯曲处)下方 2.5～5 cm。

5)腿长型抗血栓弹力袜包含大腿部分,应将抗血栓弹力袜向大腿内侧旋转以保证三角缓冲绷带居中位于股动脉上,并位于大腿内侧,防滑带应位于臀沟,使之平滑,确保织法变化地方和三角缓冲绷带正确就位。将脚趾部分的抗血栓弹力袜向外拉,以展平脚踝和脚背部分,并使患者感到脚趾部分穿着舒适。

(8)再次核对。

(9)告知患者已操作完毕,告知患者抗血栓弹力袜正确的穿着方法以确保其不会按照错误的方法穿着抗血栓弹力袜。整理床单位,收拾用物。

(10)洗手,记录。

二、抗血栓泵的应用技术

抗血栓泵是一种通过物理治疗来达到预防静脉血栓的仪器。它通过辅助循环,改善下肢静脉血液循环,为有下肢静脉栓塞危险的患者提供动态连续梯度压力,从而预防静脉栓塞的发生。压力抗栓泵主要通过由远心端至近心端依次放气过程,将淤积的淋巴液推回血循环中,加速肢体静脉血流速度,消除水肿,促进瘀血静脉排空及肢体血液循环,预防凝血因子的聚集及对血管内膜的黏附,防止血栓形成。抗血栓泵能预防深静脉血栓,首先是其能加速下肢静脉血流速度,改善静脉瘀血状态,促使瘀血静脉排空;而下一个减压阶段使血液充分回流,并由于周期性加压、减压的机械作用产生搏动性的血流通过远端肢体的深静脉系统,从而促进下肢血液循环,预防凝血因子的聚集及对血管内膜的黏附,防止血栓形成。

抗血栓泵应用操作步骤如下。

(1)核对医嘱及患者。

(2)向患者解释操作目的及方法,取得合作。

(3)评估患者皮肤情况及选择合适的尺寸。

(4)评估者有无禁忌证,有以下情况禁用:急性炎症性皮肤病、心功能不全、丹毒、深部血栓性静脉炎、肺水肿、急性静脉血栓、不稳定性高血压、皮肤破溃。

(5)洗手,戴口罩。

(6)取抗血栓泵1台,检查下肢垫及主机处于完好备用状态。

(7)取舒适体位。

(8)选择合适的尺寸:①膝盖长—小腿围:中号≤53.3 cm,大号=66 cm。②大腿长—大腿围:小号≤55.9 cm,中号为55.9~71.1 cm,大号为71.1~91.4 cm,松紧以腿和腿套之间可以伸进2个手指为宜。

(9)腿套或脚套的连接:将连接管上的蓝色箭头和腿套或脚套接头上的蓝色箭头对准扣上。

(10)主机连接:将连接管凸形端接到主机背面。

(11)连接电源,开启抗血栓泵开关,指示灯显示绿色为正常,显示红色为故障。遵医嘱选择合适的加压压力:腿部加压压力(有三档可选:45 mmHg,40 mmHg,30 mmHg);脚部加压压力为机器默认压力:130 mmHg,仅可选择单脚或者双脚加压。

(12)再次核对,检查正确的安装和连接管及安全警报。

(13)告知患者已操作完毕,整理床单位,收拾用物。

(14)洗手,记录。

(李 冲)

第八节 CRRT 应用技术

CRRT 即连续肾脏替代疗法,又名 CBP、床旁血液滤过。是采用每天 24 小时或接近 24 小时的一种长时间、连续的体外血液净化疗法以替代受损的肾功能。CRRT 临床应用的目标是清除体内过多水分,清除体内代谢废物、毒物,纠正水电解质紊乱,确保营养支持,促进肾功能恢复及清除各种细胞因子、炎症介质。可用于各种心血管功能不稳定、高分解代谢或伴脑水肿的急慢性肾衰,以及多脏器功能障碍综合征,急性呼吸窘迫综合征,挤压综合征,急性坏死性胰腺炎,慢性心衰,肝性脑病,药物及毒物中毒等的救治。

CRRT操作步骤如下。

(1)核对医嘱及患者。

(2)向清醒患者介绍治疗目的、过程及注意事项,取得合作。

(3)评估。

1)评估患者的临床症状、血压、体重等,合理设置脱水量和其他治疗参数。

2)评估血管通路的状态,及时发现相关并发症,并确保通路的通畅。

(4)操作前准备。

1)核对患者姓名、床号、床头卡及腕带信息。

2)准备CRRT机,开机自检。

3)备齐用物,检查有效期。配套管路的型号,生理盐水/肝素盐水(根据医嘱,用于预充治疗管路),置换液,其他物品(一次性换药包、无菌纱布数块、碘伏、生理盐水1 000 mL两袋、20 mL注射器两副、5 mL注射器1副、无菌手套等)。

(5)预冲。

1)根据CRRT机提示,正确及牢固地连接各治疗管路,透析液、置换液悬挂于CRRT机的秤钩或放置于天平上并连接相应的治疗管路。

2)再次确认治疗管路及过滤器连接正确及牢固,确认设置,按预冲键,启动预冲。

3)预冲完毕,确保治疗管路及过滤器内无气泡。

(6)连接患者。

1)检查患者置管处周围有无红肿、渗血等。

2)按无菌要求消毒中心静脉置管一侧管路的连接端,抽出患者置管内的肝素液(动脉端/静脉端),并检查是否有凝血块。

3)快速回抽深静脉置管内的血液(动脉端/静脉端),检查管道的通畅程度,确保深静脉置管内血流通畅。

4)使用生理盐水脉冲式冲净置管内的血液,备用。同样方法检查另一侧管路的通畅性。

5)将血滤配套管路的动脉端及静脉端正确及牢固地连接到置管的动脉端及静脉端。

6)开始引血,血流量可设置为80~100 mL/min,观察患者生命体征及各个监测压力值。

7)待患者生命体征稳定,遵医嘱设置治疗参数,并与科室其他护士进行核对,启动治疗。

8）深静脉连接处用碘伏纱布包裹，并用无菌治疗巾覆盖。

9）整理用物，记录。

（7）治疗过程中，密切观察患者生命体征，检查机器的运转情况，血管通路的情况，体外循环情况，及时发现相关并发症，如出血、低血压、心律失常、凝血、脱管等，及时处理机器运转过程中发生的各路报警。

（8）回血。

1）在动脉端连接生理盐水。

2）血流量设置为80～100 mL/min，启动回血模式。

3）待回血完毕，断开深静脉连接，按无菌要求分别消毒置管的动、静脉端。

4）使用无菌生理盐水脉冲式冲净动、静脉端，遵医嘱给予封管。

5）记录患者液体平衡情况。

6）整理用物，记录。

（李　冲）

第九节　压力性损伤预防技术

一、防压疮气垫床使用技术

防压疮气垫床由双气囊构成，通过交替充气和排气，避免局部长时间受压，起到防止压力性损伤发生或发展的目的。

防压疮气垫床使用操作步骤如下。

（1）核对医嘱及患者。

（2）向患者解释操作目的及方法，取得患者合作。

（3）评估患者皮肤情况及压疮危险因素。

（4）洗手。

（5）将防压疮气垫床安置在暂空的病床上，检查连接是否紧密，CPR应急塞是否密闭。

（6）连接电源，打开开关，将气垫床充气量调至最大，气垫床充气。

（7）充气结束后，检查气垫床充气效果良好，调节气囊充气硬度至需要水平。

（8）整理床单位。

（9）将患者安置到气垫床上，协助患者取舒适体位。

（10）再次核对。

（11）洗手，记录。

（12）至少每 2 小时评估患者的舒适度及气垫床充气效果。

（13）至少每 2 小时观察患者的皮肤情况。

二、多功能监护床的使用

多功能监护床适用于 ICU 危重症患者，具备智能称重、智能枢轴系统、离床报警系统、患者控制锁定等功能。

多功能监护床使用操作步骤如下。

（1）核对患者。向患者解释操作目的及方法，取得合作。

（2）洗手。

（3）连接电源，检查病床各项功能是否良好。

（4）将病床床头、床尾放置在水平位置，床档收低。

（5）使用刹车将病床固定，将患者移到病床上。

（6）根据患者需求，通过控制面板控制枢轴系统调整床头、床尾的角度，协助患者取合适体位。

（7）根据患者情况调整患者控制锁定等功能。

（8）对于需要严格监测体重的患者，根据医嘱为患者称重并准确记录。

（9）洗手，记录。

（10）随时监测患者的情况及舒适度。

三、卧床患者更衣技术

为卧床患者更衣应首先考虑到患者的病情、四肢活动度、安全等问题。根据患者情况制定更衣方案，必要时可剪开衣物，以避免更衣对患者的损伤。

卧床患者更衣操作步骤如下。

（1）向患者解释操作目的及方法，取得合作。

（2）洗手。

（3）协助患者取舒适体位，必要时关门窗，以屏风遮挡患者，保护患者隐私。

（4）评估患者的病情、意识、肌力、移动能力、有无肢体偏瘫、手术、引流管及合作能力等。

（5）根据患者病情选择不同的更衣方法，病情稳定可采取半坐卧位或坐位更换；手术或卧床可采取轴式翻身法。

（6）根据患者的体型，为其选择合适、清洁、柔软的衣服。

（7）整理患者的管路，预留足够的长度以防管路滑脱。

（8）更换裤子时，患者双膝弯曲，一手支持患者腰部将臀部抬起，另一手把裤子从臀部拉至大腿部位，通过双膝，使两腿退出裤腿。如果护士抬不起患者的腰，应使患者侧卧向护士,护士将患者裤子拉下然后脱去。

(9)穿清洁裤子时,将裤子从裤腰折至裤脚,护士一只手从裤脚伸入握住患者脚腕,另一只手将裤腿拉上,然后用同一方法穿另一支裤腿后,将裤子拉至臀部,抬起腰部拉过臀部。

(10)整理并固定患者的管路。

(11)洗手,记录。

四、压疮风险评估技术

压疮危险因素评估量表简便、易行、无创,用于帮助和支持护士进行压疮风险的判断,以准确发现那些有压疮风险的患者并指导给予预防措施,筛检出没有压疮风险的人进而避免给予过度的预防。Braden 量表、Norton 量表和 Waterlow 量表是最常应用的 3 种量表。Braden 评估量表有较好的信度和效度,能达到很好的预测效能。

压疮风险评估操作步骤如下。

(1)选用 Braden 量表进行压疮评估,包括感觉、潮湿、活动力、移动力、营养、摩擦力及剪切力。总分范围 6～23 分;得分＞18 分为无压疮风险,15～18 分为低危,13～14 分为中危,10～12 分为高危,≤9 分为极高危。

(2)根据危险程度,决定评估次数。将评估结果告知患者及其家属。粘贴标识,并做好护理记录与交接。

(3)结合危险程度,分析危险因素和危险部位,制订预防计划并实施:如压力因素(感觉、移动、活动能力);影响组织耐受性因素(摩擦、剪切力、潮湿、营养);治疗护理措施相关危险因素(各种管路、导联线等)。

(4)出现压疮时,需辨别、确认压疮分期,进行相应处理。

(李 冲)

第十节 镇静镇痛技术

镇痛与镇静治疗中,镇痛是基础,镇静是在镇痛基础上帮助患者克服焦虑,增加睡眠和遗忘的进一步治疗。保证镇痛和镇静效果的关键在于及时、正确地对患者的疼痛与意识状态进行评估。对 ICU 患者的镇静、镇痛治疗更加强调"适度"的概念,"过度"与"不足"都可能给患者带来损害。对于清醒患者,镇痛泵就是一种使镇痛药物在血浆中保持一个及时、稳定的浓度,并且可以让患者自行按压给药以迅速加强效果的方法。

一、镇痛泵应用技术

患者自控式镇痛(PCA)是指当出现疼痛时,通过 PCA 装置由患者控制给予镇痛药物,单次剂量预先由医师设定,以每给药一次即可产生有效的镇痛效果,同时不产生明显过度镇静或呼吸抑制为理想剂量。间隔时间为 5~15 分钟,途径包括硬膜外、静脉、皮下、外周神经。

镇痛泵应用操作步骤如下。

(1)疼痛评估:了解患者的一般病史、手术方式,根据数字疼痛量表,疼痛评分总分为 10 分;1~3 分为轻度;4~6 分为中度;7~10 分为重度。当评分≥4 分时,需要给予镇痛处置。

(2)核对医嘱及患者,洗手,戴口罩。

(3)严格无菌操作,遵医嘱配置镇痛泵。

(4)检查 PCA 泵:检查镇痛泵的泵体及管道有无漏液的情况。设定 PCA 泵的参数有负荷剂量、单次给药剂量、锁定时间。

(5)根据给药途径,将 PCA 泵与患者输入端相连接,妥善固定输入端导管。保证 PCA 泵通道通畅。

(6)生命体征的监测:监测呼吸、循环系统是使用 PCA 泵护理的重点。定时监测生命体征,做好记录。

(7)疼痛的观察与评估。观察患者对术后活动量的耐受情况和镇痛效果。

当疼痛评分≥4 分时可按压泵追加镇痛药,如出现镇痛效果不满意的情况,应首先检查管道系统是否通畅,避免管道在患者活动时脱出、扭曲和移位。

(8)注意观察患者按键次数及输入药物的总量并记录。

(9)电子 PCA 泵报警及时处理。

(10)向患者及其家属讲解 PCA 泵的工作原理及使用期间的注意事项。

二、镇痛评估技术

疼痛是组织损伤或潜在的组织损伤引起的不愉快的感觉和情感体验,主要依靠患者的主观描述。由于每个患者对疼痛的耐受程度不一,应使用疼痛评估量表进行评价后,根据疼痛的级别给予镇痛药物。常用的评估量表有 0~5 描述疼痛量表、0~10 数字疼痛量表、视觉模拟量表、长海痛尺、脸谱示意图评分法等。

镇痛评估技术操作步骤如下。

(1)患者疼痛初筛:了解一般病史及既往有无疼痛史包括疼痛的部位、时间、性质及相关因素。

(2)疼痛评估:选择合适的评估量表(例如采取 0~5 描述疼痛量表法或数字评

分法)进行评估,根据评估结果采取相应措施。

(3)遵医嘱给予镇痛药物及其他护理措施。

(4)再评估是否达到镇痛理想效果。

三、镇静评估技术

ICU 患者镇静适应证包括机械通气、躁动综合征、刺激性操作、诱导睡眠。镇静程度过浅使患者继续处于焦虑和恐惧中,过深又会延长机械通气时间,影响血液动力学。合理的评估十分必要,目前临床常用的镇静评分系统有 Ramsay 评分,Riker 镇静、躁动评分(SAS)以及脑电双频指数(BIS)等客观性评估方法。

镇静评估技术操作步骤如下。

(1)医生评估患者,把握指征。

(2)医生开镇静药医嘱。

(3)护士遵医嘱给药。

(4)护士应用 Ramsay 评分进行评估,1 分代表"焦虑、躁动不安",2 分代表"配合、有定向力、安静",3 分代表"对指令有反应",4 分代表"嗜睡,对轻叩眉间或大声听觉刺激反应敏捷",5 分代表"嗜睡,对轻叩眉间或大声听觉刺激反应迟钝",6 分代表"嗜睡,无任何反应"。1~3 分为清醒状态.4~6 分为睡眠状态,临床应用镇静时控制在 2~4 分之间,评分与镇静目标不符合时对药物剂量进行调整。

(5)给予负荷量后每 30 分钟评估一次,达到镇静目标剂量后每 2 小时评估一次。

(6)护士严密监测生命体征与血流动力学变化并记录。

(7)每日唤醒:每日上午 9:00 停止镇静镇痛药物,患者清醒后遵照指令动作进行。

(8)镇静的撤离:遵医嘱每日按 10%~25%剂量递减;根据镇静评估来调节镇静剂剂量。

四、脑电双频指数监护应用技术

脑电双频指数(BIS)依据脑电信号变化,能够反映患者镇静水平,已被广泛用于监测麻醉深度和预测意识变化。BIS 以单个的 1~100 的数字,来代表综合脑电活动强度。BIS<40 分,代表深睡眠;而 BIS 评分>80 分,代表可能唤醒。

BIS 监护应用操作步骤如下。

(1)核对医嘱及患者。

(2)洗手,戴口罩。

(3)准备物品:BIS 监护仪、传感器;开机检查机器是否为启动备用状态和系统检测:指示灯由黄变绿。

(4)向患者解释操作目的,取得配合。

(5)将 BIS 传感器粘贴于患者,传感器定位分别是:1 点位丁额部正中鼻根向上 5 cm、4 点位于眉骨上方、3 点位于任意一侧的太阳穴,每个探头按压 5 秒,将导线使用夹子固定在患者头部附近合适位置。

(6)将 BIS 传感器连接到患者连线(PIC)上。

(7)传感器检测:绿色圆圈电极阻抗处于可接受范围内,可以开始监护。空心圆圈无可用状态。红圈电阻抗超出可接受范围。

(8)BIS(脑电双频指数)读值。

(9)报告医生监测 BIS 数值。

(10)调节镇静药物剂量,调控 BIS(脑电双频指数)在合适范围内。

(11)记录。

(李　冲)

第六章 危重症的营养支持

第一节 危重症患者的代谢改变

一、代谢改变的机制

危重症患者在严重创伤、大手术、严重感染等情况下机体产生应激反应,中枢神经系统立即产生适应性反应,从而引起一系列神经内分泌效应。首先是交感神经高度兴奋,肾上腺髓质儿茶酚胺大量释放,从而引起一系列内分泌的改变,包括胰岛素特别是胰高血糖素的释放增多,胰高血糖素/胰岛素的分子比例明显增高。其次是下丘脑—垂体轴的兴奋,促激素的分泌增多,血循环中糖皮质激素、醛固酮、生长激素、甲状腺素均明显增高。上述激素可分成两类,一类为促分解代谢作用,有儿茶酚胺、糖皮质激素、胰高血糖素、甲状腺素;另一类是促合成代谢作用,有胰岛素、生长激素。在创伤、感染等情况下,促分解代谢激素的分泌及其在血液循环中的水平都增高,占明显的优势,引起糖原迅速消耗,葡萄糖利用障碍,脂肪动员分解,蛋白质合成减慢、减少而分解加速,血糖增高。出现胰岛素阻抗现象使机体葡萄糖的分解氧化发生障碍。生长激素一般被认为是一种促合成激素,在应激状态下升高,但与血糖水平相反,在高血糖和葡萄糖不耐受时,生长激素受到抑制,生长激素的抑制可以增加血液中氨基酸水平,以利于糖异生。

二、代谢改变的特征

在严重创伤性应激和严重感染时,机体的糖代谢、脂肪代谢和蛋白质代谢均发生一系列的代谢反应和改变。处于高分解代谢状态,静息能量消耗(REE)增加。一般体温每增加 1 ℃,基础代谢率将增加 16%,同时氧耗增加,代谢加快,肌肉等周围组织由合成代谢进入分解代谢。

(一)糖代谢的改变

危重症患者在创伤性应激和感染时,机体由于得不到足够的外源性能量供给,肝糖原被迅速分解消耗。一方面组织缺血缺氧,细菌毒素和炎症介质的作用,过度的神经内分泌反应,使肝细胞的有氧代谢障碍,出现无氧糖酵解,丙酮酸不能进入三羧酸循环,使血中乳酸和丙酮酸升高。在葡萄糖有氧化障碍时,糖异生作用明显增强,这一改变与激素的调节改变有关。另一方面还与葡萄糖的酵解产物乳酸,脂肪动员形成的甘油及肌肉蛋白分解,释放的氨基酸特别是丙氨酸的增多有关。故在多系统器官衰竭(MSOF)早期血糖明显升高,而高糖血症又成为机体的应激反应,形成恶性循环。

(二)脂肪代谢的改变

在创伤、感染的急性期,脂肪动员加速,脂肪的储存减少,游离脂肪酸的周转和氧化增加,机体外周组织可直接摄取游离脂肪酸作为燃料,血中甘油三酯的清除率也相应增加。而酮体生成则相对受抑,这与饥饿时的酮症有明显的区别,其机制尚不清楚。

(三)蛋白质代谢的改变

由于葡萄糖的无氧酵解,高胰岛素血症抑制游离脂肪酸释放和酮体形成,故当能量需求增大时,患者将减少潜在性脂肪能的最大储存。由于脂肪和以肝糖原形式的糖类储存均有限,机体就加强糖的异生,但是葡萄糖不耐受,能量消耗就依靠肌肉蛋白及细胞结构蛋白的大量分解,机体必须把 1/3 的主要能量底物——蛋白质,"燃烧"于高代谢反应。体内蛋白质分解后,一方面丙氨酸等成糖氨基酸被血液循环运送到肝用于糖异生,形成肌肉与肝之间的燃料循环。其糖异生所利用的碳架结构是由瘦体群释放的氨基酸衍生而来,所以 Cerra 等把这种进行性过程描述为"败血性自身相食作用"。另一方面支链氨基酸(BCAA)可直接被肌肉组织摄取氧化供能。在肝糖异生作用的同时,氨基酸脱氨基生成含氮的最终产物——尿素,合成增加,血中尿素水平增加,尿中尿素排出增多。当临床出现此现象,应首先想到内源性蛋白质处于分解代谢所致。并出现明显的负氮平衡,每日尿氮排出量可高达 15~20 g。随着外周和内脏蛋白质分解增加,虽然肝的蛋白质合成在早期增加,主要是急性相蛋白(APP),但总体的净蛋白质合成是降低的。在肝功能损害时,糖异生受抑制,肝合成蛋白质障碍,从肌肉释放出来的大量芳香族氨基酸(AAA)和含碳氨基酸的血浆浓度明显升高。支链氨基酸(BCAA)因肌肉蛋白分解释放增加,但又不断被外周组织摄取利用而消耗,其血浆水平正常或降低。BCAA/AAA 的比例明显下降,当组织释放和利用 BCAA 都出现抑制时,机体的能量代谢衰竭,患者即要死亡。

(四)胃肠道功能的改变

有学者称肠道是创伤应激反应的中心器官。危重症患者的胃肠功能发生许多改变,如消化腺分泌功能受到抑制,胃肠功能障碍,蠕动减慢,患者出现食欲下降、厌食、腹胀等情况;危重症患者常并发应激性溃疡;因禁食和使用广谱抗生素,导致肠道菌群失调,肠道屏障功能障碍和肠源性细菌移位。此外,肠黏膜急性损伤后细胞因子的产生可导致全身炎症反应综合征和 MODS。对肠道黏膜屏障损伤与肠道细菌移位的防治效果研究,成为目前危重症患者营养支持领域探讨的核心问题之一。

(五)能量代谢增高

静息能量消耗(REE)增加是危重症患者能量代谢的基本特征。REE 是患者卧床时热量需要的基数。基础能量消耗(BEE)是指人体在清醒且极度安静的状态下,不受肌肉活动、环境温度、食物和精神紧张等因素影响时的能量代谢,REE 约为 BEE 的 1.1 倍。高代谢是指 BEE 在正常值的 110% 以上。创伤后基础代谢率可增加 50%～150%,最高可达正常时的 2 倍。Wilmore(1980 年)的研究表明,BEE 增高的程度随创伤或感染的原因及程度而异。烧伤面积达 60% 时,能量需要量增加到原正常值的 210%;腹腔感染时,增加到 150% 左右。机体呈高代谢状态,其程度与危重症患者创伤或感染的严重程度呈正相关。

三、肝衰竭时的代谢改变

感染等导致肝损害,引起严重的代谢异常。肝葡萄糖生成减少,氨基酸的摄入减少,酮体生成和脂肪利用下降,蛋白质代谢也降低。

(肖　燕)

第二节　危重症患者的营养评定

营养评定是通过人体组成测定、人体测量、生化检查、临床检查及多项综合营养评定方法等手段,判定人体营养状况,确定营养不良的类型及程度,评估营养不良所致后果的危险性,并监测营养支持疗效的方法。

一、人体测量

人体测量包括身高、体重、体质指数、皮褶厚度、上臂肌围、腰围、臀围等指标的测量。

1.体重

体重是营养评定中最简单、直接、可靠的指标,它可代表脂肪和蛋白质这两大类储能物质的总体情况,体重改变可从总体上反映人体营养状况。体重的常用指标:①实际体重占理想体重百分比,该值在-10%+10% 为正常。②体质指数,即体重(kg)/[身高(m)]^2。体质指数是反映蛋白质热量营养不良及肥胖症的可靠指标。正常值为 18～25 kg/m^2,体质指数<18 kg/m^2 是营养不良的重要指标。

2.皮褶厚度

人体皮下脂肪含量约占全身脂肪总量的 50%,通过皮下脂肪含量的测定可推算体脂总量,并间接反映热量代谢变化。皮褶厚度的测定部位有上臂肱三头肌、肩胛下角部、腹部、髂峭上部等。临床上常用肱三头肌皮褶厚度测定。正常参考值男性为 11.3~13.7 mm,女性为 14.9~18.1 mm。实测值在正常参考值的 90% 以上为正常,80%~90% 为体脂轻度亏损,60%~80% 为中度亏损,<60% 为重度亏损。

3.上臂围和上臂肌围

测量上臂围时,被测者上臂自然下垂,取上臂中点,用软尺测量。软尺误差不得大于 0.1 cm。上臂肌围＝上臂围－3.14×肱三头肌皮褶厚度。其可间接反映体内蛋白质储存水平,它与血清白蛋白水平相关。正常值男性为 22.8~27.8 cm,女性为 20.9~25.5 cm。实测值在正常参考值的 90% 以上为正常,80%~90% 为轻度营养不良,60%~80% 为中度营养不良,小于 60% 为重度营养不良。

二、实验室检查

1.蛋白质测定

内脏蛋白测定是蛋白质营养状况测定中极其重要的方法之一,血浆蛋白水平可反映机体蛋白质营养状况。常用指标包括血清白蛋白、转铁蛋白、甲状腺结合前清蛋白和视黄醇结合蛋白,其中血清白蛋白应用最广,持续的低白蛋白血症被认为是判定营养不良的可靠指标。血清白蛋白正常参考值为 40~50 g/L,<35 g/L 为营养不良,<20 g/L 为重度营养不良。由于白蛋白 $t_{1/2}$ 长达 20 天,故不能迅速反映短期营养变化。转铁蛋白(正常值>2 g/L)的 $t_{1/2}$ 为 8 天,对了解近期的营养变化更有用。

肌酐身高指数是衡量机体蛋白质水平敏感而重要的指标。测量方法为连续 3 天保留 24 小时尿液,取肌酐平均值并与相同性别及身高的标准肌酐值比较所得的百分比。肌酐身高指数>90% 为正常,80%~90% 提示机体蛋白质轻度缺乏,60%~80% 提示中度缺乏,<60% 提示重度缺乏。

氮平衡是评价机体蛋白质营养状况最可靠和最常用的指标。一般食物蛋白质中氮的平均含量为 16%,若氮摄入量大于排出量,为正氮平衡,否则为负氮平衡,两者相等则维持氮的平衡状态,提示摄入蛋白质量可满足基本要求。氮平衡的计算公式:氮平衡(g/d)＝摄入氮量(g/d)－[尿氮量(g/d)＋3]。

2.免疫功能评定

细胞免疫功能在人体抗感染中起重要作用。蛋白质热量营养不良常伴有细胞免疫功能损害,增加患者术后感染率和死亡率。总淋巴细胞计数是评定细胞免疫功能的简易方法,计算公式:总淋巴细胞计数＝淋巴细胞百分比×白细胞计数。总淋巴细胞计数>20×10⁸/L 为正常,(12~20)×10⁸/L 为轻度营养不良,(8~12)×10⁸/L 为中度营养不良,<8×10⁸/L 为重度营养不良。

三、临床检查

临床检查是通过病史采集及体格检查发现营养素缺乏的体征,目的在于发现下述情况,判定其严重程度并与其他疾病相鉴别:①恶病质。②肌肉萎缩。③毛发脱落。④肝大。⑤水肿或腹腔积液。⑥皮肤改变。⑦维生素缺乏体征。⑧必需脂肪酸缺乏体征。⑨微量元素缺乏症等。在发现这些营养不良表现的同时,还必须找出这些表现与饮食等因素的关系。

四、综合营养评定

单一指标评定人体营养状况的方法局限性强而误差较大,目前多数学者主张采用综合性营养评定方法,以提高灵敏性和特异性。判断患者有无营养不良,应对其营养状况进行全面评价,将营养不良分为轻、中、重3种程度。

(肖 燕)

第三节 危重症患者的营养支持

随着对危重症患者代谢变化的深入研究,发现高代谢是严重创伤、严重感染等危重症患者伴随发生的代谢特点。由于儿茶酚胺、肾上腺皮质激素等分解激素分泌增加,机体很快就会继发严重的身体组织的分解与自身相食现象。脏器功能受损,出现生命器官功能的不全或衰竭。若不适当地提供过多或过少的营养物,将使脏器功能恶化。如输糖较多时,CO_2 生成增加,呼气通气负担加重,使呼吸衰竭更易发生或加重。肝脂肪变性、淤胆,导致肝功能不良,提供氮量不足,出现负氮平衡、尿氮排出增加,以及使组织修复和免疫功能受到抑制。现在越来越认识到原来的营养治疗原则不适用于危重症患者(代谢亢进患者及 MSOF 的患者)。

Cerra 等提出了营养支持。其应用对象是代谢亢进(创伤、严重感染、脏器受损)的危重症患者。为此,应该及时积极地对危重症患者进行营养支持治疗。它是营养治疗在代谢亢进患者具体应用中的发展,目的不仅是为了满足危重症患者代谢过程中对能量、蛋白质、电解质、微量元素、维生素等的需求增加的需要,同时为了维持或增强危重症患者的免疫能力及对抗感染的防御机制,促进组织的修复、维护器官的结构和功能。近来对营养物的生物化学、细胞生物学等进一步的研究和认识,从而指导临床工作,使营养支持治疗更完善、更合理,成为抢救危重症患者的重要措施之一。应用原则包括:①强调由脂肪与碳水化合物混合提供能量,两者的能量比为4:6。②减少葡萄糖负荷,每日提供非蛋白质热量不超过 125~145 kJ/kg(30~35 kcal/kg),每分钟输入葡萄糖不超过 5 mg/kg。③将非蛋白质热量与氮的比例降至 418 kJ(100 kcal)∶1 g 氮以下,蛋白质量增至 2～3 g/(kg·d)。④特殊物质如谷氨酰胺、精氨酸等的应用。

一、目的

营养支持虽不能完全阻止和逆转患者严重应激反应的高分解代谢状态,但合理的营养支持可减少机体蛋白质的分解代谢,使蛋白质的合成增加,改善已发生或潜在的营养不良状态,防止发生严重并发症。营养支持的主要目的:①供给细胞代谢所需要的能量和营养物质,维持组织器官正常的结构和功能。②调理代谢紊乱,调节免疫功能,增强机体抗病能力。

二、危重症患者营养支持的原则

营养支持是危重症患者的重要治疗措施,应重视营养支持的时间、量与方法,否则加重代谢紊乱。

1.营养支持的适应证

(1)既往存在营养不良,如慢性呼吸衰竭、肝疾病、心功能衰竭或肾功能不全等导致营养不良,又合并了急性病变的患者。

(2)既往营养状况良好,因严重烧伤、严重创伤、全身性感染等高代谢疾病,使患者处于高度消耗状态。

(3)肠道因损伤或疾病不能进食或不宜进食超过 5 天以上的患者,如重症急性胰腺炎、肠梗阻、肠损伤并发肠瘘。

(4)胃肠功能减退,食欲差,胃肠道手术或损伤后,进食量不足或不能进食超过1周。

(5)接受机械通气治疗的患者,尤其是合并呼吸衰竭的患者,如营养状态不能得到改善或维持,将导致感染难以控制,呼吸肌萎缩及脱机困难甚至难以撤离。

2.营养支持的时间

患者循环稳定,水、电解质与酸碱失衡得到初步纠正后,为了维持细胞代谢与器官功能,防止进一步的营养耗损,应及早给予营养支持,一般在初期治疗后24～48 小时可开始。应用营养支持前需进行代谢与营养状态的评估。

3.能量与营养物质的供给

应用间接能量测定法或氧耗测定后,发现应激患者的代谢率增加较以往估计的要低。根据应激时的代谢特点及支持原则,一般认为危重症患者的能量供给常规以 25～30 kcal/(kg·d)为宜,也可按实际测定的静息能量消耗(REE)×(1.1～1.2)计算。非蛋白质热量中糖脂比为 6∶4～5∶5,葡萄糖供给量通常为 2.5～3.0 mg/(kg·min)。但血糖应＜11 mmol/L,8～10 mmol/L 较为理想。脂肪供给按 1～1.5 g/(kg·d)，一般不会造成脂肪负荷过剩及脂肪代谢障碍。氮的供给在 0.2～0.35 g/(kg·d)。

4.营养支持的方式与选择

营养支持分为肠外营养与肠内营养两大类方法。肠外营养成为许多危重症患者，尤其肠功能障碍患者主要的营养支持方式，起到保持机体的结构与功能，改善氮平衡与蛋白质合成等作用。肠内营养具有简单、并发症少、有助于促进肠道运动与释放胃肠激素、增加门脉血流等优点，并且更全面地提供营养素，维护肠黏膜屏障功能，提高营养的效价比等。

危重症患者营养支持方式的选择，主要依赖于病情和疾病状态，特别是肠功能状态。原则上肠内营养应是首选，可通过鼻营养管、胃或空肠造瘘管。当患者存在肠功能障碍、腹腔内存在严重感染灶、循环不稳定，肠外营养便成为主要的营养供给途径。胃无张力时，应限制肠内营养量，以防胃滞留或误吸。肠外与肠内两大途径起着互补作用，需合理选择。部分肠外营养＋肠内营养也许是一些危重症患者更切实的营养支持模式，但应尽量争取肠内营养比例达到25％以上。

三、营养支持效果的监测

（一）肠外营养支持的监护

1.常规监护

（1）体重：监测体重有助于判断患者营养量的供给是否合适。每天体重增加超过 250 g，说明可能存在液体潴留。静脉营养的前 2 周，每天测体重 1 次，以后每周测 1 次。

（2）体温：监测体温能及时了解感染等并发症。每日测量体温 4 次，如患者出现高热、寒战等，应及时寻找感染源，进行抗感染治疗。

（3）输入速度：最好用输液泵。记录 24 小时尿量，统计总出入液量。

（4）营养评价：每例患者应有临床观察表格，逐日填写平衡记录表，该表是了解肠外营养支持的重要依据。在静脉营养期间应进行营养状态的动态评价。

（5）环境：保持环境清洁，物品每日用消毒液擦拭；空气清新，注意通风；床铺清洁，污染的衣、单应立即更换。

2.特殊监护

中心静脉插管后监护：①中心静脉插管应通过 X 线片予以证实其导管尖端是否在下腔静脉的根部。②插入导管处的皮肤应经常更换敷料，每周 2～3 次，并用碘伏做局部处理。③每次治疗结束时应用生理盐水冲洗中心静脉导管，防止堵管。④定期更换中心静脉导管。

(二)肠内营养支持的监护

1.喂养管置管的监护

(1)喂养开始前,必须确定导管的位置。胃内喂养管可通过吸出胃内容物而证实,十二指肠或空肠内置管可借助 X 线片或内镜定位而确定。导管内抽吸物的 pH 测定对确定导管位置也有价值,如为碱性说明导管在十二指肠内,如为酸性说明在胃内。

(2)保持喂养管固定可靠,防止脱落。注完饮食后,胃管末端用纱布包好夹紧,固定于患者床旁。

(3)保持喂养管通畅,在每次喂养前后均要用生理盐水冲洗喂养管。每次冲洗的液量至少为 50 mL。

(4)每天检查鼻腔、口腔、咽喉部有无不适及疼痛,防止喂养管位置不当或长期置管引起的并发症。

2.胃肠道状况的监护

(1)监视胃内残留液量:至少每 4 小时测定 1 次,保证胃内残留液少于 150 mL,以防引起误吸。

(2)胃肠道耐受性的监测:胃肠道不耐受的表现有腹痛、腹泻、腹胀。降低输入速率或营养液浓度,保持一定的温度及防止营养液的污染,可使患者逐步适应。

3.代谢方面的监护

肠内营养出现代谢性并发症的机会较少,但也需要周密的监测。①每日应记录患者的液体出入量。②定期测定血清胆红素、丙氨酸氨基转移酶、天冬酸氨基转移酶、碱性磷酸酶等。一般开始时每 3 天测 1 次,以后可每周测 1 次。③定期查血糖、尿素、肌酐、钠、氯、钙、磷、碳酸氢盐等,开始阶段每 2 天测 1 次,以后每周测 1 次。④定期进行全血细胞计数及凝血酶原时间测定,初期每周 2 次,稳定后每周 1 次。⑤每天留 24 小时尿,测尿素氮或尿总氮,必要时行尿钠、钙、磷等测定,病情稳定后可每周留尿 1～2 次测以上指标。

4.营养方面的监护

营养方面监测的目的是确定治疗效果,以便及时调整营养素的补充量。①治疗前应对患者进行全面的营养状况评定,根据患者的营养情况确定其营养素的补给量。②体重、肱三头肌皮褶厚度、上臂肌围应每周测定 1 次,长期肠内营养者 2～3 周测 1 次。③测定内脏蛋白,如白蛋白、转铁蛋白、前白蛋白等。一般开始营养时应每周测 1 次,以后据病情每 1～2 周测定 1 次。④氮平衡在初期应每天测定,患者稳定后可每周测 1～2 次。⑤对长期行肠内营养者,可根据患者情况对容易出现缺乏的营养素(如铁、维生素 B、叶酸等)进行不定期测定。

四、营养支持的并发症及其护理

(一)肠外营养支持的并发症

1.穿刺插管引起的并发症

(1)损伤:如气胸、血胸、皮下气肿、血管神经损伤等。在插管中,掌握熟练的操作技术,严格操作规程,注意动作轻柔,损伤的并发症是可以避免的。

(2)空气栓塞:空气栓塞见于穿刺过程或更换输液器具时,有时也可发生在液体输完未及时补充时。预防措施:严格遵守操作程序,插管穿刺时患者应处于头低位,使上腔静脉充盈,置管时患者屏气,置管过程中应快速并及时连接输液管道;加强巡视,及时添加液体,当穿刺插管或更换输液器具时,嘱患者不要深呼吸,小儿应避免哭闹;更换输液器具时,可将导管放在心脏水平以下,以减少空气吸入机会;如发现有空气吸入,应迅速捏住导管,用注射器将空气抽出。

(3)导管意外:如导管栓塞、导管异位、导管断入心脏和肺动脉等。应选择柔软的硅胶管,而不用硬塑料管。导管插入后,应用 X 线片定位,如发现异位,应予以调整。

2.感染

导管引起局部或全身性感染是肠外营养的主要并发症。常见的是化脓性静脉炎,严重者可引起脓毒血症,且发生局部及全身真菌感染的机会较多。感染的主要原因为插管时污染或伤口污染、输入器具或溶液污染和静脉血栓形成等。预防措施:①插管或更换导管入口处敷贴时应严格无菌操作。②选择柔软光滑的导管,操作要轻柔,以防损伤静脉内膜。③导管一经固定,不能随意拉出或插进,如导管阻塞,应将其拔出,不可冲洗后继续使用。④避免从导管抽血或输血及其制品。⑤输入溶液应新鲜配制,输液袋应每日更换。如果患者出现寒战、高热等症状而原因不明时,应考虑导管相关的感染,此时应立即拔管,并将拔出的管尖端进行培养,明确致病菌,以针对性地进行抗菌治疗。

3.代谢性并发症

(1)高血糖和高渗性非酮症性昏迷:发生高血糖的原因是由于输入葡萄糖太多太快,机体不能及时利用,使血糖水平骤升。高血糖常导致渗透性利尿及诱发脱水,若不及时处理,会发展为高渗性非酮症性昏迷而成为致命的并发症。防治方法:①减慢葡萄糖的输注速度。②严重创伤感染、肝功能衰竭、尿毒症、严重烧伤、脑外伤或大手术等是高渗性非酮症性昏迷的诱发因素,影响葡萄糖在体内的代谢及应用,此类患者在滴注营养液时,应从小量开始,逐渐增加,减少葡萄糖而适当增加脂肪乳剂用量。③一旦发生高渗性非酮症性昏迷,应立即停止葡萄糖的输入,用0.45%低渗盐水以 950 mUh 的速度输入以降低血液渗透压,同时静脉滴注胰岛素

10～20 U,以降低血糖浓度。

(2)低血糖:在使用 TNA 过程中,输注速度突然减慢,或大量输液突然停止,此时胰岛素的作用仍持续存在,会导致血糖浓度降低,诱发低血糖。防治方法:①TNA应持续慢速滴入。②需要暂时中断静脉营养时,应在 24～48 小时内逐渐减少葡萄糖用量。③停输高渗糖时应继续补充 5% 或 10% 葡萄糖注射液 2～3 小时后再停输。

(3)脂肪代谢异常:脂肪代谢异常出现高脂血症,主要与脂肪输注过多、过快或机体利用脂肪降低有关。预防方法是监测患者的脂肪清除率,以指导应用脂肪乳剂。

(4)氨基酸代谢异常:高氨血症和高氯性代谢性酸中毒,现已很少发生。

(5)水、电解质紊乱:如脱水或水潴留、低钠血症、低钾或高钾血症等,故应每日记录患者出入量,定期监测血钠、钾、氯等电解质变化,以便及时调整使用量。

(6)微量元素缺乏:应注意补充钙、镁、磷及微量元素,防止出现低钙血症、低镁血症、低磷血症及微量元素缺乏症。

(二)肠内营养支持的并发症

1.机械性并发症

常见有鼻咽不适,鼻咽部黏膜糜烂和坏死,急性鼻窦炎,声嘶,咽喉部溃疡和狭窄,食管炎,食管溃疡和狭窄,气管食管瘘,胃、空肠、颈部食管造口并发症等。预防措施主要是加强护理监测,熟练掌握操作技术,选择直径细、质地软的喂养管。

2.胃肠道并发症

(1)恶心、呕吐与腹胀:主要见于营养液输注速度过快、乳糖不耐受、膳食口味不耐受及膳食中脂肪含量过多等。应针对原因采取相应措施,如减慢输注速度、加入调味剂或更改膳食品种等。

(2)腹泻:腹泻是肠内营养最常见的并发症,主要见于:①营养不良或低蛋白血症时小肠吸收力下降。②乳糖酶缺乏者应用含乳糖的肠内营养膳食。③肠腔内脂肪酶缺乏,脂肪吸收障碍。④应用高渗性膳食。⑤营养液温度过低或输注速度过快。⑥同时应用某些治疗性药物。一旦发生腹泻,应首先查明原因,针对原因进行处置,必要时遵医嘱给予止泻剂。

3.代谢性并发症

代谢性并发症包括水、电解质、糖、维生素和蛋白质代谢的异常。常见的有高血糖、低血糖、水过多、脱水、低/高钠血症、低/高钾血症及脂肪酸缺乏等,其中最常见的是高血糖和低血糖。应注意监测,及时处理。

4.感染性并发症

主要有吸入性肺炎和营养液污染导致的感染。

（1）吸入性肺炎：误吸是肠内营养最严重和致命的并发症。误吸后突然发生呼吸道炎症或呼吸功能衰竭，即吸入性肺炎。临床表现为呼吸急促，心率加快，X 线检查发现肺部有浸润影。如果大量的胃肠内营养液突然吸入气管，患者可在几秒内发生急性肺水肿。

治疗原则：①一旦误吸，立即停用肠内营养，并将胃内容物吸尽。②立即从气管内吸出液体或食物颗粒。③即使少量误吸，也应鼓励患者咳嗽，咳出气管内液体。④如果食物颗粒进入气管，应立即行气管镜检查并清除食物颗粒。⑤行静脉输液及给予皮质激素，以消除肺水肿。⑥应用抗生素治疗肺内感染。

预防措施：①将患者置于半卧位，床头抬高 30°～45°。②经常检查胃潴留情况，如胃内潴留液体超过 150 mL，应停止滴入。③呼吸道原有病变时，可考虑行空肠造瘘。④必要时选用渗透压低的营养液。

（2）营养液及输送系统污染导致的感染：主要是操作不符合标准所致，如营养液和输送管道器具在配液时和更换管道时被污染，插鼻胃管时咽部细菌带入胃内。患者可出现肠炎、腹泻。所以，营养液应现配现用；配液器具要严格消毒；输注营养液管道应定时更换；管道接头处应保持基本无菌状态。

（肖　燕）

第四节　特殊营养物质在危重症患者中的应用

长期以来已认识到营养是产生免疫反应的一个重要组成部分，并且营养物和免疫功能之间存在复杂的相互作用。在危重症患者中，中、重度的蛋白质—热量缺乏性营养不良会引起细胞介导免疫、吞噬细胞功能，补体系统和黏膜抗体反应等的很大异常，而特殊营养物质对免疫活性的特殊方面产生不同程度的作用，同时在促进蛋白质的合成与降低蛋白质的分解方面也有一定的作用。近几年来对特殊营养物质在危重症患者中的特殊作用并应用于临床已有许多实验和临床研究。

一、精氨酸（Arg）

精氨酸是条件非必需氨基酸。但在危重症患者高代谢状态下，精氨酸是必不可少的营养物质，成为必需氨基酸。因为肾在创伤、感染时对氨基酸，尤其是精氨酸、谷氨酰胺的再吸收能力下降，导致负氮平衡。

1.精氨酸可增加体内氮潴留，促进蛋白质合成，增强免疫反应

因为精氨酸具有刺激激素分泌的活性，包括刺激垂体释放生长激素和泌乳素；胰腺释放胰岛素和胰高糖素；肝和小肠释放胰岛素样生长因子（IGF－1）和肾上腺释放儿茶酚胺。通过其还能影响胸腺的作用，增强损伤后有丝分裂原刺激的 T 细

胞增生。它也牵涉到蛋白质合成和伤口愈合,可能通过刺激产生生长激素而增加创伤后蛋白质的潴留。因此精氨酸可增加体内氮潴留,促进蛋白质合成,改善机体氮平衡。有研究表明,创伤后早期精氨酸的需要增加,给予正常浓度的精氨酸能增强组织的修复能力,增强代谢和免疫功能。在肠内与肠外营养制剂中,适当地强化精氨酸,能有效发挥细胞免疫作用。

2.精氨酸能有效改善肠黏膜屏障,减少细菌易位

全肠外营养(TPN)引起肠黏膜屏障损伤,肠道细菌易位及肠源性脓毒血症已引起广泛重视。大量实验和临床研究证明,由于 TPN 的应用,常引起肠道黏膜"饥饿",在 1 周内即可发生肠黏膜或绒毛萎缩症,从而导致肠黏膜的形态和功能发生改变;肠壁的通透性增高,增加了潜在的肠道致病菌易位的机会。有资料显示易位的肠道内菌群主要为埃希杆菌、奇异变形杆菌;其次为念珠菌、表皮样肠球菌等。这些条件致病菌,内毒素和其他毒性混合物,可穿透肠黏膜溢出肠腔而进入腹腔,最终经淋巴管和血管播散到全身,导致肠源性菌血症或脓毒血症。而添加精氨酸的营养液对 TPN 并发症的预防和机体康复将起到重要作用。实验和临床研究证明精氨酸强化的营养液可以改善 TPN 的肠黏膜损伤状态和功能,增加肠黏膜的总厚度及小肠绒毛细胞计数,降低肠黏膜的通透性,减少肠道细菌易位。而且精氨酸具有改善 T 细胞的功能,促进 T 辅助细胞分泌白介素 2 产生一氧化氮(NO),增强巨噬细胞的细胞内杀伤作用,促进多胺、胍氨酸、鸟氨酸、酮戊二酸等肠黏膜滋养因子合成,恢复肠黏膜结构完整性。因此精氨酸及其代谢产物能有效改善肠黏膜免疫障碍,减少细菌易位,是防止 TPN 并发症发生的保护剂。

3.精氨酸在免疫防御及免疫调节中的作用

严重创伤的患者因应激反应使蛋白质处于亢进的高代谢状态,而肾对氨基酸尤其是精氨酸、谷氨酸的再吸收能力下降,从而导致负氮平衡。创伤使大量的 IL-1、IL-6、TNF 释放,以及 IL-2 水平下降。若持续时间过长将导致细胞群的衰竭、损伤免疫功能,增加潜在并发症的发生机会。在多种动物实验中观察到,给予精氨酸后导致胸腺增大和细胞计数增多,促进植物凝集素(DHA)、刀豆蛋白 A(Con-A)等有丝分裂原的产生,并且显著提高 T 淋巴细胞对有丝分裂原的反应性,从而刺激 T 淋巴细胞的增生,增强巨噬细胞的吞噬能力和天然杀伤细胞对肿瘤细胞的溶解作用;增加脾单核细胞对 IL-2 的分泌活性,以及 IL-2 受体的活性,显著降低前列腺素 E(PGE_2)的水平,进一步促进 IL-2 合成,最终产生以提高 T 淋巴细胞间接反应为中介的免疫防御与免疫调节的强力作用。精氨酸在肠内营养中的强化对严重创伤大型手术患者的营养状态和免疫功能的恢复以及免疫防御和免疫调节机制的正常运行发挥了重要作用。因此强化精氨酸的肠内营养治疗中,精氨酸的作用是:①可增加机体内氮潴留。②有效地发挥调节作用,控制蛋白

质更新。③促进肌肉内蛋白质的合成。④有助于改善机体氮平衡,提高机体的免疫状态。

4.精氨酸及其体内代谢活性产物一氧化氮(NO)在腹腔严重感染对胰腺具有保护作用

外源性 Arg 对急性胰腺炎的保护作用已有许多报道,在新近的研究中还发现存在 NO 的免疫调节机制。NO 是体内多种组织及细胞产生的一种多功能的气态生物信使,而 L-精氨酸是合成 NO 的唯一底物。L-精氨酸在两种 NO 合酶催化下经过氧化脱氨基作用生成 NO,并同时生成 L-胍氨酸。NO 的活性高,不稳定,可迅速代谢为稳定的终末产物——硝酸盐及亚硝酸盐,并以硝酸盐的形式从尿中排出体外。目前认为 NO 对免疫系统的调节作用可能有几个方面:①NO 抑制 T 淋巴结增生,抑制抗体应答反应,抑制肥大细胞反应性。②促进天然杀伤细胞活性,激活外周血中的单核细胞。③调节 T 淋巴细胞和巨噬细胞分泌细胞因子。④介导巨噬细胞的细胞凋亡。近来体外研究表明,精氨酸通过巨噬细胞和淋巴细胞对肿瘤和感染细胞发挥毒性的关键作用,是继于 NO 的产生和释放所致。在危重症患者的营养治疗中有它特殊的作用。

二、谷氨酰胺(Gln)

谷氨酰胺对许多器官、组织有特殊的营养作用,可作为肠黏膜细胞、免疫细胞等快速生长和分化细胞的主要能源及核酸合成的前体,用于维持肠道的结构和功能,促进免疫功能(包括肠道免疫和全身免疫功能)等,Gln 已日益受到重视。以往认为谷氨酰胺是一种非必需氨基酸,但是在机体应激状态下,此时肠道黏膜上皮细胞、免疫细胞等对谷氨酰胺利用明显增加,血液和组织中谷氨酰胺浓度却急剧下降,因此在外科危重症患者中谷氨酰胺可能是一种非常重要的必需氨基酸。

谷氨酰胺在外科危重症患者治疗中有以下作用。

1.降低危重症患者机体的高代谢状态

大手术、创伤、脓毒症后机体处在高代谢状态,氮的丧失量可超过 2 g/d。骨骼肌游离谷胺酰胺浓度的下降是蛋白质分解代谢中常见的现象。肌肉细胞谷氨酰胺含量的下降往往影响患者的生存率,而肌肉蛋白质合成率高低与谷氨酰胺含量的多少有关。临床研究表明,给予不含谷氨酰胺的标准 TPN 者,不能纠正肌肉谷氨酰胺含量的降低,而加入谷氨酰胺的 TPN 患者中骨骼肌内谷氨酰胺下降程度明显改善,证实了谷氨酰胺在减少肌肉游离谷氨酰胺浓度下降和促进蛋白质代谢中有积极作用。

2.维持和恢复危重症患者肠道屏障的结构和功能

危重症患者中由于谷氨酰胺的缺乏可导致不同程度的肠黏膜萎缩,增加肠道的通透性,破坏肠道的屏障功能。

3.改善机体的免疫功能

危重症患者出现免疫功能受抑制伴有肌肉和血浆谷氨酰胺浓度的显著降低。谷氨酰胺对肠道免疫功能的改善已有报道。

在危重症患者应激状态下,Gln在各器官间的氮流动中起着极为重要的作用,是依赖Gln氧化供能的器官如肠道和组织细胞如血管内皮细胞、巨噬细胞、黏膜和肺泡上皮细胞、成纤维细胞等的重要营养底物和调节因子。提供外源性Gln既有利于改善体内平衡,纠正危重症患者的代谢性酸中毒,增强免疫细胞和肠黏膜屏障功能,降低肠源性细菌和内毒素易位,又可有效地减轻缺血—再灌注损伤和内毒素介导的血管内皮细胞和黏膜上皮的损伤,促进各种免疫活性细胞的分化、增生,增强机体非特异性防御能力,并调节免疫活性细胞的各种介质、细胞毒素和免疫球蛋白的分泌和相互作用。因此认为在危重症患者的抢救中,提供外源性Gln是很有益的。

三、脂肪酸

膳食中的脂类是必需脂肪酸和热量的来源,是脂溶性维生素如维生素A、维生素D、维生素E和维生素K的转运载体,而且在调节机体的免疫功能方面有它重要的作用。它对特异性和非特异性免疫系统的一些免疫细胞、单核细胞、巨噬细胞、淋巴细胞和多形核细胞产生很大的作用。在创伤应激反应中,如果只给葡萄糖及氨基酸,必会造成必需脂肪酸的缺乏,从而引起必需脂肪酸缺乏症。其结果会引起机体免疫功能下降、血小板功能下降,皮肤、毛发及神经组织的正常生理功能遭到破坏。

四、生长激素

近年来许多研究证实适当地应用重组人生长激素(rhGH)能够逆转和改善危重症患者机体的高代谢状态,对预后产生积极的作用。生长激素是垂体前叶分泌的一种蛋白质激素,其生物功能是直接的代谢作用和间接的促生长作用。主要表现为促进葡萄糖氧化,从而提高能量水平,促进脂肪分解和糖异生,改善蛋白质分解,促进蛋白质的合成。

临床应用方法:代谢支持治疗同时加用生长激素,一般采取低热量的肠外营养[63.68 kJ/(kg·d),30~35 kJ/(kg·d)]加生长激素。①剂量:多数学者主张0.1~0.2 mg/(kg·d)或8~12 IU/(kg·d)。②途径:每天1次或每天2~3次皮下注射。③注意点:GH能导致高血糖,故应掌握指征并严格监测血糖。孕妇及哺乳期妇女应慎用。避免身体同一部位反复多次用药。rhGH在应用过程中导致高血糖和胰岛素抵抗，而 IGF－1 具有合成代谢效应外尚有降低血糖作用，因此 rhGH 与 IGF－1 的联合应用，合成代谢效应明显增强。

（肖　燕）

第五节　危重症患者的营养护理

护理工作者在危重症患者的急救及康复过程中，起着重要作用，营养护理就是其中一个重要组成部分。24 小时密切观察病情，发现问题，及时、慎重处理，是对每一名 ICU 护士最基本的要求。下面论述在营养护理中，护士应该如何观察病情，以及发现问题后如何正确处理。

一、危重症患者营养支持的监测指标

1.体重

体重用以评价患者的营养状态，估算营养需要量。危重症患者由于存在水肿、水钠潴留等，使体重的变化较大。因此，这类患者在估算营养需要量时，应考虑理想体重和患病前体重，并动态测定。

2.能量消耗的测定

过低与过度营养均会给机体造成损害，尤其是对于代谢紊乱、能量消耗变异较大的危重症患者，提供适量的营养底物非常重要。理想的营养支持应按照实际测量的能量消耗量供给营养底物。间接能量测定法使这成为现实。

$$REE=[(3.9 \times VO_2)+(1.1 \times VCO_2)] \times 1.44-(2.8 \times UUN)$$

REE 静息能量消耗；VO_2 氧耗量（L/min）；$VCO_2 CO_2$ 产生量（L/min），UUN 尿中尿素氮的量。

呼吸商（RQ）是营养物质净氧化的指标。呼吸商正常范围 0.7～1.0。呼吸商的价值在于反映营养物质的利用比例或混合的能量氧化。

$$RQ=VCO_2/VO_2$$

3.液体平衡

准确测量 24 小时的出入量，包括尿量，胃肠引流液、腹泻、各种体腔引流及伤口渗出量等。根据丢失的液体来考虑需要补充的液体量。心功能不全及肾衰竭等严重限制液体入量的患者尤为重要。

4.血气分析检查

危重症患者常存在多重酸碱紊乱，营养支持，特别是肠外营养支持，又常影响体内的代谢状态，应监测血气。

163

5.内脏蛋白测定

内脏蛋白测定是常用的观察指标,反映体内蛋白质储存情况与代谢状态。监测内脏蛋白水平,可指导制定营养支持的方案以及判定营养支持的效果。

(1)C反应蛋白:C反应蛋白为急性相蛋白,应激反应时合成增加。C反应蛋白浓度变化与血浆阴性蛋白及氮平衡无明显相关。

(2)白蛋白:白蛋白半衰期较长,代表体内较恒定的蛋白质含量,异常丢失使血浆白蛋白迅速降低。白蛋白过低将影响营养底物转运与代谢、药物作用及血浆胶体渗透压等。

(3)快速转换蛋白:包括前白蛋白、转铁蛋白、纤连蛋白、视黄醇结合蛋白、铜蓝蛋白等。由于快速转换蛋白半衰期短,是评价蛋白质合成状况及营养支持效果的常用指标。

6.免疫功能测定

(1)淋巴细胞计数:正常参考值 $1.5\sim3.0\times10^9/L$,$<1.5\times10^9/L$ 为营养不良。

(2)免疫球蛋白:在营养不良、感染、肿瘤等疾病状态下,可导致免疫球蛋白合成减少和(或)应答能力下降,导致机体对致病微生物的抗病能力下降。

(3)T淋巴细胞亚群:营养不良、蛋白质丢失、应用皮质激素等,均可使T淋巴细胞受抑制,损害免疫功能。CD4/CD8可作为评估机体细胞免疫状态的指标。细胞免疫受抑制时 CD4/CD8 下降。

7.氮平衡测定

氮平衡是每日入氮量与排氮量之差。氮平衡测定是估算营养支持效果的一种方法,也可用于了解机体代谢状态及体内蛋白质分解程度。氮平衡测定结果有3种可能:①摄入与排出氮量基本相等,称为总平衡,表示体内蛋白质的分解与合成代谢处于动态平衡之中。②摄入氮量>排出氮量,称为正氮平衡,表明摄入氮或蛋白质除补偿组织的消耗外,尚有部分构成新的组织而被保留。③摄入氮量<排出氮量,称为负氮平衡,表明体内蛋白质分解>合成。创伤、感染等应激或营养供给不足时,表现为明显负氮平衡。

鉴于机体代谢过程产生的氮大部分(85%～90%)由尿排出,且尿中以尿素氮占大多数,经尿排出的其他含氮物约 2 g/d,故氮的排出量可根据24小时尿中尿素氮的量计算得出。

肠内营养时应计入每日粪便测定的含量。血制品是整蛋白,不计入氮平衡计算中。接受血滤和透析治疗的患者,排氮量中还应计入透析液与超滤液中氨基酸或氮含量。

8.3-甲基组氨酸测定

3-甲基组氨酸(3-MH)是肌肉蛋白质分解代谢产物。严重创伤、烧伤和全身感染后,尿 3 - MH 排泄增加;反之,代谢率降低时,其排泄量减少。动态观察可了解肌肉蛋白质的变化。

9.并发症监测

(1)体温:注意营养支持中的体温变化以及时发现感染性并发症。

(2)血糖监测:应激状态下机体糖代谢常处于不稳定状态,严重感染、创伤、MODS 以及既往糖代谢异常的危重症患者尤为明显。应加强血糖监测,调整葡萄糖供给及胰岛素使用。

(3)血浆渗透压:当怀疑有高渗情况时应作测定。无测定仪器的单位可按以下公式计算:血浆渗透压分子浓度(mmol/L)＝2(Na^+＋K^+)＋血糖＋BUN(各项单位为 mmol/L)。

(4)血清电解质:危重症患者容易出现电解质紊乱。应注意电解质检测。

(5)血清微量元素与维生素:一般不列为常规检测。某些疾病,特别是危重时期,可诱发体内微量元素含量与分布变化,并影响机体代谢与生理功能,需要时应予检测。

(6)血常规:营养支持期间可每周检查 1～2 次。

(7)肝功能:一般情况要求每周测定 1～2 次,全肠外营养＜TPN,治疗 2～3 周后,尤应注意肝功能的监测。

(8)血脂测定:可每 1～2 周测定一次。输注脂肪乳剂的过程中,应监测血脂情况,即每日在脂肪乳剂输注完后 6 小时取血标本,以评价输注的脂肪乳剂是否被利用。肝功能障碍、低白蛋白血症及胆红素代谢异常等情况下,应特别注意监测血脂。

(9)尿电解质检查:留取 24 小时尿液,主要测定尿液中钾、钠的含量,每日 1 次。

(10)胆囊 B 超:检查胆囊容积、胆汁稠度、胆泥形成等,评价肝胆系统损害与淤胆情况。

(11)粪常规与细菌学检查:全肠外营养期间,特别时间较长,可发生肠道菌群失调,导致腹泻。肠内营养时也可因营养液污染导致肠炎、腹泻。应注意粪常规与细菌学检查。

10.肠黏膜通透性检测

测定肠黏膜通透性,可间接评价肠黏膜完整性及判断肠黏膜屏障功能。可测定尿乳果糖排泄率/甘露醇排泄率。肠黏膜缺血/再灌注损伤后,可导致黏膜细胞萎缩,吸收面积减少,同时细胞间紧密连接破坏,致乳果糖通过增加,乳果糖/甘露醇排泄比率增加。

二、危重症患者肠内营养的护理

临床上危重症患者肠内营养治疗的原则是：只要有胃肠功能应尽早使用。但是使用中应遵循由少到多、由低浓度到高浓度、速度由慢到快循序渐进的原则；不要急于求成，不要公式化；要因人而异，选择不同的支持途径、不同方法、不同的营养素；在配制营养素时操作要规范；减少并发症的发生；同时要了解患者的心理状况，作好相应的工作；使肠内营养的治疗作用收到实效。

1.肠内营养的指证

胃肠道功能状态因疾病状态不同个体差异较大。相当部分危重症患者由于肠道缺血/再灌注损伤、腹腔炎症使肠壁水肿、粘连等，以及手术、创伤使胃肠道吸收、分泌、消化能力与蠕动能力部分受到损害，难以达到理想的完全肠内营养，且易出现不耐受现象。近年来的研究证实了大手术、烧伤、创伤等应激后早期肠道营养的可行性与益处。只要危重症患者肠功能状态允许，特别是小肠运动、吸收、消化功能允许，应该尽早考虑给予肠内营养。临床应用时应考虑以下因素。

(1)不能经口摄入正常固体食物以获得所需足够热量与营养物者。如机械通气的患者或经口摄食量<2/3需要量。

(2)可建立胃肠道喂养的通路以保证营养的供给。

(3)经过早期复苏与抗休克治疗，循环稳定，水、电解质与酸碱失衡纠正。

(4)严重低蛋白血症予以纠正，血浆白蛋白水平28～30 g/L。临床资料显示，血浆白蛋白<25 g/L者，腹泻发生率较血浆白蛋白>28 g/L者明显增高。

(5)胃液潴留量不多，24小时<(200～300) mL，临床无腹胀存在，或可闻及肠鸣音。

2.肠内营养支持的禁忌证

某些危重症患者或疾病的危重时期不宜选用肠内营养，主要包括以下情况。

(1)严重应激状态：血流动力学不稳定，水、电解质、酸碱失衡未纠正，应先处理全身情况，待内环境稳定后，再酌情考虑肠道喂养的时机。

(2)腹腔感染未予控制导致肠管运动障碍，出现明显腹胀，肠鸣音消失或腹腔大量炎性积液时，不能耐受肠道喂养。

(3)机械性完全性肠梗阻和麻痹性肠梗阻。

(4)肠瘘早期，腹腔感染较重且未局限。

(5)急性肠道炎症伴有持续腹泻、腹胀者，吸收功能差。

(6)较严重消化道出血及剧烈呕吐。

3.肠内营养支持的时机

近10年来，人们越来越认识到早期肠道喂养的重要意义。在维持营养代谢的同时,其重要的药理作用在于维护、支持肠黏膜屏障与消化功能,改善组织灌注,明显降低感染性疾病与 MODS 的发病率等。为此提出的"当肠道有功能,能安全使用时,使用它"的观点,并在临床实践中遵循这一原则。具体可参考以下几方面因素。

(1)危重症患者早期肠道喂养建议在患病 24～48 小时开始。前提是血流动力学基本稳定,腹腔感染灶清除或得到控制。

研究显示,严重烧伤患者早期出现的高代谢反应,而早期(48 小时内)肠内营养明显降低了肠源性高代谢反应,使能量消耗降低,同时维护了肠黏膜屏障功能,改善肠通透性;大手术、创伤后的危重症患者早期肠内营养,可从手术后 12～48 小时开始实施,但较理想的是 24 小时内。术后早期的肠内营养有助于改善营养状态,促进伤口愈合,减少并发症等。

(2)全身性感染和 MODS 危重症患者,病情往往较重,受累的器官多,相当部分患者存在不同程度的肠道功能障碍,肠内营养特别是早期肠内营养难以理想实现,腹胀、胃液储留以及误吸等并发症也较多。这类患者肠内营养的药理作用大于其营养作用,争取在适宜的时期开始肠道喂养,以肠外营养＋肠内营养形式实现危重症患者的营养支持,并使肠内营养比例超过 20%。

4.肠内营养支持途径选择及建立

肠内营养置管类型包括鼻胃管、鼻肠管、胃造口或空肠造口置管。鼻胃管、鼻肠管可通过非手术方法置入,而胃造口或空肠造口置管则通过手术或内镜协助下完成。胃肠功能良好、神志清醒的患者,应放置鼻胃管,但存在反流、误吸等并发症,而且常常需要进行胃肠减压,因此鼻胃管不宜首选。应选择放置鼻空肠导管,导管尖端应达到幽门以下,达屈氏韧带以下更为理想。急性胰腺炎患者导管顶端位置应更低,以减少对胰腺分泌的影响。鼻肠导管与胃或空肠造口置管是 ICU 患者常常选择的肠内营养通道。

(1)经鼻肠导管:合并吞咽困难或放置气管插管的患者,经鼻置管不易成功,或难以通过幽门,可采用经导丝置管或内镜协助下,将营养管送入食管以及通过幽门。此法成功率高,患者易于耐受,绝大多数患者置管过程中不需镇静。导管留置时间也可延长。

(2)经空肠造口置管:空肠造口置管常与开腹手术同时进行,操作简单,置管确实、可靠。而空肠穿刺置管(NCJ)使这一方法更加简化,损伤小,简单易行,但管腔较细,要求肠内营养液溶解性更好。主要适应证:①手术时存在营养不良。②较大上消化道手术。③手术后可能接受放射治疗或化疗。④严重创伤行开放手术。

(3)经皮内镜导管胃造口及空肠造口:经皮内镜导管胃造口术(PEG)和空肠造口术(PEJ)是在内镜协助下,经腹壁、胃壁造口置管的方法,床旁即可实行。经内镜引导下十二指肠或空肠造口术（PED 和 PEJ）的操作难度大，安全性方面不如 PEG，主要的并发症是导管移位和穿刺部位外瘘。目前更多采用的方法是 PEGJ，即通过 PEG 放置一较细的空肠营养管，由此施行肠道喂养，PEG 导管可同时行胃肠减压。

一般来说，鼻肠导管与空肠造口导管更适用于危重症患者。需要较长时间肠内营养支持者及经鼻置管困难者，可考虑空肠造口置管法。应强调导管顶端达幽门以下、屈氏韧带以下更理想，使得反流与吸入性肺炎等并发症的发生率明显降低。贲门功能不良、反流明显、颅脑损伤严重及意识障碍的危重症患者更应如此。

5.肠内营养液的输注方式

营养支持投给方法，一般有分次推入法、间断重力滴注法、连续滴注法（可采用重力或输液泵）。采用任何投给方式取决于配方饮食的性质，喂养管的类型与大小，管端的位置及营养需要量。

（1）分次推入法（定时灌注）：将配好的液体饮食吸入注射器内，缓缓地注入胃内。每次 200 mL 左右，每日 6~8 次。适用于胃肠运动良好、贲门功能正常、神志清醒的非机械通气支持的患者，适用于鼻胃管或胃造口管注入匀浆膳食，以及由肠内营养向口服饮食过渡的患者。部分患者对此种方式耐受性差，易引起恶心、呕吐、反流、腹胀、腹泻及腹部痉挛性疼痛，有的患者经过几天后可以耐受。但对于大多数危重期患者不宜采用此方法。

（2）间断重力滴注法：将配好的液体膳食或营养素放入管饲容器内，经输液管及莫非滴管与喂养管相连缓慢滴注，每次 250~500 mL，速率 30 mL/min，每次持续30~60 分钟，每天 4~6 次。此方式适合鼻胃管和胃造口管，优点是患者活动方便，缺点是可能有胃排空缓慢。

（3）连续滴注法：与间断重力滴注法的装置相同，通过重力滴注或输液泵连续 24 小时输注。除输注匀浆膳外，采用营养素目前多主张此种方式，特别适合危重症患者，其优点在于腹胀、腹泻、腹痛的并发症减少。输入速度采用循序渐进的方法，从少到多，从低浓度到高浓度。温度常温或 42 ℃左右。连续滴入从每分钟 15 滴开始，维持在 50 滴左右。也可以用泵维持开始每小时 40 mL，以后递增。但此法肺炎的患病率较高，因为胃液 pH 呈碱性，有助于肠道内细菌的定居，并进一步从胃移居至气管和咽部。

此外，可以间歇持续输注法：在持续匀速输注期间有一定的间歇期，如连续输注 16~18 小时，停止输注 8~6 小时，有助于保持胃液 pH 处于正常范围，抑制上消化道细菌的生长。

6.肠内营养的类型与选择

肠内营养制剂根据其组成分为要素饮食、整蛋白配方饮食、匀浆膳和管饲混合饮食等。危重症患者较常应用要素饮食和整蛋白配方饮食。

要素饮食是指由氨基酸或水解蛋白(短肽)、葡萄糖、脂肪、电解质、微量元素、维生素制成的混合物。可提供人体所需的营养素与热量,不需胃液、胰液、胆汁等参与消化,直接吸收或稍加消化即可吸收;不含残渣或极少残渣,粪便形成少。要素饮食是早期肠内营养和危重症患者施行肠道喂养时选择的膳食。根据其氮源的不同,要素饮食又分为水解蛋白为氮源的要素饮食和氨基酸为氮源的要素饮食。要素饮食配成液体后的热量密度一般为 1.0～1.5 kcal/mL。

随着营养支持的发展,根据不同疾病状态下机体对某些营养素的特殊需要,制成特殊配方要素饮食,如适用于危重症患者免疫增强配方的要素饮食等,使肠内营养支持更趋合理。

氨基酸要素饮食是危重症患者理想的肠内营养制剂。小肠黏膜细胞具有游离氨基酸以及二肽和三肽的转运吸收系统,如要素饮食所含为游离氨基酸和二肽及三肽的混合成分,氮的吸收成分将因此会增加,但较长的肽链将影响氮的吸收。对于某些氨基酸吸收障碍的疾病,短肽类要素饮食可被较好地吸收。

随着对早期肠内营养重要意义的认识,除上述配方要素饮食外,还增加了疾病状态下对组织细胞有特殊作用的营养素,如谷氨酰胺、精氨酸、中链脂肪酸、Ω－3脂肪酸(鱼油)、核苷酸、支链氨基酸、酪氨酸、牛磺酸,以及含有乳酸杆菌、双歧杆菌的生态免疫营养。

被认为有免疫促进作用的营养因子还有维生素 E、β－胡萝卜素和微量元素 Zn、Se 以及中草药中的人参皂苷和黄芪多糖等。在标准的肠内与肠外营养配方中加入某种或几种免疫营养因子,可以上调机体免疫机能。

膳食纤维的重要的作用近年来受到重视,特别是可溶性膳食纤维在结肠内酵解后形成短链脂肪酸(SCFA),进一步影响结肠、小肠的结构与功能。目前临床上应用的膳食纤维制品有含大豆多糖的液体肠内营养制剂、果胶。在补充膳食纤维时应注意水的补充。

7.肠内营养的并发症与处理

(1)反流、误吸与肺部感染:营养液和消化液的反流、误吸,导致吸入性肺炎。相关因素包括以下方面。

1)肠内营养管移位与折返。

2)胃排空不良及腹胀:这类患者强调营养液肠内输注而不能胃内灌注,营养管尖端位于屈氏韧带以下较为安全。此外,可应用胃动力药物甲氧氯普胺、普瑞博斯等促进胃的排空及肠蠕动。同时注意监测患者胃内或肠内营养液的潴留量或胃肠减压量与 pH。

3)胃液 pH 升高:胃液 pH 升高,导致肠道细菌移位、定殖。研究认为连续输注 16～18 小时后间断 8～6 小时,则有助于保持胃液的正常酸度,降低肠道菌的移位与口咽部定殖,从而有助于降低革兰阴性杆菌的肺部感染发生。

4)意识障碍:宜将肠内营养管置于屈氏韧带以下空肠或幽门以下十二指肠,且在接受肠内营养治疗时将头及上半身抬高>30°,需长时间接受肠内营养支持者可考虑行 PEG 或 PEGJ。

5)呼吸道防御能力降低:危重症患者呼吸道自我防护能力下降。机械通气的肠内营养危重症患者,十二指肠—胃反流较常发生,反流液碱化胃液,pH 升高。防治方面也应使肠内营养管达到足够深度,以保证营养液从小肠内输注,并注意监测胃内容物酸碱度及残留量。

(2)胃肠道不良反应。

1)肠内营养相关腹泻:腹泻是肠内营养较常见的并发症,肠内营养期间发生腹泻的相关因素包括:①配置营养液与开放容器时,造成肠内营养液被污染。②悬挂时间较长或存留有前期未输完的营养液。③营养不良。④低白蛋白血症。⑤全身性感染。⑥MODS。⑦存在感染灶。⑧发热或低温。⑨应用广谱、强力抗生素。

另外,腹泻发生还与输注速度过快、溶液渗透压较高及温度较低等有关。

对于腹泻的防治,应注意以下几方面:①营养液的无菌配制,并置于封闭容器中,每日更换输注用品。②血浆白蛋白<25 g/L 者应先予补充纠正。③适当控制体温,清除体内感染病灶。④输注速度由慢逐渐增加。⑤若腹泻与抗生素应用有关,则应停用抗生素,并补充肠道生态菌。⑥注意输注过程中营养液的温度及浓度,以不同个体能够耐受为标准。

2)腹胀、便秘和腹痛:危重症患者在肠道喂养时易出现不同程度的腹胀,重者使肠内营养无法继续。这类患者在开始肠道喂养时,更应注意减慢输注速度,降低浓度,配合胃肠动力药物及密切监测胃或肠内潴留量,如胃内潴留量>100 mL、小肠内潴留量>200 mL,应予注意减量或停用。便秘者可增加膳食纤维的补充。

3)恶心与呕吐:常常是肠内营养液应用不当所致,特别是采用间歇性一次性投给喂养方式。此外,胃肠排空障碍导致的胃、肠内液体潴留,也可导致呕吐。

4)倾倒综合征:放置空肠营养管的危重症患者,可出现倾倒综合征,多因高渗溶液快速进入小肠所致。减慢输注速度,适当稀释营养液以降低渗透压,多可使症状缓解。

(3)机械性并发症。

1)肠内营养管堵塞:应用营养液均要输注前检查营养液的性状,每次营养液输注完及注射药物后均应用>30 mL 盐水或温开水冲洗导管以确保无堵塞。

2)鼻咽食管和胃黏膜损伤及炎症:留置时间长、管径粗、质地硬的导管,可造成鼻腔、咽部、食管黏膜受刺激及黏膜受损,并由此导致炎症。鼻黏膜炎症肿胀,可影响鼻窦分泌物引流而发生鼻窦炎,甚至进一步引发颅内感染。对于无症状发热的患者,应注意鼻窦区域的物理检查,必要时可行头颅 CT 检查。

留置鼻导管者注意鼻咽部分泌物清除,保持鼻窦开口通畅。长期留置营养管的患者可考虑行空肠造瘘。

3)与 PEG/PEGJ 相关并发症较严重的有腹壁下脓肿和筋膜坏死,其他有穿刺造口局部感染、胃液漏出或出血以及气性腹膜炎等。随着内镜技术的成熟与 PEG 材料及器械的不断改进,相关并发症已逐渐减少。

(4)代谢性并发症:随着临床营养支持的发展与对胃肠道重要地位的认识,危重症患者营养支持的选择中越来越多注重肠内营养的特殊作用与应用。但由于应激对胃肠结构与功能的影响,使患者对肠道喂养的耐受性与相关并发症的发生率均不同于一般患者,不恰当地使用加重肠功能紊乱,增加并发症。因此,肠内营养在应用时应注意以下几点。

1)符合肠内营养的基本条件:具有有功能的、可安全使用的肠道。

2)肠道喂养前确定营养管位置正确:营养管应达幽门以下,最好达屈氏韧带以下。

3)营养液输注速度与浓度:要素饮食的渗透压较高,需要适应过程。应掌握由低浓度、低速度开始逐渐增加。如出现不良反应,应减量甚至停药。某些肠功能状态较差或脆弱的患者,开始浓度可更低,甚至从温水/盐水开始。

4)营养膳食的选择:选择肠内营养素时应考虑病种、胃肠道消化和吸收主要营养素的能力、全部营养素的需要量、水电解质情况等。①肠功能状态较好的,可选择整蛋白或肽类(或多聚物配方)肠内营养膳食。否则可选择短肽或结晶氨基酸为氮源的要素饮食。商品营养制剂有能全力、能全素、百普素、纽纤素、纽纯素、瑞素、瑞高、复方营养要素等。医院营养科配制的匀浆膳、混合奶则是以天然食物加食品营养制剂、天然食物加单一营养素。②应激较重的危重症患者,能量消耗增加,可适当增加配方中脂肪比例,添加支链氨基酸、谷氨酰胺等特需营养成分。③重症胰腺炎及肠道炎症疾病患者,可选择短肽或氨基酸为氮源的要素饮食以减少对胰腺分泌的刺激和肠道消化负担。

5)小儿及肝、肾功能障碍者选择特殊配方的要素饮食。①胃排空状态评定:胃残留量被广泛用于评价胃的排空状况,但对于残留量多少来判断排空状态的标准尚不一致。多数学者认为胃残留量>100 mL 或小肠残留量>200 mL 时,应密切观察胃肠运动状态与排空功能。治疗可应予减量,加用促进胃排空药物,如仍不改善则应停输。空肠喂养同时留置胃引流管者,每日胃液引流应<400 mL 为宜。否则,应注意胃肠运动状态、引流液性状与 pH。②加强相关并发症的监测:鉴于危重症患者胃肠功能减退及易出现不耐受情况,肠内营养期间应加强护理与反复定时

的监测胃液 pH、残留量、肠鸣音、腹胀情况、排便次数等。

8.危重症患者肠内营养的监测与护理

(1)常规进行口腔护理。

(2)观察使用 EN 后患者的胃肠道反应,有无腹胀、反流等不适。如果腹胀应减慢速度,为防止反流,给予推入方法时床头应抬高 45°,并持续餐后 1 小时。

(3)注意营养液的温度、速度、浓度,给入时每小时从 40 mL 开始,3 小时后 60 mL;以后逐渐调整;一般可维持 100～120 mL。控制输注速度,可用输液泵控制速度。

(4)监测患者的水、电解质变化,出入量,尿糖,血糖,肝功能变化,糖尿病或高血糖给予胰岛素。

(5)营养管及输注的管理。

1)妥善固定管道,防止导管移位、脱出。

2)胃造口及空肠造口处的敷料应每隔 2～3 日更换 1 次。

3)为预防管道堵塞,定期冲洗管道。每次喂养后用无菌水(或温开水)冲洗管道,连续滴注时每更换液体时可滴入无菌水(或温开水)30～50 mL,分次推入时应在每次推入前抽吸胃内容物,大于 150 mL 应暂停喂养,经营养管给药需在给药前后用温开水至少 30 mL 冲洗营养管,每日输注完毕,应用冲洗管道。

4)鼻饲瓶(袋)和接营养管的输注导管每 24 小时应更换。

5)胃内输注时,患者应取头高 30°～45°卧位,以减少误吸发生率。

(6)观察大小便并进行记录,对于有腹泻患者应分析情况,排除菌群失调或肠黏膜低蛋白水肿时,在给予药物治疗同时,可采用纤维型肠内营养制剂。

(7)对神志清醒的患者必须进行心理状况的了解,消除手术对其造成的心理紧张,讲解肠内营养的必要性和有效性、安全性,询问食物过敏史和口味,让其认识到肠内营养对其康复的重要作用,取得其配合,必要时介绍成功的病例,增强患者的信心。长期肠内营养者,同时讲解使用方法,以便让患者参与实施管理。及时处理管饲过程中出现的问题,提高患者的安全感。

9.营养治疗室的条件和制度

由于 EN 营养有液体和粉状制剂之分,同时患者使用的浓度不一,因此需要专门的肠内营养治疗完成配置工作。

(1)治疗室的面积和设备要求:治疗室面积应在 30～60 m²,分准备间和制作间,室内地面应用水磨石或瓷砖,墙壁应用瓷砖到顶,设施有上下水道、空调、照明和紫外线消毒设备、操作台。仪器包括电冰箱、微波炉、食物粉碎机、胶体磨、消毒柜、烘干机、药品储存柜、食品储存柜、秤、天平、电磁炉、蒸锅、玻璃量筒、漏斗、搅拌器、剪刀、无菌纱布等,器械应采用不锈钢材质。有条件的要备干燥箱。

（2）治疗室规章制度。

1）室内应保持清洁干净。

2）操作人员进入治疗室应二次更衣。

3）严格按食品卫生要求，生熟食品必须分开存放，要有明确的标示。

4）营养制剂要单独存放。

5）机械使用前须清洗。器皿每周消毒一次，3%的 TD 浸泡 30 分钟，再用净水冲洗。

6）每日操作后作好室内卫生，地面用 3%来苏擦拭，紫外线照射 45 分钟。

7）室内严禁存放与本室无关的物品。

8）电冰箱定期除霜。

（3）配制营养液的操作步骤。

1）操作者先将配制肠内营养制剂的台面用净水擦拭一遍，再用消毒液擦拭。

2）配制前操作人员应用肥皂洗手，用纱布擦干，戴口罩和帽子。

3）配制酒精擦拭营养制剂外包装，检查药品出厂日期和有效期。

4）仔细核对营养制剂品名。

5）用热水冲洗水龙头、器具和容器。

6）将一天所需要的营养制剂倒入无菌的不锈钢容器内，先用 300 mL 左右的少许温开水（30～40 ℃）将营养制剂搅拌成糊状，再用量筒量好需要的水量倒入营养制剂中搅均匀成混悬液，然后用无菌纱布过滤，放入无菌容器内，有条件的留 10 mL 营养溶液进行定氮。

7）在配制好的营养液容器上贴好患者的姓名、床号、配制日期。

8）配好的营养液存放在冰箱内，在 24 小时内用完。

9）清洁室内卫生、登记配制内容和患者姓名等情况。

（4）匀浆膳的制备：根据病情的营养治疗原则，采用不同种类的匀浆，按营养医嘱执行。操作前的准备工作同营养制剂的标准。

1）粮谷类食物首先制熟，肉蛋类食品应按烹调原则制备。

2）蔬菜根据病情挑选菜的品种，选好可食部，洗净、制熟，可直接食用的蔬菜应先消毒，再用清水冲洗，切碎备用。

3）奶类、豆类制品应制熟。

4）其他配料按需要称重备用。

5）按营养处方要求将各种食物混合投入粉碎机或胶体磨中（胶体磨先开机后投料，粉碎机先投料后启动机器。）

6）制备后的匀浆按个体要求存放在 250～500 mL 专用的玻璃瓶内。

7）制备后的匀浆用蒸汽消毒，再贴好标识。

8)清理好所用的所有器皿和机械,以备再用。

三、危重症患者肠外营养的护理

肠外营养是指营养底物从肠外,如静脉、肌肉、皮下、腹腔内等途径供给。其中以静脉为主要途径。肠外营养也可狭义地称为静脉营养。

1.营养途径选择

(1)经中心静脉肠外营养:适用于静脉置管时间长、营养液浓度较高者。对于代谢率明显增高的危重症患者,能量、营养素以及液体量需求均较高,常选择中心静脉途径,同时可监测中心静脉压。

置管部位以上腔静脉系统为首选,因下腔静脉导管多经股静脉插入,易污染,同时肾静脉平面以下的腔静脉血流量较上腔静脉小,血栓形成、栓塞及损伤的危险性增加,故一般较少采用下腔静脉途径行肠外营养支持。

(2)经外周静脉肠外营养:对于代谢率中等度增加的患者,能量与氮量的需求不高,全营养混合液(TNA)的渗透压和总容量不是很大,逐渐由肠外营养＋肠内营养向全肠内营养过渡,均可首选经外周静脉的肠外营养。

外周静脉穿刺操作简单,无中心静脉穿刺相关并发症。但由于营养液葡萄糖浓度与渗透压较高,pH 低时,常常引起局部疼痛与不适,甚至静脉炎。营养液量较大时,患者多不耐受。外周静脉可耐受的渗透压最高为 860 mOsm/L,脂肪乳剂的渗透压与血浆相似,所以对外周血管无刺激性,而氨基酸液的渗透压多较高,复方微量元素注射液的渗透压为 1 600 mOsm/L。因此,应以 TNA 液的形式输注。外周静脉输注葡萄糖液的浓度应低于 12%～15%。

外周静脉营养支持时应考虑以下问题:①采取 TNA 的形式输注。②每日更换输注静脉。③总疗程不宜太长,一般少于 10～14 天。④患者总热量、氮量及液体的需要量不宜太高。

经外周静脉至中心静脉置管是近年来开展的一项穿刺置管技术,操作安全、简便,避免了中心静脉插管的并发症,也降低了导管相关性感染的发生率;并解决了经外周静脉输注营养液时对浓度与剂量的限制,导管保留时间延长。但液体的输注速度受到一定影响,在液体负荷较大及无输液泵控制的情况下较为突出。

2.营养素的成分及需要量

常规的营养素成分包括碳水化合物、脂肪(包括必需脂肪酸)、氨基酸、电解质、维生素、微量元素和液体。

(1)碳水化合物:碳水化合物是当前非蛋白质热量的主要部分,临床常用的是葡萄糖,其他还有果糖、木糖和山梨糖醇等。

葡萄糖每日最低需要量为 100～150 g/kg,以保证依赖葡萄糖氧化供能的细胞所需。在应激状况下,尽管胰岛素分泌增加,胰岛素的反应伴随血糖的升高而增强,但对葡萄糖的处理能力却受到抑制,葡萄糖的氧化代谢发生障碍,糖的利用受限制。补充过多将加重其代谢紊乱,并增加 CO_2 的产生,增加呼吸做功及肝代谢负担等。应激患者葡萄糖的供给一般低于 4 mg/(kg·min),输注速度应限制在 $20\sim2.5$ mg/(kg·min)。血糖升高者增加外源性胰岛素的补充。

果糖、山梨糖醇、乙醇等也可作为能量来源,适用于不能耐受葡萄糖的应激患者。但果糖代谢后使血液中的乳酸浓度升高,甚至发生乳酸酸中毒;山梨糖醇在肝脏转化为果糖。木糖醇代谢也不依赖胰岛素,但利用率不如葡萄糖,尿中排泄多。木糖醇、山梨糖醇、果糖输入量过大将发生高尿酸血症。在肝肾功能障碍及酸中毒时不宜使用。

(2)脂肪:脂肪乳剂是可供给较高的热量,并提供必需脂肪酸,代谢不依赖胰岛素。溶液 pH 在 6.5 左右,可经外周静脉输入。脂肪乳剂本身并不产生渗透压,渗透压是由等张剂甘油产生。

以脂肪乳剂替代一部分葡萄糖提供非蛋白质热量,有利于减轻葡萄糖代谢障碍,保证热量供给及补充必需脂肪酸。其补充量可占非蛋白质热量的 30%~50%,脂肪乳剂与葡萄糖同时应用提供非蛋白质热量,有较好的节氮效应。脂肪提供量一般可在 $1\sim3$ g/(kg·d)。

目前临床常用的脂肪乳剂根据其碳链长短分为含长链甘油三酯的脂肪乳剂和含中链甘油三酯的脂肪乳剂。MCT 在严重创伤、感染的危重症患者及肝功能障碍、黄疸患者的营养支持中较 LCT 具有优势。目前使用的多是 MCT 与 LCT 各占 50% 的物理混合乳剂。

结构甘油三酯是近年来研制的一种新型脂肪乳剂,被认为比物理混合 MCT/LCT 具有更小的毒性,并能改善脂肪的氧化与氮的利用,以及不影响网状内皮系统功能。

(3)氨基酸:现静脉输注的氨基酸液,含有各种必需氨基酸(EAA)及非必需氨基酸(NEAA)。EAA 与 NEAA 的比例为 1:1~1:3。提供热量为 4 kcal/g。在危重症患者的营养支持中,需要降低非蛋白质热量与氮量之比(NPC:N),NPC:N 为 100 kcal:1 gN,氮的补充量可达到 $0.25\sim0.35$ g/(kg·d)。但应激状态下肝代谢功能下降,氨基酸代谢也受影响,提高氮补充,常不能获得理想的代谢效应,并可加重肝代谢负担。应视病情选择不同的氨基酸液。一般营养支持治疗常选用平衡氨基酸液,不但含有各种必需氨基酸,也含有各种非必需氨基酸,且各种氨基酸间的比例适当。蛋白质代谢的效率与每种氨基酸含量有关。当氨基酸不平衡时,合成的蛋白不仅含量少,而且其组成也不合适。对于危重症患者来说,绝大多数复方氨基酸制剂中缺乏其所需要的谷氨酰胺、酪氨酸、胱氨酸和牛磺酸。在危重症患者的营养支持中,应根据需要,添加不同的氨基酸,达到营养、药理的双重作用。

1)支链氨基酸:当患者处于应激状态或肝功能障碍时,血浆氨基酸谱发生改变,芳香族氨基酸在肝代谢下降,而且血浆浓度升高,支链氨基酸在骨骼肌等肝外组织氧化代谢,出现血浆支链氨基酸/芳香氨基酸比例失调,此时如不适当地补充复方氨基酸液可加重失衡,甚至导致血氨升高与脑病发生。增加支链氨基酸比例,既增加可利用的氨基酸,又能调整血浆支链氨基酸与芳香族氨基酸的比例,预防肝性脑病。

2)精氨酸:精氨酸不足可产生高氨血症。精氨酸是应激状态下体内不可缺少的氨基酸,影响应激后的蛋白质代谢。药理剂量下的精氨酸能上调机体免疫功能,使机体对感染抵抗能力提高。此外,精氨酸还具有促进蛋白及胶原合成的作用。因此,危重症患者营养支持应补充精氨酸。静脉补充量可占氮量的 $2\% \sim 30\%$,静脉补充量一般 $10 \sim 20$ g/d。

3)谷氨酰胺:对蛋白质合成及机体免疫功能起调节与促进作用,是肠黏膜细胞、淋巴细胞、肾小管细胞等快速生长细胞的能量底物。在创伤、感染等应激状态下,需要量明显增加,被称为组织特殊营养素。但是谷氨酰胺在溶液中不稳定,现有的复方氨基酸液中不含谷氨酰胺。为增加谷氨酰胺的输入量,可用甘氨酰-谷氨酰胺或丙氨酰-谷胺酰胺等二肽,或谷胺酰胺前体物质鸟氨酸- α -酮戊二酸,输入体内后再分解出谷氨酰胺。谷氨酰胺的补充量宜达到氨基酸供氮的 25%。

4)牛磺酸:牛磺酸是分解代谢应激和尿毒症时不可缺少的营养素,牛磺酸结合物可增强牛磺酸的细胞内转移。

(4)电解质。

1)钾:肠外营养支持期间,钾的需要量一般在 $40 \sim 60$ mmol/d。危重症患者内环境多不稳定,体液出入变化较大,尤其在应用胰岛素及给予利尿等治疗时,钾的补充应根据血钾浓度的监测酌情考虑,防止低钾或高钾。

2)磷:危重症患者磷的需要量常常是增加的,且营养支持中的某些因素也可加重低磷血症。低磷血症可导致红细胞、白细胞功能不良,代谢性酸中毒,骨软化,心肌收缩无力及呼吸肌收缩无力等。因此,在危重症患者的营养支持时,注意磷的补充与监测。磷制剂有两种剂型,即无机磷注射液与有机磷制剂。前者可与全营养混合液(TNA)中的钙结合产生磷酸钙沉淀物,从而影响磷与钙的吸收。有机磷制剂避免了上述欠缺,输注后不形成钙磷沉淀。磷的需要量与疾病状态有关,严重分解代谢的患者需要量增加,可达 0.5 mmol/(kg·d)。脂肪乳剂中的磷脂也可以提供部分磷。

3)钠和氯:在出入量变化大,第三间隙积液及肾衰竭、颅脑损伤等患者更应注意监测。

4)镁:危重症患者常存在严重低镁血症,诱发恶性心律失常,但易被临床医师忽视。每日需输入镁 7.5～10 mmol,在额外丢失增加的患者(利尿、肠瘘等)应适当增加补充。

5)钙:一般情况下,每日应输入钙 2～5 mmol。

总之,危重症患者电解质的补充量除按每日的需要量外,还应考虑额外丧失,以及心、肾功能和疾病状态。

(5)维生素与微量元素:维生素与微量元素在体内的含量低、需要量少,称为微量营养素,但同样具有重要生理作用。

目前已有分别供成人和小儿应用的、含有多种维生素的静脉注射剂(脂溶、水溶),一般情况下可以满足机体的日需要。但严重创伤后应适当增加维生素 C、维生素 B_1 及维生素 B_2 的用量。维生素 C 参与蛋白和组织细胞间质的合成,有利于减轻组织损伤及促进修复。维生素 B_1 的需要量与摄入能量成比例的增加,维生素 B_2 的排出量与氮排出量成正相关。近年来,维生素 C、维生素 E,β-胡萝卜素(维生素 A)的抗氧化特性日益受到重视,实验研究显示有助于氧自由基的清除及防治组织细胞的过氧化损伤等。

微量元素在体内的含量较少($<0.01\%$ 的体重)。一般情况下只需要若干微克即可维持体内的平衡,但应注意手术患者是否已伴有微量元素的代谢紊乱。微量元素的日需量有多种推荐量,应注意的是,非生理状态下的全肠外营养对于微量元素的补充有特殊要求,因为消化道对不同微量元素的吸收率差异很大。肠外营养如同消化道短路,使消化道对一些依赖其吸收或排泄的微量元素的生理调节作用丧失,而完全受静脉补充的控制,补充不当可使其在循环中的浓度过高甚至达到药理剂量产生不良反应。必要时可根据其浓度测定结果进行调整。

3.静脉营养液的输注方法

(1)持续输注法:将一天内预定输入的液体量均匀地在 24 小时内输入。由于氮和能量同时输入,输入的速度在一定的范围内变动时,不致出现低血糖或高血糖。可应用输液泵,使液体均匀输入。

(2)循环输注法:持续输入高糖全静脉营养液,使部分输入的能量未能进入代谢机制内,而以脂肪或糖原的形式贮存在体内。这一现象在肝特别明显,可导致脂肪肝或肝大。即使在输入的氮量超过排出的氮量呈正氮平衡时也是如此。24 小时的输注过程中,可停输葡萄糖 8～12 小时,其间仅输入 3% 氨基酸或 3% 氨基酸加脂肪乳剂,以产生与胃肠道进食相似的吸收后期,将以脂肪形式储存的过多热量加以利用,使其更接近生理要求。

4.肠外营养的并发症

(1)导管相关并发症。

1)气胸、血胸和大血管损伤:锁骨下静脉穿刺的并发症发生率较高。

2)空气栓塞:导管质量的提高与营养袋应用,已使这一并发症的发生率大大减少。一旦发生空气栓塞,应立即将患者置于左侧卧位、头低脚高,必要时右心室穿刺抽气。

3)导管栓塞与静脉栓塞:如发生导管栓塞应予拔管,也可试用尿液酶溶解,但切不可采取加压注水的方法,以免血栓脱落而造成肺栓塞。

营养液多为高渗,长时间输注发生静脉炎及血栓形成。此外导管材料也有影响,如聚乙烯导管发生静脉栓塞较其他材料多。临床表现为该静脉侧支增粗,其回流范围内可见皮下出血或瘀斑。

4)导管相关性感染。

(2)代谢并发症。

1)糖代谢紊乱:主要表现为高血糖伴渗透性利尿。肠外营养支持,特别是初期,往往会使血糖升高更加严重。常见的原因包括:①营养液输注速度过快或输注量过高。②原发疾病影响胰岛素分泌及糖代谢。③药物对血糖的影响。

防治措施:①减少葡萄糖的输注量,适当提高脂肪乳剂在非蛋白质热量中的比例,以脂肪提供 40%～50% 的非蛋白质热量。②逐步增加葡萄糖的输注量,使内源性胰岛素的分泌量逐渐增加以适应高浓度的葡萄糖输注。③补充外源性胰岛素,以调整血糖于满意范围。最好应用微量输液泵单独补充,以便随时调整用量及保证药物作用效果。④营养液持续、匀速输注,避免血糖波动。⑤输注过程中密切监测血糖浓度,同时也应注意血钾及尿量改变。

长时间肠外营养支持,使内源性胰岛素持续分泌,如突然停止可出现低血糖,应逐渐降低用量及输液速度。

2)脂代谢异常:在严重应激的患者,可能会很快出现必需脂肪酸的缺乏,其原因如下。①必需脂肪酸及维生素 E 补充不足。②持续的葡萄糖输注,使血胰岛素水平升高或外源性补充大量胰岛素,从而使体内储存脂肪的动员受到抑制。

防治措施:每日输入 20% Intralipid 250 mL 可补充必需脂肪酸 30 g,补充维生素 E 与维生素 B,可增加亚麻酸的生理功能。

应用外源性脂肪时,应注意降低脂肪的补充量 0.5～1 g/(kg·d),并从 1/3 或半量开始,在血脂以及呼吸商的严密监测下,酌情调整用量,并减缓输注速度。

3)蛋白质和氨基酸代谢紊乱:①血清氨基酸不平衡。不适当的补充复方氨基酸液,将加重氨基酸失衡,甚至导致血氨升高与肝性脑病发生。②高氨血症。精氨酸以及天冬氨酸、谷氨酸不足可产生高氨血症。在肝硬化、肝移植等危重症患者更应注意。③血尿素氮升高。蛋白质、氨基酸补充过多还可导致肾前性氮质血症,血尿素氮升高。

4)电解质失衡:①低血钾与高血钾。治疗过程中注意监测。②低镁血症:尿量增加及腹泻,使镁的排出增加;镁的补充不足;某些基础疾病易合并低镁血症。

防治措施:静脉补充,一般补充 0.04 mmol/(kg·d),在额外丢失患者增加补充量并及时测定镁浓度。

5)低磷、低钙:外科危重症患者经常发生磷缺乏,应注意监测血磷浓度,及时补充。长时间卧床患者骨钙吸收增加,可导致低血钙,应注意监测与补充。

6)微量元素改变:消化道对不同微量元素的吸收率差异很大,肠外途径的不适当补充,均可使其循环浓度升高。相反,供给不足则使其循环浓度降低。

7)维生素变化:与口服维生素剂量相比,静脉补充量常常是增加的,特别是水溶性维生素。但某些情况下,TNA 中维生素在输入到患者体内之前已明显降解,严重时可降解一半以上。因此,必要时监测维生素血浓度予以调整。

(3)胆汁淤积:胆汁淤积和肝功能损害是长时间肠外营养的常见并发症,多发生在全肠外营养支持期间。临床表现为肝酶与胆红素升高,重者出现右上腹痛、发热、黄疸、胆囊肿大等症状。一般发生在较长时间肠外营养支持,特别是腹腔感染患者。

肝功能异常与胆汁淤积的防治:①降低非蛋白质热量,特别是葡萄糖的热量,并以脂肪替代部分葡萄糖,将有助于防治肝功能异常与淤胆。②及早地应用胃肠道将有助于肝功能恢复及黄疸减轻。③八肽缩胆囊素(CCR-OP)有一定效果。④感染的有效控制对于防治淤胆也很重要。近年来有报道应用谷氨酰胺及牛磺酸也可使淤胆减轻。

(4)感染:严重创伤、感染、休克等应激情况下,肠道的缺血与再灌注损伤,不仅影响胃肠道本身结构与功能,造成肠黏膜受损与细菌/毒素移位,还可进一步引发肠源性感染(全身性感染)及远隔器官的功能损害。

（肖　燕）

第七章　常见急危重症的护理

第一节　多器官功能障碍综合征的护理

一、多器官功能障碍综合征概述

多器官功能障碍综合征(MODS)是指机体在严重创伤、休克、感染等急性损伤因素打击下24小时后同时或序贯出现2个或2个以上与原发病损有或无直接关系的系统或器官的可逆性功能障碍。

1973年Tilney首先提出了"序贯性系统功能衰竭"的概念,即在严重的创伤、休克或感染等情况下,最初并未被累及的器官或远距离器官可以发生功能衰竭,当初命名为多器官功能衰竭(MOF)。随着临床和基础医学的发展,20世纪90年代以来已将MOF改名为MODS,而MOF则视为MODS的终末阶段。在严重的情况下MODS和MOF同时发生,MODS和MOF是疾病的同一连续过程的不同部分,MODS可以进展为MOF,也可以逆转,故应在器官功能障碍之初,尽早进行治疗干预。

1.MODS的临床类型

(1)速发型:速发型是指原发急症在发病24小时后有2个或更多的器官或系统同时发生功能衰竭,如急性呼吸窘迫综合征(ARDS)+急性肾衰竭(ARF),ARDS+ARF+急性肝功能衰竭(AHF),弥散性血管内凝血(DIC)+ARDS+ARF。此型发生多由于原发病为急症并甚为严重者。对于24小时内因器官衰竭死亡者,一般只归于复苏失败,而不作为MODS。

(2)迟发型:迟发型是先发生一个重要器官或系统的功能障碍,如心功能障碍、肺功能障碍、肾功能障碍,经过一段较稳定的维持时间,继而发生更多的器官、系统功能障碍,此型多见于继发感染或存在持续的毒素或抗原。

2.MODS的临床特征

MODS具有特征性表现:①发病前器官功能正常或器官功能受损但处于相对稳定的生理状态。②从初次打击到器官功能障碍有一定间隔时间,常超过24小时。③衰竭的器官往往不是原发致病因素直接损害的器官,而发生在原发损害的远隔器官。④器官功能障碍的发生呈序贯性,最先受累的器官常见于肺和消化器官。⑤病理变化缺乏特异性,以细胞组织水肿、炎症细胞浸润和微血栓形成为主,在 MODS 死亡过程中,30％以上尸检无病理改变,器官病理损伤和功能障碍程度不相一致。⑥病情发展迅速,一般抗感染、器官功能支持或对症治疗效果差,死亡率高。⑦器官功能障碍和病理损害是可逆的,治愈后器官功能可望恢复到病前状态,不遗留并发症,不复发。⑧感染、创伤、休克、急性脑功能障碍(心搏、呼吸骤停复苏后的急性大面积脑出血)等是其主要病因。

3.诱发 MODS 的高危因素

MODS 的发生主要取决于致病原因,但 MODS 诱发因素甚为重要,常见诱发 MODS 的高危因素见表 7－1。

表 7－1　诱发 MODS 的主要高危因素

高危因素	高危因素
复苏不充分或延迟复苏	营养不良
持续存在感染灶尤其双重感染	肠道缺血性损伤
持续存在炎症病灶	外科手术意外事故
基础脏器功能失常	糖尿病
年龄≥55 岁	糖皮质激素应用量大,时间长
嗜酒	恶性肿瘤
大量反复输血	使用抑制胃酸药物
创伤严重度评分(ISS)≥25 分	高血糖、高血钠、高渗血症、高乳酸血症

(一)病因与发病机制

1.病因

(1)组织损伤:严重创伤、大手术、大面积深部烧伤及病理产科。

(2)感染:为主要病因,尤其是脓毒血症、腹腔脓肿、急性坏死性胰腺炎、肠道功能紊乱、肠道感染和肺部感染等较为常见。

(3)休克:尤其是创伤失血性休克和感染性休克。凡导致组织灌注不良,缺血缺氧均可引起 MODS。

(4)心搏、呼吸骤停后:造成各脏器缺血、缺氧,而复苏后又可引起"再灌注"损伤,同样可诱发 MODS。

(5)其他:过量输液、大量输血、营养不良、某些医源性因素。

2.发病机制

(1)微循环障碍学说:严重创伤、休克、感染等均可导致有效循环血量不足,心排血量降低,组织灌注不足,使心、肺、脑、肾等重要器官缺血、缺氧,导致微循环障碍。表现为微循环处于瘀血状态,血流淤滞导致组织缺氧出现代谢性酸中毒,进而诱发血管内凝血及微血栓形成。由于组织器官严重缺氧及酸中毒,既可损伤血管内皮细胞功能,又可导致血管舒张功能障碍,使血管通透性增加,造成广泛组织水肿,破坏细胞溶酶体的稳定性,导致溶酶体膜破裂释放溶酶而使细胞自溶坏死,最终导致全身各组织器官功能障碍甚至衰竭。

(2)代谢改变学说:机体受到外援性微生物和非微生物如钝器伤或锐器伤、大手术、胰腺炎等侵袭时,机体细胞、器官和组织对外界刺激做出一种全身炎症和高代谢反应,生成细菌毒素、细胞因子、花生四烯酸盐等代谢产物,引起全身性炎症反应综合征(SIRS),系统炎症反应会使代谢改变,包括基础代谢率增高、蛋白质和脂肪大量分解、负氮平衡、高血糖、肝糖生成增加。基础代谢率超过正常状态的115%,耗氧增加,处于高代谢状态。危重症患者丙酮酸脱氢酶活性下降,导致丙酮酸向丙氨酸及乳酸转换增多,即使没有低氧血症,血液乳酸水平也会增高,同时氨基酸和乳酸增多刺激肝脏糖原异生作用增强,脂肪代谢增高。创伤和感染的最初10天内大多数蛋白质丢失发生在骨骼肌,在稍晚时主要发生原因是蛋白质降解增多。几乎所有细胞都在高代谢反应中发生功能改变,其中免疫细胞、肝细胞、肠细胞和肌肉细胞的功能改变较多。最终机体细胞数逐渐减少,发生多器官功能障碍和衰竭。

(3)缺血再灌注和自由基学说:缺血再灌注和自由基学说也是导致 MODS 的重要机制之一。MODS 的自由基学说主要包括 3 方面:①氧输送不足导致组织细胞直接的缺血缺氧性损害。②缺血再灌注促发自由基大量释放。③白细胞与内皮细胞的互相作用,导致组织和器官损伤,最终发生 MODS。从根本上来看,自由基学说也是炎症反应学说的重要组成部分。

(4)炎症失控学说:由于机体受到创伤、休克或感染刺激而产生的炎症反应过于强烈以致失控,从而损伤自身细胞。当机体受细菌毒素或创伤刺激,机体巨噬细胞、单核细胞、中性粒细胞等释放细胞因子和大量炎症介质,使机体发生血管内皮细胞炎性反应,通透性增强,凝血与纤溶异常,心肌抑制,血管张力失控,导致全身内环境紊乱,产生的炎症反应过于强烈以致失控,从而损伤自身细胞发生多器官障碍和衰竭。

(5)细菌和内毒素移位:正常情况下肠黏膜及淋巴组织起重要屏障作用,肠腔细菌及内毒素不能透过肠黏膜屏障进入血液循环。严重创伤、休克、感染等应激状态下胃肠黏膜供血不足,屏障功能受损,使大量细菌和内毒素吸收入血形成肠源性内毒素血症,介导引发全身炎症反应,最后导致 MODS 形成。

(6)二次打击或双相预激:1985 年 Dietch 提出 MODS 的二次打击学说,将创伤、感染、烧伤、休克等早期直接损伤作为第一次打击,第一次打击所造成的组织器官损伤是轻微的,虽不足以引起明显的临床症状,但最为重要的是,早期损伤激活了机体免疫系统,尽管炎症反应的程度轻微,但炎症细胞已经动员起来,处于预激活状态。此后如病情稳定,则炎症反应逐渐缓解,损伤组织得以修复。如病情进展恶化或继发感染、休克等情况,则构成第二次或第三次打击。第二次打击使已处于预激活状态的机体免疫系统爆发性激活,大量炎症细胞活化、炎症介质释放,结果炎症反应失控,导致组织器官的致命性损害。第二次打击强度本身可能不如第一次打击,但导致炎症反应的爆发性激活,往往是致命的。当第一次打击强度足够大时,可直接强烈激活机体炎症反应,导致 MODS,属于原发性 MODS。但大多数 MODS 是多元性和序贯性损伤的结果,并不是单一打击的结果,这类 MODS 属于继发性 MODS。

(7)基因调控:基因多态性(即基因组序列上的变异)可能是决定人体对应激打击易感性和耐受性、临床表现多样性及药物治疗反应差异性的重要因素。

(二)诊断标准

1.临床表现

尽管 MODS 的临床表现很复杂,但在很大程度上取决于器官受累的范围及损伤是由一次打击还是多次打击所致。MODS 临床表现的个体差异很大,一般情况下,MODS 病程为 14～21 天,并经历 4 个阶段。

2.诊断

随着人们对 MODS 认识的不断深入,其诊断方法和标准也在不断发生变化,目前,国内常见的标准有 1995 年庐山会议标准。临床治疗过程中,关注病情发展趋势更为重要,只要患者器官功能不断恶化并超出目前公认的正常范围,即可认为发生了器官功能不全。

(三)综合治疗

1.早期液体复苏与控制治疗原发病,清除氧自由基

(1)早期液体复苏:一旦确诊,立即采用多条静脉通路进行及时、快速、足量的液体复苏,6 小时内达到复苏目的,CVP 0.78～1.18 kPa($8～12$ cmH$_2$O),平均动脉压≥8.7 kPa(65 mmHg),尿量≥0.5 mL/(kg·h),中心静脉或混合静脉血氧饱和度≥0.7。

(2)有效控制和处理原发病:控制原发病是 MODS 治疗的关键,应及时有效地处理感染、创伤、休克等原发病,减少、阻断炎症介质或毒素的产生与释放,防治休克和缺血再灌注损伤。

(3)清除氧自由基,防止再灌注损伤:早期、足量使用抗氧化剂,足量是指超大剂量,常用药物及推荐剂量:维生素 C 2～10 g/d,β胡萝卜素＞800 mg/d,锌 20 mg/d,硒 40 mg/d,维生素 E 及谷胱甘肽等。

2.呼吸循环支持

迅速地及早给予保持呼吸道通畅,维持组织足够的氧供和使氧能够有效地运行,是维护多脏器功能的关键。氧疗的标准:PaO_2 在 $4.0\sim6.7$ kPa($30\sim50$ mmHg),SaO_2 在 $0.60\sim0.80$($60\%\sim80\%$)时,作为必须进行氧疗的标准。

循环支持,血压下降,微循环瘀血,动静脉短路开放血流分布异常,组织氧利用障碍,产生毒性代谢产物,会发生序贯肾衰竭、呼吸衰竭、凝血障碍,故应进行血流动力学监测 CVP 和 PAWP,但要注意感染性休克 CVP 和 PAWP 的不一致性。条件允许的情况下,应用升压药的患者均应留置动脉导管,监测有创血压。确定输液量和种类科学的分配,血管活性药合理搭配,在扩容基础上联合使用多巴胺、多巴酚丁胺和酚妥拉明加硝普钠,对血压很低患者加用间羟胺。对经过充分液体复苏,并应用大量常规升压药,血压仍不能纠正的难治性休克,可应用血管加压素,但不推荐将其代替去甲肾上腺素和多巴胺,成人使用剂量为 $0.014\sim0.040$ U/min。

3.控制感染

感染可分为外源性、原发内源性和继发内源性感染。外源性感染主要是外源性微生物直接感染正常无菌器官。原发和继发内源性感染是由咽部或肠道的微生物所致。非感染因素(创伤和手术),也可引起同感染刺激一样的临床征象。

(1)合理使用抗生素:在经验性初始治疗时选择广谱高效抗生素,同时采集标本尽快明确病原菌,然后根据药敏试验的结果选择适宜的抗生素,尽早转为目标治疗,采用降阶梯治疗的策略,并注意防止菌群失调和真菌感染。

(2)局部病灶感染的控制:当感染构成对生命的主要威胁又具有手术处理适应证时,应当机立断,在加强器官功能支持的同时尽快手术。

(3)预防新的感染:尽量避免不是必需的侵入性诊疗操作,对危重症患者实行保护性措施,预防感染;检查、操作前后洗手,严格无菌操作,做好各种管道消毒、灭菌管理,仪器设备消毒管理,尽可能地阻断医源性感染;维护、增强患者的免疫功能是防治感染的重要环节;口服或灌服不经肠道吸收的抗生素,对消化道采取选择性去污染。

4.代谢营养支持治疗

代谢营养支持采用 3 个阶段:①第一阶段即患者处于高度应激状态,胃肠功能仍处于明显障碍时,采用完全胃肠外营养。②第二阶段病情有缓解,胃肠道功能有明显恢复时,肠内营养和肠外营养可同时进行。③第三阶段病情得到完全控制,胃肠道功能完全恢复,逐步过渡至全部应用肠内营养。代谢支持的重点是保持正氮平衡,而非普通的热量供给。

5.血液净化疗法

血液净化可有效地清除细菌内毒素及有害介质,改善组织氧合作用,处理水、电解质和酸碱失衡,清除血液循环中代谢废物,是治疗 MODS 和 MOF 患者的一个有效措施。严重感染使细胞因子等炎症介质的大量产生和释放,改变肾脏的结构和功能,细胞因子、内皮素和血小板活化因子可降低肾脏血流量和肾小球滤过率,持续血液滤过能够以对流滤出和吸附的方式清除这些炎症介质,减轻和治疗 MODS 和 MOF;对血流动力学不稳定患者,持续血液滤过能够很好地控制液体平衡;当创伤后、大手术后高钠血症时应用无肝素透析疗效较好。

6.中医中药治疗

我国学者从 MODS 的防治入手,对中医药进行了尝试。运用中医"活血化瘀""清热解毒""扶正养阴"的理论,采用以当归、大黄、生脉饮等为主药主方的治疗,取得了良好的临床效果。尽管其机制在目前还不能很好的用现代医学理论解释,但疗效本身能表明其学术价值。一些研究发现,上述中药具有一定的免疫调节作用,因此,中医药防治 MODS 既是中国特色,也是今后我国 MODS 研究的重要方向。

（四）急救

1.加强呼吸支持

临床上 MODS 最早受累的器官多为肺脏,ARDS 作为 MODS 发生的启动器官,如能有效地控制和治愈 ARDS 是治疗 MODS 的关键。应维持呼吸道通畅、吸痰、雾化吸入,必要时气管切开。限制液体入量,防止超负荷补液,减少血管渗出。补液后如 PaO_2 降低应给利尿剂和白蛋白,以减少肺间质水肿。导管或面罩吸氧,反复做血气分析,及时纠正低氧血症,如有上呼吸机指征,应及时予以机械通气,早期使用呼吸末正压呼吸可改善功能残气量和气体交换以及通气灌流不当,以维持适当的 PaO_2。

在机械通气过程中需要镇静者,必须采用规范镇静治疗,可间歇推注或持续输注镇静药。

2.改善心脏功能和血液循环

MODS 常发生心功能不全,血压下降,微循环瘀血,动静脉短路开放,血流分布异常,组织氧利用障碍,故应对心功能及其前、后负荷和有效血容量进行严密监测,确定输液量、输液速度,合理补液,扩充及恢复循环容量,保证器官的灌注,以有较好的动脉灌注而静脉压不过高为度。纠正代谢性酸中毒。在补充血容量、纠正酸中毒的基础上,若血压仍不回升需联合使用血管活性药物如多巴胺、多巴酚丁胺等,对血压很低患者加用阿拉明。对右心室后负荷增高者使用硝普钠。对感染性休克早期可用去甲肾上腺素。白蛋白和新鲜血浆的应用,不仅可补充血容量,有利于增加心搏量,而且维持血浆胶体渗透压,防止肺水肿、脑水肿及组织水肿等。全血的使用宜控制,红细胞比容不宜超过 40%。血管扩张剂使用有利于减轻心脏前、后负荷,增大脉压,促使微血管管壁黏附白细胞脱落,疏通微循环。洋地黄和中药人参、黄芪等具有强心补气功效。纳洛酮对各类休克均有效,尤其感染性休克更需使用。

早期迅速纠正低血压、低血容量、器官功能障碍和恢复组织灌注。6小时内中心静脉压达到8~12 cmH$_2$O,平均动脉压≥65 mmHg,尿量≥0.5 mL/(kg·h),中心静脉血氧饱和度≥70%,若中心静脉压恢复而血氧饱和度仍达不到70%者,可输注浓缩红细胞,使红细胞比容≥30%。对严重威胁生命的低血压,考虑短暂使用升压药。去甲肾上腺素或多巴胺(通过中心血管输入)是纠正菌血症、毒血症休克患者低血压的首选药。经复苏和升压药治疗仍然低血压者,可静脉使用皮质类固醇药物。

3.防治肾衰竭

早期积极抗体克,保证有效循环血量;用血管扩张剂增加肾血流量;维持水、电解质及酸碱平衡,防治水分过多和高血钾;对少尿者应用呋塞米(速尿);在进行适当补液及应用利尿剂后仍持续少尿或无尿时尽早进行透析治疗,可按实际情况采用腹膜透析或血液透析。避免过多使用蛋白制剂,也避免使用对肾脏有损害的药物。

4.防治脑功能衰竭

降低头部温度,防治脑水肿,常用的脱水剂有甘露醇、50%葡萄糖、白蛋白、地塞米松以及利尿剂,可交替或联合使用。尽早使用脑复苏药物如ATP、胞二磷胆碱、脑活素等。钙通道阻滞剂对脑血管有选择性扩张作用,还可抑制缩血管物质和自由基的产生,常用的有尼莫地平等。高压氧治疗能显著提高脑组织和脑脊液的氧分压,纠正脑缺氧,减轻脑水肿,降低颅内压,促进意识的恢复。

5.防治胃肠功能衰竭

用H$_2$受体阻滞剂或质子泵阻滞剂治疗应激性胃肠道溃疡出血,出血不能控制或穿孔时需手术治疗。使用促动力药多潘立酮或西沙必利以恢复胃肠运动功能。也可选用中药大黄保护肠黏膜。另外,胃肠营养可促进消化液和酶分泌,促进肠蠕动恢复,有利于肠道菌群平衡,保护胃肠黏膜抗感染屏障。

6.防治血液系统功能衰竭

DIC早期及时给予抗凝、溶栓治疗,抗凝剂有肝素、双嘧达莫(潘生丁)、阿司匹林等,溶栓剂有尿激酶、链激酶。纤溶期在肝素治疗基础上配合使用抗纤溶药物如氨基己酸、氨甲环酸(止血环酸)等。酌情输入新鲜全血或冷冻新鲜血浆、浓缩血小板以及凝血因子。

7.防治肝功能衰竭

维持适当的循环及营养支持,在限制蛋白质的同时增加葡萄糖和维生素等营养物质,在合并肝性脑病患者使用支链氨基酸液可纠正氨基酸代谢的不平衡。乳果糖使肠内呈酸性,减少氨的形成和吸收,降低血氨。

8.控制感染

由于 MODS 患者细胞、体液免疫,补体和吞噬系统受损易产生急性免疫功能不全,增加感染概率。应选用抗革兰阴性杆菌为主的广谱抗菌药,但尽量少用高档抗生素,防止菌群失调、真菌感染的发生。降阶梯治疗仅用于严重感染者。真菌性败血症有所增加是患者直接死亡的原因。结核菌在 MODS 患者中有抬头趋势。警惕肠源性或呼吸机相关性肺炎和深静脉插管引起的感染发热。

(五)监测

1.氧代谢监测

系统监测机体的氧代谢状况,需从全身、器官及细胞 3 个水平进行(表 7-2)。但是床边危重症患者的细胞水平氧代谢监测仍困难。当前主要通过监测机体氧输送有关指标、血乳酸浓度及器官功能来评价机体氧代谢状况。

表 7-2　机体氧代谢监测指标

监测水平	监测指标
整体水平	心排血量、血压、动脉和混合静脉血氧含量、氧输送和氧耗、氧摄取率、动脉血乳酸、动静脉二氧化碳分压差和 pH 差
器官水平	器官功能、黏膜 pH、动脉和黏膜 pH 差值、经皮 PCO_2 与 $PaCO_2$ 差值
细胞水平	NADH/NAD 值,细胞色素 α、α_3 的还原状态,三磷腺苷,二磷腺苷,细胞内 pH 和 PCO_2

2.动脉血乳酸监测

机体在氧供需失衡或细胞代谢障碍时,如休克、心搏骤停、严重贫血、肝功能障碍、中毒等,丙酮酸脱氢酶活性降低,丙酮酸不能进入三羧酸循环氧化而被大量还原为乳酸,使血液和组织中乳酸蓄积。动脉血乳酸正常值为 1 mmol/L。单纯高乳酸血症不能定为缺氧。非缺氧高乳酸血症的血乳酸水平一般<3 mmol/L,乳酸与丙酮酸比≤10∶1,通常不伴有酸中毒。而缺氧所致的高乳酸血症则较严重,常伴有酸中毒。高乳酸水平可引起多种循环衰竭而导致预后不良,因此,高乳酸性酸中毒对判断休克的严重程度和复苏效果有重要价值。但由于乳酸半衰期为 30 分钟至十几小时,难以反映休克和复苏的即时变化,故动脉血乳酸水平监测仅能反应全身氧代谢的总体变化。

3.混合静脉血氧饱和度监测

临床上将测量混合静脉血氧饱和度作为反映组织氧利用能力的单个最佳指标,能反映组织氧供需动态平衡。该饱和度由 4 个因素决定,心排血量、血红蛋白浓度、动脉的氧血红蛋白饱和度、氧消耗。最常采用的是来自肺动脉或右心房的静脉血作为监测标本,它是全身静脉回流的血液。混合静脉血氧饱和度(SvO_2)作为全身组织氧合情况的总体反映,其正常值为 68%~77%,平均值为 75%。$SvO_2=SaO_2-VO_2/CO\times Hb\times 1.36$,$VO_2$ 为摄氧量,在低血量、心排血量下降或代谢率增加等情况下,均可见 SvO_2 明显下降,使氧摄取率(O_2ER)增加。在脓毒血症或一些以全身炎症反应为基础疾病,尽管有外周组织缺氧的其他表现,SvO_2 却往往在正常范围,则提示外周存在分流或氧利用障碍。因此,SvO_2 是全身总体氧代谢的体现,局部某些组织缺氧并不能得到敏感的反应,SvO_2 下降能肯定机体存在绝对或相对缺氧,而 SvO_2 正常却不能排除这种可能。

4.胃肠道黏膜组织灌流监测

胃肠道血运情况能敏感地反映休克时的循环变化,是休克时最早发生血管收缩和程度最严重的内脏器官之一,而且恢复最晚。由于胃肠黏膜内 pH(pHi 值)与局部灌注及氧消耗存在相同的变化趋势,因此,测量胃肠黏膜组织内酸度可作为反映灌注和氧代谢的指标。所以,pHi 值是衡量内脏低灌流的指标。缺血、缺氧是导致胃肠黏膜屏障被破坏,诱发 MODS 的最重要因素之一。pHi 值的降低对脓毒血症、MOF 的发生率和病死率有良好的预警意义。pHi 值的正常范围为 7.35~7.45。隐性代偿性休克是指不具备低血压、脉速、少尿、高乳酸血症、血流动力学异常等休克表现,但实际存在内脏器官缺血和缺氧的一种状态,在全身血流动力学指标恢复后,胃肠道仍处于缺血和缺氧状态,即处在代偿性休克状态。指导该状态复苏的方法常用 pHi 值监测。

胃肠张力的测量法是一项相对非损伤性的测量胃黏膜内 $PaCO_2$ 的技术,通过该技术可平衡胃腔内与胃黏膜层之间的二氧化碳压力梯度。胃肠张力的测量法作为一项监测组织器官氧供的技术,其测量目标是胃腔内的二氧化碳压力。$PaCO_2$ 和胃黏膜二氧化碳值的差($Pr-aCO_2$)可能比 pHi 值更为敏感,而且在反映血容量降低方面,$Pr-aCO_2$ 比传统的血流动力学监测更为敏感。

5.细菌学监测

对患者有关部位的体液进行定时细菌和真菌学检查和药物敏感试验,包括病变处分泌物或脓液、尿液、痰液、口腔分泌物,必要时包括血液、粪便等标本。

(六)护理评估

1.健康史

询问患者以前有无相关疾病,如心脏病、糖尿病、肿瘤、营养不良等;有无持续存在的感染或炎症病灶;有无创伤、受伤的情况及严重程度;有无手术及意外事故;复苏患者有无复苏不充分或延迟复苏;是否使用糖皮质激素和其他药物等。

2.身体状况

(1)呼吸功能衰竭:MODS 早期存在低氧血症,呈现急性肺损伤,以后发展为急性呼吸窘迫综合征。患者有明显呼吸困难，$PaO_2 < 6.65$ kPa(50 mmHg)，或需要吸入50%以上氧气才能维持 PaO_2 在 50 mmHg 以上，为纠正低氧血症必须借助呼吸机维持通气 5 天以上。ARDS 早期 $PaCO_2$ 低，呈呼吸性碱中毒，晚期呈呼吸性酸中毒。

(2)肾衰竭：常因肾小球缺血，血流量减少或肾微血管堵塞造成少尿或无尿，因肾小管缺血变性坏死，回吸收能力下降，以致肾髓质的渗透压梯度减少和尿浓缩降低，出现低渗尿和等渗尿(表 7-3)。

(3)肝功能衰竭：出现较早，常因循环障碍缺血、缺氧和毒素及炎性介质作用等影响，造成肝脏受损，代谢和解毒功能障碍(表 7-3)。

(4)胃肠功能衰竭：在严重创伤、休克、感染等影响下，胃肠动脉痉挛发生缺血、缺氧，加上炎性介质作用下易引起胃黏膜损害，出现溃疡、出血和坏死。MODS 患者胃酸多低下，临床应用制酸剂，易诱发肠源性感染，肠黏膜屏障功能破坏，细菌移居，毒素吸收，肠管扩张，蠕动减弱或消失，进一步促使 MODS 恶化(表 7-3)。

表 7-3 器官功能障碍、衰竭的标准

器官或系统	功能障碍	功能衰竭
肺	低氧血症需机械呼吸支持 3～5 天	进行性 ARDS，需呼气末正压通气(PEEP)>0.981 kPa(10 mH$_2$O)和 FiO_2 >0.50
肝	血清胆红素 $\geq 34～50$ μmol/L，GOT、GPT 等$\geq$正常 2 倍	临床黄疸，胆红素 $\geq 272～340$ μmol/L
肾	少尿 ≤ 479 mL/24 h，或肌酐上升 $\geq 170～270$ μmol/L	需肾透析
肠、胃	腹胀、不能耐受口进饮食>5 天	应激性溃疡需输血，无结石性胆囊炎
血液	PT 和 PTT↑>25%或血小板$<$ $(50\times10^9～80\times10^9)$/L	DIC
中枢神经	意识混乱，轻度定向力障碍	进行性昏迷
心血管	射血分数降低或毛细血管渗透综合征	心血管系统对正性血管和心肌药物无反应

(5)心血管功能衰竭：MODS 常伴有心力衰竭、休克、微循环障碍。诊断标准：①机械功能障碍：血压下降<90 mmHg，平均动脉压<6.6 kPa(50 mmHg)，需用血管活性药维持；心搏量减少，左心功能不全。②心电活动障碍：有室性心动过速、室颤或心动过缓<55 次/分，甚至停搏。③血 pH<7.24，但 $PaCO_2 < 6.53$ kPa(49 mmHg)，说明心血管功能障碍造成代谢性酸中毒。

(6)凝血功能衰竭：MODS 常可激活凝血系统，消耗大量凝血因子和血小板，使循环内广泛地形成微血栓,导致弥散性血管内凝血(DIC),组织缺血、缺氧,同时激活纤维蛋白溶解系统,产生继发性纤溶,出现各器官和皮肤、黏膜广泛出血,故DIC既是MODS的触发始动因子,又可能是MODS临终前表现(表7-3)。

(7)代谢功能衰竭:难治性高血糖,需用外源性胰岛素20 U/d以上,高乳酸血症>2.5 mmol/L,血浆渗透压>320 mmol/L,具有严重酸碱失衡。

(8)脑功能衰竭:缺氧、高碳酸血症、酸碱及水电解质失衡、血渗透压改变,以及镇静药物等作用,都可影响脑功能,目前一般采用Glasgow昏迷记分法,在排除影响因素不用镇静药情况下<7分者,临床可诊断为急性脑功能衰竭。

(七)护理诊断

1.低效性呼吸形态

与肺的顺应性降低、气道分泌物过多、气道阻力增加等有关。

2.活动无耐力

与心脏收缩功能减低、感染、多器官功能障碍等有关。

3.有受伤的危险

与血小板减少及凝血因子消耗有关。

4.有体温失调的危险

与感染、颅内压增高、循环功能降低等有关。

5.恐惧

与病室环境、创伤性抢救等有关。

(八)护理措施

1.一般护理

将患者置于ICU或单人病房,保持室内适当的温度、湿度和清洁卫生,避免交叉感染。注意口腔、皮肤护理,勤翻身,防止口腔炎和压疮;对发热者要采取温和的降温方式,避免应用大量激素使体温骤降发生虚脱。

2.病情观察

(1)意识:MODS患者晚期可出现嗜睡、意识模糊、昏迷等,严密观察双侧瞳孔大小及对光反射,发现异常立即报告医师。昏迷患者每班给予Glasgow评分。

(2)体温:MODS多伴各种感染,体温常常升高,当严重感染时,体温可高达40 ℃以上,而当体温低于35 ℃以下,提示病情十分严重,常是危急或临终表现。可用中心温度和皮肤温度监测,连续监测中心温度和皮肤温度是了解外周循环减少或改善的重要指标。

(3)脉搏:观察脉搏快慢、强弱、规则情况,注意有无交替脉、短绌脉、奇脉等表现,尤其要重视细速和缓脉现象,常常提示血管衰竭。监护仪的使用对于判断心脏的变化极为重要。

（4）呼吸：注意呼吸的频率、节律、深浅度的变化，是否有哮鸣音、三凹征的发生以及点头样呼吸，三者均是患者垂危的表现，潮式呼吸常见于中枢神经系统疾病及心功能不全的患者。

（5）血压：密切观察血压变化，以了解心脏和血管功能状态，发现休克。血压能反映器官的灌注情况，MODS患者常采用有创的动脉置管持续监测动脉压，护士应注意各种并发症如局部血肿、血栓的形成。

（6）心电监测：能很好地观察心率、心律和ECG变化并及时处理。尤其心律失常的心电图表现。

（7）尿：注意尿量、色、比重、酸碱度和血尿素氮、尿肌酐的变化，警惕非少尿性肾衰竭。

3.各系统器官功能衰竭的观察和护理

患者出现心力衰竭时，应注意吸入氧浓度，输液的总入量，中心静脉压和血压变化。当患者出现少尿、无尿或氮质血症，水、电解质失衡及肾衰竭时，注意观察每小时尿量，少尿期观察高钾血症和高氮血症、酸中毒，多尿期注意负氮平衡和低血钾，提高机体抗感染的能力。患者出现呼吸衰竭时协助医生及早上呼吸机或进行气管切开，注意呼吸机参数和人机对抗，气道湿化持续泵入 2 mL/h 并间断滴入优于持续滴入。突然发生的意识障碍或突然加重的意识障碍是脑疝的重要征兆之一，如患者血压升高、脉搏变慢、呼吸深慢的"两慢一高"是颅内压增高的典型表现，但合并休克时并不典型；细胞毒性脑水肿常发生意识障碍，轻者嗜睡，重者昏迷；血管源性脑水肿多限于一侧脑半球，轻者可不出现意识障碍；弥漫性脑水肿常伴有颅内压增高，重者出现脑疝，出现意识障碍甚至昏迷。患者出现黄疸迅速加深，进行性神志改变直至昏迷，或黄疸未出现前患者有神志改变，很快陷入昏迷，并有酷似烂苹果味夹杂粪臭和血腥气味应考虑肝衰竭引起的肝性脑病。外伤和手术的患者短期内血红蛋白迅速下降，首先应考虑活动性出血，呕血和黑便是应激性溃疡导致的消化道大出血的典型表现，鼻饲患者经常观察胃液颜色，可以早期发现消化道出血。脓毒败血症、微血管病性溶血性贫血、药物性溶血性贫血均可以引起急性溶血发作，使血红蛋白在短时间内迅速减少。

4.多器官功能障碍及衰竭的特殊体位护理

机械通气的患者应采取 45°半卧位，以防发生呼吸机相关肺炎；应用高浓度氧气或高气道平台压的 ARDS 患者，可采取俯卧位通气，增加患者氧合。俯卧位通气的原理：①肺部血流灌注重新分配。②肺部通气重新分配。③心脏加于受压肺部的压力减少。对无知觉的患者应维持正常或轻微增高的平均动脉压，降低增高的颅内压，保证适当的脑灌注压，头部抬高 30°，并保持在中线位置以利于静脉回流。急性左心衰竭的患者取半卧位减少静脉回流。伴随意识障碍、胃排空延迟，经鼻胃管或胃造瘘管输注营养液的患者,应取半卧位,以防营养液反流和误吸。

5.营养与热量摄入的护理

多器官功能障碍及衰竭的患者因机体处于高代谢状态,体内能量消耗大,而使患者消瘦、免疫功能受损、内环境紊乱,故保证营养至关重要。营养与热量摄入,主要是肠内营养和肠外营养。输注肠内外营养液时应注意控制营养液的浓度,从低浓度开始,如能量密度从 2.09 kJ/mL 起,渐增至 4.18 kJ/mL 或更高,以避免营养液浓度和渗透压过高而引起的胃肠道不适、肠痉挛、腹胀和腹泻;控制输液量和速度,营养液从少量开始,250～500 mL/d,在 5～7 天内逐渐达到全量,交错递增量和浓度将更有利于患者对肠道营养的耐受,输注速度以 25～30 mL/h 起,视患者适应程度逐渐加速并维持 100～120 mL/h,以输液泵控制为佳。注意温度,接近正常体温为宜。每隔 4 小时抽吸并评估胃内残留量,若胃内残留量多于 100～150 mL,应延迟或暂停输注,必要时加胃动力药物,以防胃潴留引起的反流而误吸。防止误吸应注意妥善固定喂养管、取合适体位、及时估计胃残留量,加强观察。避免营养液污染变质,营养液应现配现用,保持调配容器的清洁、无菌,悬挂的营养液在较凉快的室温下放置时间少于 6～8 小时。注意并发症如吸入性肺炎、急性腹膜炎、肠道感染等发生。

6.安全护理

MODS 患者病情危重,时有烦躁,再加上身上常常带有许多管道,所以要注意保护好管道,防止管道脱落和患者意外受伤显得非常重要,尤其在 ICU 病房,没有家属的陪伴,所以根据病情给以患者适当的约束,注意各种管道的刻度和接头情况。

7.人工气道和机械通气的护理

保持呼吸道通畅,及时吸取气道分泌物,掌握吸痰时机和技巧;注意呼吸道湿化,常用的方法有呼吸机雾化、气道内直接滴住、湿化器湿化等;机械通气时注意血气分析结果,给以调整呼吸机参数,长期使用时,每周更换二次管道并消毒。

8.各种引流管的护理

MODS 患者常需安置多种管道,如鼻胃管、尿管和引流管等,护士要注意保持引流管的通畅,同时注意导管护理,严格无菌操作,防止导管相关感染。

9.预防感染

MODS 患者机体免疫力低下,极易发生感染,尤其是肺部和泌尿道感染,压疮也是发生感染的一个重要途径。因此,应严格执行床边隔离和无菌操作,防止交叉感染和医源性感染。

10.心理护理

由于病情危重,患者常有恐惧、焦虑、悲观心理,护士应该有强烈的同情心,关心体贴患者、尊重患者的人格,以和善的态度回答患者提出的问题,让患者了解各种操作的目的、过程及可能出现的感受,以减轻其心理压力。

(九)预防

MODS 一旦发生,其治疗困难,预后十分恶劣,有效的预防尤为重要,预防原则如下:①早期治疗原发病,寻找和清除 MODS 的诱发因素。②积极有效地防止MODS 功能受损期病情的发展,应特别重视功能受损期,对"易衰竭器官"进行重点保护。③加强营养及代谢支持。④及时有效治疗单一脏器的衰竭,同时清除诱发其他器官衰竭的因素,阻断恶性循环,防止或减少其后的一系列器官衰竭。

二、常见器官衰竭患者的护理

(一)急性心力衰竭

心力衰竭是心输出量绝对或相对不足,不能满足组织代谢需要的一种病理生理状态。心力衰竭肯定会导致循环衰竭,但是循环衰竭不一定会导致心力衰竭。心力衰竭根据起病速度可分为急性心力衰竭和慢性心力衰竭。急性心力衰竭是指由于心脏急性病变,心肌收缩力短期内明显降低和(或)心室负荷明显增加,导致组织器官灌注不足和急性瘀血的综合征。临床上以左心衰竭较为常见,主要表现为急性肺水肿或心源性休克,是临床上常见的急危重症之一。

1.病因

(1)急性弥漫性心肌损害:如急性广泛性心肌梗死、急性心肌炎和心肌病等引起心肌收缩无力,心输出量急剧下降。

(2)后负荷过重:如急进性恶性高血压、严重的二尖瓣或主动脉瓣狭窄、血栓堵塞瓣膜口等,均可导致左心室排血受阻,后负荷骤然升高。

(3)前负荷过重:室间隔穿孔、主动脉窦瘤破入心脏、瓣膜损害等引起的二尖瓣反流及输血、输液过多或过快都可导致左心室容量负荷过重。

(4)严重的心律失常:如房颤伴快速心室率、室上性心动过速、室颤等,使心脏丧失有效的射血功能。

2.临床表现

(1)急性肺水肿:患者表现为突发性极度呼吸困难,端坐呼吸,频率增快(可达30~40 次/分),咳大量白色或粉红色泡沫样痰,烦躁不安、恐惧和濒死感,伴有面色灰白、口唇发绀、大汗淋漓。双肺布满哮鸣音和湿啰音。心律增快,肺动脉瓣区第二心音亢进,心尖部第一心音减弱,可闻及舒张期奔马律。

(2)心输出量降低:发作开始因交感神经兴奋,可有一过性血压升高,随病情持续患者血压可持续下降直至休克,周围末梢循环差,皮肤湿冷。

3.辅助检查

(1)胸片：如有基础疾病导致的心脏扩大，可见心胸比例增高。心力衰竭的早期可见肺间质瘀血产生的克氏 A 线和克氏 B 线。病情进展至肺泡水肿，两肺出现广泛分布的斑片状阴影，常融合成片，聚集于以肺门为中心的肺野中心部分，呈"蝴蝶状或翼状"，肺尖、肺底及肺野部分清晰。

(2)超声心动图：超声心动图是目前诊断器质性心脏病和评价心功能最有价值的方法，能够全面、动态显示心脏结构(包括心脏瓣膜、心肌、心包和血管)有无异常并定量定性分析。同时能够测定心功能，区别收缩性或舒张性心功能不全，评价治疗效果，提供预后信息。

(3)心电图：对急性心力衰竭，心电图无特征性改变，常表现为窦性心动过速及急性心肌梗死、心律失常等原发病的表现。其价值在于提示急性心力衰竭的某些促发因素(如心律失常、心肌梗死等)，提供基础心脏病的心电图线索。

(4)血流动力学：急性左心衰竭时，肺毛细血管楔压、左心室舒张末期压升高，心输出量、心脏指数、射血分数降低。其中肺毛细血管楔压和左心室舒张末期压是监测左心功能的敏感指标。

4.诊断要点

根据既往心脏病病史及上述典型的症状、体征、辅助检查，诊断急性左心衰竭并不困难。但当患者心脏病病史不明确，或同时合并哮喘、慢性支气管炎等肺部疾病时，诊断急性左心衰竭就比较困难，需要进行鉴别诊断。

(1)支气管哮喘：年轻患者多见，多有哮喘反复发作史或过敏史；咳嗽、咳痰无痰或为白色黏痰，合并感染时为黄痰；双肺哮鸣音，一般无湿啰音；肺部 X 射线肺野清晰，无瘀血或肺水肿；心脏检查正常，而肺功能检查有呼吸道阻力升高。

(2)慢性支气管炎急性发作：多为老年患者，有慢性支气管炎病史；咳嗽、咳痰或伴喘息，痰为黏液脓性；发热；呼吸困难坐起不能缓解；有干、湿啰音；肺功能有不同程度损害。

(3)急性呼吸窘迫综合征：无心肺病史，有发病的高危因素，急性起病，顽固性低氧血症且吸氧不能缓解。

5.救治措施

急性肺水肿是急性左心衰竭的主要表现，是危及患者生命的心脏急症，救治原则是降低左心房压和(或)左心室充盈压，增加左心室心输出量，减少循环血量和减少肺泡内液体渗入，以保证气体交换，具体措施如下。

(1)体位：静息时明显呼吸困难者应取半卧位或端坐位，双腿下垂以减少回心血量，降低心脏前负荷，必要时可轮流结扎四肢，进一步减少血液回流。

(2)吸氧：增加心肌及其脏器的供氧。首先应吸氧，4～6 L/min。为降低肺泡内气泡的表面张力,可在湿化瓶中加入消泡剂(如30%乙醇)。如高流量吸氧(8～10 L/min)仍不能使氧饱和度维持在90%以上,可考虑使用无创通气。若面罩无创通气的效果仍不好,则需气管插管使用正压通气。

(3)做好救治的准备工作:至少开放2条静脉通道并保持通畅。必要时可采用深静脉穿刺置管,以随时满足用药的需要。血管活性药物一般应用微量泵泵入,以维持稳定的速度和正确的剂量。固定和维护好漂浮导管、深静脉置管、心电监护的电极和导联线、鼻导管或面罩、导尿管及指端无创血氧仪测定电极等。

(4)镇静:急性左心衰竭的患者呼吸困难、精神紧张、烦躁不安,既增加氧耗,又加重心脏负担,及时正确地使用镇静剂非常重要。吗啡是治疗急性肺水肿最有效的药物,用法为2.5～5.0 mg缓慢静脉注射,也可皮下注射或肌内注射。但伴二氧化碳潴留者则不宜应用,因可产生呼吸抑制而加重二氧化碳潴留;也不宜大剂量应用,以免使内源性组胺释放而使外周血管扩张导致血压下降;伴明显和持续低血压、休克、意识障碍、慢性阻塞性肺疾病等患者禁忌使用。老年患者慎用或减量。也可应用哌替啶50～100 mg肌内注射。

(5)血管扩张剂:可降低左、右心室充盈压和全身血管阻力,也使收缩压降低,从而减轻心脏负荷、缓解呼吸困难。可用于急性心力衰竭的早期阶段,临床首选硝酸甘油。

(6)强心剂:强心剂分为洋地黄类及非洋地黄类。此类药物能降低左心室充盈压,对急性左心衰竭患者的治疗有一定帮助。一般应用毛花苷C 0.2～0.4 mg缓慢静脉注射,2～4小时后可以再用0.2 mg,伴快速心室率的房颤患者可酌情适当增加剂量。非洋地黄类有多巴胺、多巴酚丁胺、米力农等,也可使用。

6.护理评估

(1)身体评估:评估患者神志、面色,是否有发绀、大汗、肢体湿冷等情况;评估体温、心率、呼吸、血压等生命体征变化情况;评估有无水肿及皮肤、出入量情况;评估患者有无静脉管路及其他引流管;评估患者睡眠及饮食营养状况。

(2)病史评估:评估患者呼吸困难的程度,咳嗽、咳痰的情况;评估患者有无急性心衰的诱发因素,如输液过快、入量过多、感染等;评估患者的既往史、家族史、过敏史及相关疾病病史;了解目前治疗用药情况及其效果;评估患者的心理—社会状况,如经济情况、合作程度,有无焦虑、悲观、恐惧情绪等。

(3)其他:评估患者自理能力及日常生活能力,发生压疮、跌倒、坠床的风险。

7.护理诊断

(1)体液过多:与体循环瘀血及水钠潴留有关。

(2)活动无耐力:与心输出量减少、脏器灌注不足有关。

(3)气体交换障碍:与肺瘀血有关。

(4)焦虑:与病程漫长、症状多变有关。

8.护理措施

(1)一般护理。

1)休息:协助患者取坐位,使其双腿下垂,以减少静脉回流。患者烦躁不安时要注意及时拉起床档,防止发生跌倒、坠床。

2)吸氧:给予高流量吸氧(6~8 L/min)。观察患者的神志,防止患者将面罩或鼻导管摘除,必要时予以保护性约束。病情严重使用无创通气的患者,应指导其如何适应呼吸机,不要张嘴呼吸,并预防性使用减压敷料,以防止无创面罩对鼻面部的压伤。如果患者喉部有痰或出现恶心、呕吐时,要及时为患者摘除面罩,清理痰液及呕吐物,避免发生误吸和窒息。

3)开通静脉通道:迅速开通两条静脉通道,遵医嘱正确给药,观察疗效和不良反应。注意观察穿刺部位皮肤情况,如出现红肿、疼痛,要重新更换穿刺部位,以防止发生静脉炎或药液渗出,必要时协助医生留置中心静脉导管。

4)皮肤护理:患者发生急性心衰时常采取强迫端坐位,病情允许时可协助患者改变体位,防止发生骶尾部压疮。抢救时由于各种管路以及导线较多,患者改变体位后要及时观察整理,防止其对皮肤造成损害。

(2)病情观察:密切观察患者心率、心律、血压、呼吸(频率、节律、深浅度)、血氧饱和度,发现异常时及时通知医生,并记录;观察患者皮肤温湿度、色泽及甲床、口唇的变化;观察患者痰液性状及颜色,使用无创呼吸机的患者鼓励患者咳痰,并及时帮助患者清理痰液;观察并控制患者输液、输血的速度(必要时使用输液泵控制输液速度),避免增加心脏负荷,加重心力衰竭的症状;密切观察并准确记录患者的出入量。

(3)用药护理。

1)吗啡:可使患者镇静、减少躁动,同时扩张小血管而减轻心脏负荷。应用时注意观察患者有无呼吸抑制、心动过缓、血压下降等不良反应。

2)利尿剂:可以有效降低心脏前负荷。应用时严密观察患者尿量,准确记录出入量,根据尿量和症状的改善状况及时通知医生调整药物剂量。

3)支气管解痉剂:如氨茶碱等。使用时应注意观察患者心率、心律的变化。

4)血管扩张剂:包括硝普钠、硝酸甘油、乌拉地尔等。可扩张动静脉,使收缩压降低,减轻心脏负荷,缓解呼吸困难。用药期间严格监测患者的血压变化,根据患者的血压变化和血管活性药物使用的剂量调整测量血压的间隔时间,同时做好护理记录。

5)正性肌力药物:包括洋地黄类、多巴胺、多巴酚丁胺等。可缓解组织低灌注所致的症状,保证重要脏器的血液供应。用药期间注意观察患者心率、心律、血压的变化。

(4)IABP 治疗的护理。

(5)机械通气治疗的护理。

(6)心理护理:发生急性心力衰竭时,患者常有恐惧或焦虑的情绪,可导致交感神经系统兴奋性增高,使呼吸困难加重。医护人员在抢救时必须保持镇静,在做各种操作前用简单精炼的语言向患者解释其必要性和配合要点,使其能够更好地接受和配合。操作要熟练、合理分工,使患者产生信任与安全感。避免在患者面前讨论病情,以减少误解。同时,医护人员与患者及其家属要保持良好的沟通,提供情感和心理支持。

(7)健康宣教。

1)向患者讲解心力衰竭的基本症状和体征,使患者了解可反映心衰加重的一些临床表现,如疲乏加重、运动耐力降低、静息心率增加≥(15~20)次/分、活动后喘憋加重、水肿(尤其是下肢)重新出现或加重、体重增加等。

2)嘱咐患者注意下列情况:①避免过度劳累和体力活动,避免情绪激动和精神紧张等。②避免呼吸道感染及其他各种感染。③勿擅自停药、减量,勿擅自加用其他药物,如非甾体类抗炎药、激素、抗心律失常药物等。④应低盐饮食。⑤避免液体摄入过多。

3)嘱咐患者出现下列情况时应及时就诊:心衰症状加重,持续性血压降低或增高(>130/80 mmHg),心率加快或过缓(≤55 次/分),心脏节律显著改变(从规律转为不规律或从不规律转为规律、出现频繁期前收缩且有症状)等。

(二)急性呼吸衰竭

呼吸衰竭是各种原因引起的肺通气和(或)换气功能严重障碍,以致不能进行有效的气体交换,导致缺氧伴(或不伴)二氧化碳潴留,从而引起一系列生理功能和代谢紊乱的临床综合征。呼吸衰竭的分类有多种方法:根据血气分析可分为Ⅰ型(低氧血症,$PaCO_2$ 正常或者降低)和Ⅱ型呼吸衰竭(低氧血症伴二氧化碳潴留);根据发病机制不同可分为通气性和换气性呼吸衰竭;根据病程、起病急缓可分为急性呼吸衰竭和慢性呼吸衰竭。急性呼吸衰竭起病急骤,进展迅速,特别是完全窒息或呼吸骤停最为危险,可在数分钟内致病。

1.病因

(1)气道阻塞性病变:慢性支气管炎、支气管哮喘、肿瘤等使气道阻力增加,最终使呼吸肌因长期负荷过重导致疲乏无力,发生呼吸衰竭。

(2)神经肌肉疾病:脑血管疾病、颅脑损伤、脑肿瘤、镇静药物中毒等可损伤呼吸中枢。脊髓灰质炎、多发性神经炎、重症肌无力、有机磷杀虫剂中毒等因素可累及呼吸肌,造成呼吸肌无力,通气不足,引起呼吸衰竭。

(3)肺组织病变:肺炎、肺间质纤维化、严重肺结核、肺水肿等均可累及肺组织,使肺泡减少、有效弥散面积减少,导致缺氧及二氧化碳潴留。

(4)胸廓疾病:大量胸腔积液、气胸、胸部损伤造成连枷胸、强直性脊柱炎等,均可影响胸廓的活动和肺的弹性及扩张,造成通气减少,导致呼吸衰竭。

2.发病机制

(1)通气功能障碍:健康成人在静息状态下约需 4 L/min 的肺泡通气量才能保证有效的氧和二氧化碳交换,维持血氧和 $PaCO_2$ 正常。上述病因导致呼吸停止或呼吸肌无力,肺泡通气不足,会妨碍氧气的吸入和二氧化碳的排出,使肺泡中的 PaO_2 降低,$PaCO_2$ 升高,肺泡—毛细血管压力差减小,影响气体的弥散。通气功能障碍的产生主要有两种原因:因肺泡扩张受限引起的称为限制性通气功能障碍,因气道阻力增高引起的称为阻塞性通气功能障碍。

(2)通气血流比失调:血液流经肺泡时,能否保证得到充足的氧气和充分地排出二氧化碳,使血液动脉化,除需有正常的肺通气功能和良好的肺泡膜弥散功能外,还取决于肺泡通气量与血流量之间的正常比例。正常成人静息状态下通气血流比约为 0.8。如果通气血流比大于 0.8,即通气过度而血流量不足,空气即使进入肺泡也不能与血液发生气体交换,形成无效腔样效应;如果通气血流比小于 0.8,即有血流灌注而无通气,经过肺泡的血液未经过气体交换就进入肺静脉,形成分流效应。无效腔样效应和分流效应都影响气体交换。

(3)弥散障碍:肺泡气与毛细血管中血液之间进行气体交换是一个物理弥散过程,气体弥散的速度取决于肺泡毛细血管膜两侧气体分压差、气体弥散系数、肺泡膜的弥散面积、厚度和通透性,同时气体弥散量还受血液与肺泡接触时间及心输出量、血红蛋白含量、通气血流比的影响。当上述疾病导致肺泡毛细血管膜面积减少、厚度增加,会影响气体的弥散。由于二氧化碳的溶解度大于氧气,所以弥散功能障碍时首先引起低氧血症。

3.临床表现

(1)呼吸困难:多数患者有明显的呼吸困难,急性呼吸衰竭早期表现为呼吸频率增加,病情严重时出现呼吸困难,辅助呼吸肌活动增加,可出现"三凹征"。慢性呼吸衰竭表现为呼吸费力伴呼气延长,严重时呼吸浅快,并发二氧化碳麻醉时,出现浅慢呼吸或潮式呼吸。

(2)发绀:发绀是缺氧的典型表现。当动脉血氧饱和度低于 90% 时,出现口唇、指甲和舌发绀。另外,发绀的程度与还原型血红蛋白含量相关,因此红细胞增多者发绀明显,而贫血者则不明显。

(3)神经系统表现:急性呼吸衰竭可迅速出现精神紊乱、躁狂、昏迷、抽搐等症状。慢性呼吸衰竭随着 PaO_2 升高,出现先兴奋后抑制症状。兴奋症状包括烦躁不安、昼夜颠倒甚至谵妄。二氧化碳潴留加重时导致肺性脑病,出现抑制症状,表现为表情淡漠、肌肉震颤、间歇抽搐、嗜睡甚至昏迷等。

(4)循环系统表现:多数患者出现心动过速,严重缺氧和酸中毒时,可引起周围循环衰竭、血压下降、心肌损害、心律失常甚至心搏骤停。二氧化碳潴留者出现体表静脉充盈、皮肤潮红、温暖多汗、血压升高;慢性呼吸衰竭并发肺心病者可出现体循环瘀血等右心衰竭表现。因脑血管扩张,患者常有搏动性头痛。

(5)其他:缺氧和二氧化碳潴留可损害肝、肾功能,并发肺心病时出现尿量减少。部分患者可引起应激性溃疡而发生上消化道出血。

4.辅助检查

(1)血气分析:静息状态吸空气时 $PaO_2 < 8.0$ kPa(60 mmHg)、$PaCO_2 > 6.7$ kPa(50 mmHg)为Ⅱ型呼吸衰竭,单纯动脉血氧分压降低则为Ⅰ型呼吸衰竭。

(2)电解质检查:呼吸性酸中毒合并代谢性酸中毒时,常伴有高钾血症;呼吸性酸中毒合并代谢性碱中毒时,常有低钾血症和低氯血症。

(3)痰液检查:痰涂片与细菌培养的检查结果有利于指导用药。

(4)其他检查:如肺功能检查、胸部影像学检查等,根据原发病的不同而有相应的发现。

5.治疗原则

(1)积极治疗原发病:合并细菌等感染时应使用敏感抗生素,去除诱发因素。

(2)保持呼吸道通畅:可给予解除支气管痉挛和祛痰药物,如沙丁胺醇、硫酸特布他林解痉,乙酰半胱氨酸、盐酸氨溴索等药物祛痰。必要时可用肾上腺皮质激素静脉滴注。

(3)纠正低氧血症:可用鼻导管或面罩吸氧。严重缺氧和伴有二氧化碳潴留,有严重意识障碍,出现肺性脑病时应使用机械通气以改善低氧血症。

(4)纠正发症:纠正酸碱失衡、心律失常、心力衰竭等并发症。

6.护理措施

(1)一般护理:①将患者置于坐位或半坐卧位,以利于呼吸和保证患者舒适。②做好心理护理,安慰患者,消除其紧张情绪。③清醒患者给予高蛋白、高热量、高维生素、易消化饮食。④做好口腔、皮肤护理,防止细菌感染。

(2)建立静脉通道:便于药物治疗。

(3)病情观察:①注意观察患者的意识、呼吸频率与节律、有无发绀,监测动脉血气值的变化。②监测血压、脉搏、心律及体温的变化,观察原发病的临床表现。③观察神经系统的表现,如意识、瞳孔的变化,及时发现脑水肿及颅内压增高。④监测和记录液体的出入量。⑤观察氧疗的效果。⑥注意控制静脉用药的滴速,及时监测血钾等电解质的变化。

(4)清除痰液,保持呼吸道通畅:鼓励患者做深呼吸、有效咳嗽和咳痰,必要时给予吸痰。协助患者翻身、叩背,必要时给予肺部物理疗法。

(5)机械通气患者的护理:①保持呼吸机正常运转。②保持呼吸机管路接口紧密。③监测呼吸机各参数,并了解通气量是否合适。④及时发现并防治机械通气的并发症。

(6)用药的观察与护理:①呼吸兴奋剂:使用呼吸兴奋剂时要保持呼吸道通畅,液体给药不宜过快,用药后注意观察呼吸频率、节律及意识变化,若出现恶心、呕吐、烦躁、面部抽搐等药物反应,应及时与医生联系,出现严重肌肉抽搐等反应时应立即停药。②肾上腺皮质激素:应用肾上腺皮质激素时,应加强口腔护理,防止口腔真菌感染。

(三)急性肝功能衰竭

急性肝功能衰竭是原来无肝细胞疾病的个体,由多种因素导致肝细胞急性坏死或功能障碍而引起的临床综合征。该病临床上以进行性胆红素升高、凝血机制障碍及意识改变为主要特征,病死率极高。

1.病因

(1)病毒性肝炎:病毒性肝炎是我国急性肝功能衰竭最重要的原因。甲、乙、丙、丁、戊型肝炎病毒感染均可引起急性肝功能衰竭,以乙型肝炎最常见。其他病毒(如 EB 病毒、柯萨奇病毒)感染也可引起急性肝功能衰竭。

(2)药物中毒:异烟肼、利福平、对乙酰氨基酚、四环素、乙醇等可损伤肝细胞。

(3)代谢紊乱:如脑病合并内脏脂肪综合征、Wilson 病、妊娠急性脂肪肝等。

(4)工业毒物:四氯化碳、磷、锑、三氯乙烯、氯仿等所谓的"向肝性毒物"均可引起严重的肝损害。

2.发病机制

急性肝衰竭的发病机制非常复杂,并且多种因素可相互影响,具体机制尚不十分清楚。不同类型的肝衰竭,其发病机制也不相同。由肝炎病毒引起的急性肝衰竭主要与免疫反应有关。病毒在肝细胞内复制、增生和逸出不产生明显的肝细胞损害,但当人体杀伤含有肝炎病毒抗原物质的肝细胞膜时,则产生肝细胞坏死和炎症。可能的机制是首先通过 T 细胞的细胞毒作用及抗原抗体形成的免疫复合物激活补体系统,引起肝细胞局灶性或碎屑样坏死;同时诱导单核细胞及肝内库普弗细胞大量产生肿瘤坏死因子,肿瘤坏死因子可诱导白细胞介素 1、白细胞介素 6 等的产生,并形成自体内分泌环,导致溶酶体系统的激活,引起微循环障碍及弥散性血管内凝血,大量肝组织发生坏死。其他因素则可能是通过化学或免疫机制的作用而引起肝细胞坏死。亚急性肝功能衰竭的发生则可能在慢性活动性肝炎基础上加上某些致病因子,使病情急剧加重,肝内病变可能主要是细胞免疫反应所致,肝外病变则由免疫复合物引起。

3.临床表现

(1)症状。

1)消化道症状:具有食欲不振、恶心、呕吐、肝臭、腹痛和脱水等非特异性表现。

2)神经精神症状:主要表现是肝性脑病。患者常有性格改变、睡眠节律颠倒、行为异常、四肢肌张力增强、构思和定向力障碍,可出现烦躁不安、抽搐及昏迷。

(2)体征。

1)黄疸、出血:肝衰竭时肝细胞大量破坏出现肝细胞性黄疸,同时因纤维蛋白原和肝内合成的凝血因子减少、弥散性血管内凝血或消耗性凝血病,可致皮肤有出血点、注射部位出血或胃肠道出血等。

2)其他:可表现为多脏器功能障碍,如脑水肿表现为昏迷、抽搐、血压升高,心率慢、瞳孔异常、视盘水肿等;肺水肿表现为呼吸加深加快;肾衰竭表现为尿少和氮质血症;并发各种感染尤其是原发性腹膜炎最多见。

4.辅助检查

(1)血常规:白细胞总数升高,血小板减少。

(2)肝功能检查:转氨酶和血胆红素明显增高,但在部分患者可出现"酶胆分离"现象,即血清胆红素上升,血清转氨酶反而降至正常。

(3)肾功能检查:血肌酐或尿素氮可增高。

(4)出血与凝血检查:出现弥散性血管内凝血时,凝血时间、凝血酶原时间或部分凝血活酶时间延长。

(5)影像学检查:根据需要可酌情做 B 型超声、CT、磁共振成像和腹腔镜检查等。

5.诊断要点

(1)意识模糊或性格改变。

(2)肝缩小。

(3)胆红素血症。

(4)凝血酶原时间延长。

(5)丙氨酸氨基转移酶水平在 500～2 000 U/mL。

(6)低血糖。

(7)肿瘤坏死因子进行性升高。

6.治疗

急性肝功能衰竭的治疗原则是加强支持治疗,维持各脏器功能,及早识别和治疗各种并发症,为肝再生提供时间和条件。

(1)一般治疗:患者绝对卧床休息;给予低脂、低蛋白、高碳水化合物饮食,保证供给足够的热量和维生素;积极纠正低蛋白血症,每日或隔日输新鲜血浆、白蛋白;纠正水、电解质紊乱及酸碱失衡,特别要注意纠正低钠血症、低钾血症和碱中毒。

(2)保肝治疗:胰高血糖素—胰岛素联合治疗有抗肝细胞坏死及促进肝细胞再生的作用。常用胰高血糖素 1 mg 加胰岛素 8~10 U 加入 10% 葡萄糖注射液 250~500 mL 中静脉滴注,1~2 次/天,2 周为 1 个疗程;肝细胞再生刺激因子(促肝细胞生长素)120~200 mg/d 静脉滴注,1 次/天,疗程为 1 个月。

(3)对症处理。

1)肝性脑病:①去除诱因,如严重感染、出血及电解质紊乱等,限制蛋白饮食。②患者处于昏迷状态时应放置胃管,防止误吸。③应用乳果糖或拉克替醇,口服或高位灌肠,可酸化肠道,促进氨的排出,减少肠源性毒素吸收。④支链氨基酸 500 mL 每日静脉滴注,以纠正氨基酸失衡。

2)脑水肿:①有颅内压增高者,给予高渗性脱水剂,如 20% 甘露醇或甘油果糖,250 mL/次,30 分钟滴完,每 4 小时或每 6 小时 1 次。症状改善后可减少每次用量,但不宜减少次数,以免反弹。②袢利尿剂,一般选用呋塞米,可与渗透性脱水剂或白蛋白交替使用。

(4)预防感染:全身使用有效抗生素,以预防肠道、腹腔、肺部感染。

(5)维持水、电解质平衡:每日补液量为前一日出水量加不显性失水 500~800 mL,一般每日补充氯化钠 6~8 g、氯化钾 3~6 g 及葡萄糖酸钙和硫酸镁,并根据血生化水平调整。

7.护理诊断

(1)意识障碍:与肝性脑病有关。

(2)营养失调:与进食减少、胃肠消化吸收功能减退有关。

(3)有受伤的危险:与意识障碍引起的感知障碍有关。

(4)有感染的危险:与免疫功能低下及低蛋白血症有关。

(5)皮肤完整性受损:与长期卧床有关。

8.护理措施

(1)正确饮食:应给予患者足够的热量、高维生素、低蛋白及低脂饮食。不能饮食者采用鼻饲饮食或静脉滴注葡萄糖;昏迷患者忌用蛋白饮食,待病情好转、意识清醒后逐渐增加蛋白用量。给予低钠饮食,显著腹腔积液者在限钠的同时,还应限制每日入水量。

(2)合理休息,充足睡眠:患者应绝对卧床,减少活动,可以减少体能消耗,降低肝负荷,增加肝血流量,防止肝功能进一步受损,促进肝细胞恢复。

(3)密切观察病情:每日记录患者血压、体温、出入量及意识;观察有无感染,及时发现原发性腹膜炎等并发症;密切观察皮肤有无出血点、瘀斑,以便及时采取止血治疗;对突发性格异常及其他神经体征的患者,要谨防肝性脑病的发生;慎用各种易诱发肝性脑病的药物。

(4)皮肤护理:对腹腔积液或水肿的患者,应保持其皮肤清洁卫生,可使用海绵垫或棉垫垫起受压部位,防止水肿部位皮肤受压。对皮肤瘙痒者,及时给予止痒处理,不得用手抓挠,以免感染。

(5)腹腔积液患者的护理:对大量腹腔积液的患者,采取半卧位,使横膈下降,增加肺活量,有利于呼吸;定期测量腹围,密切观察腹腔积液消长情况;记录液体出入量和体重;腹腔积液患者应低盐或无盐饮食,严重者限制每日的入水量;使用利尿剂者注意监测血生化指标,避免电解质紊乱;如大量腹腔积液引起腹内压增高,患者不能耐受时,酌情放腹腔积液,一次放液量以不超过 3 000~5 000 mL 为宜,同时补充白蛋白。

(四)急性肾衰竭

急性肾衰竭是肾本身或肾外原因引起肾泌尿功能急剧降低,以致机体内环境出现严重紊乱的临床综合征。主要表现为少尿或无尿、氮质血症、高钾血症和代谢性酸中毒。急性肾衰竭是多种原因引起的,不同的病因、病情、病期导致的急性肾衰竭,其发病机制、临床表现和预后均不相同。与慢性肾衰竭不同,急性肾衰竭大多是可逆的,如能早诊断、早治疗,肾功能大多可以恢复。

1.病因

(1)肾前性:大出血、脱水、大量腹腔积液、心功能衰竭导致机体血管内有效血容量不足、心输出量降低、全身血管扩张、肾血管收缩等,使肾血流灌注减少,肾小球滤过率下降,肾对尿素氮、水、钠重吸收增加,从而引起血尿素氮、尿比重升高,尿量减少,而血肌酐仅稍高于正常,称为肾前性氮质血症。肾前性氮质血症有肾功能不全但不伴有肾实质组织损伤,是肾对一过性低灌注的一种生理反应。去除病因后肾功能可恢复,持续性低灌注可导致肾实质缺血性损伤和肾实质性急性肾衰竭。

(2)肾性:由肾血管疾病、肾小球疾病、缺血性或肾毒性急性肾小管坏死和急性肾小管间质性肾炎、双侧肾皮质坏死等所致,其中以缺血或肾毒素致急性肾小管坏死所致最为常见。

(3)肾后性:各种原因引起的尿路梗阻所致。梗阻部位可以是尿路内梗阻,包括输尿管梗阻、膀胱颈部梗阻,也可以是尿路外梗阻,如后腹膜淋巴结瘤、腹膜后纤维化压迫。完全性尿路梗阻者肾小管内压力升高,再加上肾小动脉收缩,导致肾小球滤过率下降,出现急性肾衰竭,如能及时解除,肾功能可以很快恢复。

2.发病机制

(1)几种学说:急性肾衰竭的发病机制尚未阐明。近年来经研究,有几种学说可解释本病。肾血流动力学异常,入球小动脉收缩,导致肾血流灌注不足,肾小球滤过减少;毛细血管内皮细胞肿胀,使管腔狭窄,血管阻力增加,肾小球滤过率降低;出球小动脉扩张,导致肾小球毛细血管内压降低,肾小球滤过减少。以上因素导致急性肾衰竭。

(2)细胞代谢障碍:细胞缺血缺氧使 ATP 含量明显下降,ATP 含量明显下降,导致 ATP 依赖的转运泵(如 Na^+-K^+-ATP 酶)活力下降,细胞内外离子梯度丧失,细胞水肿,细胞质中钙离子蓄积,导致细胞功能不全,最终死亡。

(3)肾小管机械性堵塞:肾小管机械性堵塞也是急性肾衰竭持续存在的主要因素。脱落的黏膜、细胞碎片、T-H 蛋白均可在缺血后堵塞肾小管;滤过压力降低更加重肾小管堵塞;严重挤压伤或溶血后产生的血红蛋白、肌红蛋白也可导致肾小管堵塞。

3.临床表现

急性肾衰竭除原发病灶外,其临床表现有较大差异。典型的临床经过分为少尿期、多尿期、恢复期。此外,还有一部分患者尿量并不减少,称为非少尿型肾衰竭,预后较好。

(1)少尿期:尿量突然减少,从持续 2~3 天到 3~4 周,轻者平均 5~6 天,大多数为 7~14 天,如少尿期超过 1 个月,提示肾损害严重。本期表现如下。

1)尿量明显减少:24 小时尿量不足 400 mL 为少尿,24 小时尿量小于 100 mL 则为无尿。

2)水、电解质紊乱:全身水肿,体重增加,血压升高,并出现高钾、高磷、高镁、低钠、低钙等电解质紊乱。

3)循环系统表现:心包炎、左心衰竭、高血压;高血钾抑制心脏而出现房室传导阻滞、心率减慢甚至心搏骤停,这是少尿期的首位死因。

(2)多尿期:尿量增多,可达正常 1~2 倍以上并持续 1~3 周。患者可能出现脱水、血压下降,血尿素氮及肌酐仍可进一步升高,并可能出现感染、其他脏器功能衰竭等并发症。

(3)恢复期:尿量逐渐恢复正常,3~12 个月肾功能逐渐复原,大部分患者肾功能可恢复到正常水平,少数患者可遗留不同程度的肾功能损害。

4.辅助检查

(1)血生化:血肌酐、血尿素氮水平增高,随病情发展每日递增。血清钾浓度升高,一般每日不超过0.5 mmol/L。血生化中二氧化碳结合力下降,或血气分析中 pH 降低,HCO_3^- 浓度降低,酸性代谢产物不能排除,引起酸中毒。

(2)尿液检查:尿量少,色深,浑浊,有少量蛋白、红细胞、白细胞,尿沉渣可见肾小管上皮细胞管型。尿比重降低而固定,多在 1.015 以下。尿渗透浓度小于 300 mmol/L,尿/血渗透浓度<1。尿钠含量增高,常在 20~60 mmol/L。

（3）影像学检查。B 型超声：可以了解肾的大小、结构，有无结石及肾盂积水等，有助于鉴别诊断；逆行肾盂造影：适用于高度怀疑梗阻性无尿；肾血管造影：适用于肾血管因素导致的急性肾衰竭的诊断和鉴别诊断。

（4）肾活检：对于没有明确致病原因的急性肾衰竭，肾活检是重要的检查手段。

5.诊断

患者有导致急性肾衰竭的原发病，突然出现少尿及血尿素氮持续升高，结合临床表现及实验室检查，可诊断为急性肾衰竭。但必须排除其他原因引起的少尿和血尿素氮升高。

6.救治措施

急性肾衰竭的治疗原则是抑制肾损害，促进肾修复，同时积极治疗急性肾衰竭所致代谢紊乱，以降低死亡率。

（1）病因治疗：急性肾衰竭首先要纠正可逆的病因，部分患者病因纠正后肾功能可恢复。对于肾前性急性肾衰竭患者，应纠正导致肾缺血的一些因素（如各种严重外伤、心力衰竭、急性失血等），包括输血、0.9％氯化钠注射液扩容、处理好血容量不足、防治休克、控制感染等，防止其进展为急性肾小管坏死。对于药物所致急性肾衰竭，应首先停用可引起肾损害的药物。如为药物过敏性急性肾小管间质性肾炎，可及时使用激素或细胞毒药物。对于梗阻性肾病所致急性肾衰竭，应强调及时早期解除梗阻。对于急进性肾炎、结缔组织疾病、系统性血管炎等免疫因素所致急性肾衰竭，应及时使用激素治疗。

（2）应用利尿剂：利尿剂的使用有理论依据和动物实验的支持。呋塞米是一种强效利尿剂，它可以扩张血管，减轻肾小管堵塞，且临床已证实其疗效与剂量有一定关系，特别是在肾衰竭时，缩短少尿期是急性肾衰竭治疗成功的重要措施之一，恰当地应用呋塞米可获得满意的利尿效果。呋塞米 20～40 mg 静脉注射，在 10 分钟左右先出现血管扩张作用，至 15 分钟开始发挥利尿作用，维持 2 小时。血管扩张及利尿作用可迅速减少血容量，降低心脏前负荷，有利于缓解肺水肿。

（3）维持水、电解质平衡：严格限制液体摄入量，记录 24 小时出入量，包括尿、粪便、引流物、呕吐物和异常出汗量。量出为入，以每天体重减少 0.5 kg 为最佳，表明无液体潴留。根据 24 小时补液量为"显性失水＋非显性失水－内生水"的公式作为每日补液量的依据，宁少勿多，以免引起水中毒。显性失水为尿、粪和失血等的总和，不显性失水为皮肤和呼吸道挥发的水分，一般为 600～1 000 mL/d，内生水为体内代谢所产生的水分，为 400～500 mL/d。通过中心静脉压或肺动脉楔压监护血容量状况。严禁钾的摄入，包括食物和药物中的钾。低钠血症常由液体过多所致，一般不补充钠盐，血钠维持在 130 mmol/L 左右即可。注意钙的补充。

（4）营养治疗：给予足够的蛋白质，抵制分解代谢，不必过分限制口服蛋白质，每日摄入 40 g 蛋白质并不加重氮质血症,以血尿素氮和肌酐之比不超过 10:1 为准。透析时应适量增加蛋白质的补充量。摄入足够的热量,主要由碳水化合物和脂肪供给,目的是减少蛋白分解代谢至最低程度,减缓尿素氮和肌酐的升高,缓解代谢性酸中毒和高钾血症。注意补充维生素。尽可能通过胃肠道补充营养。

(5)纠正酸中毒:一般情况下,酸中毒发展缓慢,并可通过呼吸代偿。在血浆 $[HCO_3^-]$ 低于 15 mmol/L 时才应用碳酸氢盐治疗。但应注意用量,以免导致血容量过多。在有严重创伤、感染或循环系统功能不全时,容易发生严重酸中毒。血液滤过是治疗严重酸中毒的最佳方法。

(6)预防和控制感染:静脉通路、导尿管等可能是引起感染的途径。临床一旦出现感染的迹象,则应尽早使用有效抗生素进行控制。可根据细菌培养和药物敏感试验选用对肾无毒性或毒性低的药物,并按肌酐清除率调整剂量。

(7)透析治疗:患者如原发病严重,持续少尿、无尿或有水中毒、高钾血症、严重代谢性酸中毒和明显尿毒症症状时,应及时进行透析治疗。在严重并发症出现之前尽早进行预防性透析,可明显改善症状,降低死亡率,利于肾功能的恢复。

7.护理诊断

(1)体液过多:与肾功能不全致水钠潴留有关。

(2)有感染的危险:与有创治疗和患者本身抵抗力低下有关。

(3)皮肤完整性受损:与患者抵抗力低下、营养不良、长期卧床有关。

(4)活动无耐力:与原发疾病及急性肾衰竭病情危重有关。

8.护理措施

(1)病情观察:注意评估患者的意识状态、贫血及尿毒症面容,有无血压升高、水肿,呼出气体有无尿味,皮肤是否干燥并有抓痕,有无恶心、呕吐、腹泻、呼吸困难,心律是否规整等。每日测量体重,记录出入量。

(2)一般护理:患者应绝对卧床休息,病房内整洁、舒适、安静,空气应清新。准确详细记录患者 24 小时出入量,尤其是患者 24 小时尿量,掌握其水、电解质、酸碱平衡状况。适当控制患者的亲属探视和不良情绪刺激,让患者充分休息,以减轻肾负荷。

(3)饮食护理:①少尿期。应严格限制钠盐和水量的摄入,能量供给以糖为主,配以少量优质蛋白,期间不宜吃香蕉、橘子等含钾盐丰富的水果,以避免高钾血症的发生。②多尿期。可以试着增加蛋白质的供应量,应以优质蛋白为主,而钠水的供应量应根据患者具体的尿量进行调整。③恢复期。应进一步加强营养,以促进机体的康复。另外,还需注意补充维生素。

(4)预防感染:急性肾衰竭患者极易罹患感染,且感染后难以控制。因此,护理人员应严格对患者执行无菌操作,病房内每天用紫外线照射和其他措施消毒。另外,还需加强患者皮肤、口腔、留置导尿管的护理及避免让患者受凉。

(5)急性肾衰竭不同期的护理:①少尿期。少尿期最容易出现血钾过高、液体潴留、出血、氮质血症及继发感染,这些如果处理不当,极易导致患者死亡。因此,护理人员应严格执行医嘱操作,并严密监测病情变化,一旦有变化,应及时报告医生。②多尿期。此期患者尿量明显增多,容易出现电解质紊乱及血容量不足,应多监测电解质和血压等情况变化,及时给予纠正。③恢复期。此期应进一步加强患者营养和肢体活动锻炼,但应避免劳累、受凉、感冒等,以促进肾功能尽快康复。

(6)血液透析的护理:透析室内必须严格执行定期清洁与消毒制度。透析前向患者说明透析目的、过程和可能出现的情况,以避免患者紧张、焦虑。嘱患者排尿,并测体重和生命体征。透析过程中应观察:①有无低血压、失衡综合征、热原反应、头痛、呕吐、肌痉挛和过敏反应等现象。②血液和透析液的颜色是否正常,有无血液分层或凝血现象。③生命体征有无变化。④透析装置各部件运转是否正常。⑤及时采集血标本检验。透析后 2～4 小时内避免各种注射、穿刺、侵入性检查。24 小时内复查血液生化并严密观察病情,定时测血压、脉搏,注意有无出血倾向、低血压、心力衰竭、动静脉通路的血流量及局部有无渗血。

(肖　燕)

第二节　昏迷的护理

昏迷是一种严重的意识障碍,任何病因引起的大脑皮质、皮质下结构、脑干网状上行激活系统等部位的损害或功能抑制,均可出现意识障碍。

昏迷的主要表现为意识完全丧失,对体内外一切刺激无意识反应,随意运动消失,生理反射减弱或消失,出现病理反射。

一、病因

1.颅内病变

(1)局限性病变。①脑血管病:脑出血、脑梗死、短暂性脑缺血发作等。②颅内占位性病变:原发性或转移性颅内肿瘤、脑脓肿、脑肉芽肿、脑寄生虫囊肿等。③颅脑外伤:脑挫裂伤、颅内血肿等。

(2)脑弥散性病变。①颅内感染性疾病:各种脑炎、脑膜炎、蛛网膜炎、室管膜炎、颅内静脉窦感染。②弥散性颅脑损伤。③蛛网膜下隙出血。④脑水肿。⑤脑变性及脱髓鞘性病变。⑥癫痫发作。

2.颅外疾病(全身性疾病)

(1)急性感染性疾病:各种败血症、感染中毒性脑病等。

(2)内分泌与代谢性疾病(内源性中毒):如肝性脑病、肾性脑病、肺性脑病、糖尿病性昏迷、黏液水肿性昏迷、垂体危象、甲状腺危象、肾上腺皮质功能减退性昏迷,乳酸性酸中毒等。

(3)外源性中毒:工业毒物、药物、农药、植物或动物类中毒等。

(4)缺乏正常代谢物质。①缺氧(脑血流正常):一氧化碳中毒、严重贫血、变性血红蛋白血症、肺部疾病、窒息及高山病等。②缺血(脑血流量降低):见于心输出量减少的各种心律失常、心力衰竭、心脏停搏、心肌梗死,脑血管阻力增加的高血压脑病,血压降低的各种休克等。③低血糖:如胰岛素瘤、严重肝病、胃切除术后、胰岛素注射过量及饥饿等。④水、电解质紊乱:如高渗性昏迷、低渗性昏迷、酸中毒、碱中毒、高钠血症、低钠血症、低钾血症等。⑤物理性损害:如日射病、热射病、电击伤、溺水等。

二、发病机制

脑缺血、缺氧、葡萄糖供给不足、酶代谢异常等因素可引起脑细胞代谢紊乱,从而导致脑干网状结构功能减退,可造成意识障碍。脑干网状结构上行激动系统被称为意识的"开关"系统,任何病变只要累及这一系统,就会产生不同程度的意识障碍,甚至昏迷。中枢整合机构指的是双侧大脑皮质,为意识"内容"所在地,人类的学习、记忆、判断、言语和其他心理活动功能完全取决于大脑皮质的完整性,大脑皮质的弥散性损伤会导致意识水平的低下,严重时昏迷。

三、临床表现

1.轻度昏迷

患者的意识及随意运动丧失,偶尔有不自主的自发动作。被动体位,对外界事物、声、光刺激无反应,偶尔有不自主的自发动作及眼球转动。对强烈刺激如掐大腿内侧或压迫眶上孔可出现痛苦表情,用针划足底可有防御反射性屈曲或躲避运动,不能回答问题和执行简单的命令。各种反射及生命体征无明显改变。轻度昏迷时患者的各种反射(如吞咽反射、咳嗽反射、角膜反射及瞳孔反射等)都存在,同时呼吸、脉搏、血压大多正常。部分患者有大小便潴留或失禁。

2.中度昏迷

患者对各种刺激均无反应,眼球无转动,各种反射减弱(这是与轻度昏迷的区别),有大小便潴留或失禁。呼吸、脉搏、血压可有改变,并可出现病理反射。

3.重度昏迷

患者肌肉松弛,无任何自主动作,可有去大脑强直现象,对外界一切刺激均无反应。角膜反射、瞳孔反射、咳嗽反射及吞咽反射均消失;各种浅深反射和病理反射消失。生命体征不稳定,大小便失禁。

4.过度昏迷

患者在深昏迷的基础上出现体温低而不稳,脑干反射功能丧失,瞳孔散大固定,自主呼吸功能丧失,需要以人工呼吸器维持,血压也需要升压药维持,脑电图呈电静息,脑干诱发电位消失。过度昏迷是"脑死亡"的临床表现。

四、检查

确认是否昏迷的检查并不困难,只要给予患者一定的刺激,如反复轻拍患者同时呼唤其名,如果患者无反应,同时有呼吸、心搏的表现,就可以诊断为昏迷。确认导致昏迷的病因的检查繁多,要根据具体情况实施和甄别。

1.脑膜刺激征

其主要表现为颈项强直、凯尔尼格征和布鲁津斯基征,阳性者见于蛛网膜下隙出血、脑膜炎、脑疝。检查昏迷患者有无脑膜刺激征是救援者必须进行的操作步骤之一,但注意有时患者肌张力呈高度增强(角弓反张),可与脑膜刺激征混淆。此外,深昏迷患者有时脑膜刺激征可以消失。

2.瞳孔检查

(1)双侧瞳孔缩小呈针尖样,常见于有机磷、吗啡、安眠药中毒和脑桥出血。

(2)双侧瞳孔散大,见于乙醇、阿托品类物质及氰化物中毒,低血糖昏迷,癫痫发作,脑室出血晚期脑血肿及过度昏迷。

(3)瞳孔时大时小见于脑水肿或早期脑疝。

(4)双侧瞳孔不等大,见于脑疝。但要注意询问患者有无青光眼史、白内障史、眼部手术史及安装义眼史等,以免造成误解。

3.反射检查

(1)脑干反射:如角膜反射、下颌反射、瞳孔对光反射、掌颏反射、眼心反射等。

(2)浅反射:如角膜反射、咽反射、腹壁反射、提睾反射和肛门反射等。

(3)深反射:如桡骨膜反射、肱二头肌及肱三头肌反射、霍夫曼征、膝腱及跟腱反射。

(4)病理反射:如巴宾斯基征、奥本海姆征、戈登征等。

4.其他检查

心电图、动脉血氧饱和度、血糖测定等对昏迷的诊断有一定的帮助,应充分加以利用。

五、护理措施

1.密切观察病情变化

包括昏迷过程、昏迷程度、体温、脉搏、呼吸及神经系统症状、体征等。观察有无偏瘫、颈强直及瞳孔变化等。

2.体位及肢体护理

患者绝对卧床,取平卧位,头转向一侧,以免呕吐物误入气管。翻身时采用低幅度、轻柔动作,使肌肉处于松弛状态,以免肢体肌关节挛缩,以利于功能恢复。

3.呼吸道护理

患者肩下垫高,使颈部伸展,防止舌根后坠,并保持呼吸道通畅。应准备好吸痰器、吸氧用具等。

4.注意营养及维持水、电解质平衡

应鼻饲富有营养的流质,以 250 mL/次为宜,6～8 次/天,注意鼻饲护理。

5.口腔护理

去除义齿,每日清洁牙齿 2 次;防止因吞咽反射差、分泌物聚积引起感染;黏膜破溃处可涂溃疡膏;口唇干裂有痂皮者涂液状石蜡;张口呼吸者易导致呼吸道感染,应将消毒纱布沾温水盖在口鼻上。

6.眼睛护理

眼角有分泌物时应用热毛巾或 1%～2% 温硼酸液泡的脱脂棉擦净。眼闭合不全者应每日用生理盐水洗眼 1 次,并涂抗生素眼膏,再用消毒凡士林纱条覆盖加以保护。

7.皮肤护理

昏迷患者不能自己转动体位,最易发生压疮,应定时翻身、按摩,每 2 小时 1 次。保持皮肤清洁干燥,有大小便失禁、呕吐及出汗等应及时擦洗干净,不可让患者直接卧于橡胶及塑料床单上。应保持床铺清洁干燥、平整、无碎屑,被褥应随湿随换。使用的便盆不可脱瓷,盆边要垫上布垫。已有压疮者可用 0.5% 氯己定擦拭,保持疮面干燥,也可局部照射紫外线。

8.泌尿系统护理

长期尿失禁者酌情留置导尿管,定期开放和更换,清醒后及时拔出导尿管,诱导自主排尿。应保持会阴部清洁、干燥,防止尿路感染和压疮发生。

9.大便护理

昏迷患者出现便意时往往有不安的表情和姿势,可使用大便器;便秘 3 天以上的患者应及时处理,以防因用力排便而使颅内压增高;大便失禁时,应注意肛门及会阴部卫生,可涂保护性润滑油。

10.抽搐护理

避免患者坠床,不可强力按压肢体,以免发生骨折。

（肖　燕）

第三节　休克的护理

一、概述

休克是由各种强烈致病因子作用于机体,引起的组织有效循环血量减少,导致机体组织血液灌流不足、组织缺氧、细胞代谢紊乱和器官功能受损的临床综合征。休克的根本原因是组织细胞供氧不足和需求增加,特征是产生炎症介质。不同病因的休克虽各有特点,但都具有共同的病理生理变化,即微循环障碍、代谢改变和继发器官损害。休克的基础损害是有效循环血量减少,组织灌注不足。典型的临床表现是神志障碍,皮肤苍白,湿冷,血压下降,脉压缩小,脉搏细速,发绀及少尿等。因此,临床上要根据休克不同阶段的病理、生理特点采取积极的治疗护理措施,以挽救患者生命。

(一)病因及分类

1.低血容量性休克

由于机体大量出血、失液和血液分布异常,导致有效循环血量急剧减少所致,分为以下几种情况。

(1)失血性休克:失血性休克是指因大量失血迅速导致有效循环血量锐减而引起,常见原因为外伤。休克的发生与失血速度有关,短时间内失血量超过全身血量的 20% 左右就可引起休克。

(2)烧伤性休克:绝大多数休克属于继发性休克,大面积烧伤由于大量血浆从毛细血管渗出至创面造成有效循环血量减少,可引起烧伤性休克。早期休克与疼痛及低血容量有关,晚期可继发感染,发展为感染性休克。

(3)创伤性休克:这种休克的发生与疼痛和失血有关,多因内脏、肌肉和中枢神经系统损伤所致。

2.血管扩张性休克

血管扩张性休克通常是由于血管扩张所致的血管内容量不足,其循环血量正常或增加,但心脏充盈和组织灌注不足。

(1)感染性休克:感染性休克是由细菌、真菌、病毒等感染所造成,临床上以革兰阴性杆菌感染最常见,又称为内毒素性休克。根据血流动力学的特点,感染性休克分为低动力性休克(冷休克)和高动力性休克(暖休克)两型。冷休克血流动力学特点是心输出量减少,外周血管收缩,外周血管阻力增高;暖休克血流动力学特点是心输出量正常或增加,外周血管扩张,外周血管阻力降低。

(2)过敏性休克:过敏性休克是由接触某些药物或生物制品引起,已致敏的机体再次接触抗原物质时,可发生强烈的变态反应,使容量血管扩张而致血压下降、组织灌注不良,可使多脏器受累。

(3)神经源性休克:由于剧痛、脑脊髓损伤、麻醉平面过高等刺激,反射性引起周围血管扩张,出现相对血容量不足和血压下降。这类休克患者预后好,常可自愈。

3.心源性休克

心源性休克是指心脏泵功能受损或心脏血流排出道受损引起的心输出量快速下降所致的有效循环血量不足、低灌注和低血压状态。这类休克常见于急性心肌梗死、急性心肌炎、心肌病变、心力衰竭和严重心律失常等。

(二)病理生理

有效循环血量不足和组织灌注不足,引起机体微循环障碍是各种休克发生的共同病理生理基础。

1.分期

根据血流动力学和微循环的变化规律,休克发展过程分为以下 3 期。

(1)休克早期:此期实际上是机体的代偿期,随着病情的发展,某些器官中的微循环、动静脉吻合支开放,使部分微动脉血液直接进入微静脉,以增加回心血量。

(2)休克期:又称为瘀血缺氧期或失代偿期,小血管持续收缩使组织明显缺氧,无氧代谢后大量乳酸堆积使毛细血管前括约肌开放,大量血液进入毛细血管网,造成微循环瘀血,血管通透性增加,大量血浆外渗。此外,白细胞在微血管上黏附,微血栓形成,使回心血量减少,故血压下降,组织细胞缺氧及脏器受损加重。

(3)休克晚期:又称为弥散性血管内凝血期,此期是指在毛细血管瘀血的基础上细胞缺氧更重;血管内皮损伤后胶原暴露,血小板聚集,促发内凝血及外凝血系统,在微血管形成广泛的微血栓。

2.休克时细胞与主要器官的病理生理改变

(1)细胞改变:由于缺氧,二羧酸循环障碍,溶酶体破裂,细胞结构破坏。

(2)微循环障碍:休克早期,通过代偿仍能维持血压正常及重要脏器的灌流。当休克进一步发展时,一方面有效循环血量进一步减少;另外,血液浓缩,血细胞凝集,血液酸化,形成微血栓,消耗凝血因子。这时,组织细胞缺氧更严重,钠钾泵机制失效,细胞水肿,溶酶体破裂,释放出蛋白水解酶等物质,造成细胞自溶并损伤其他细胞,引起各器官器质性损害,以至于休克不可逆转。

(3)心脏改变:冠状动脉灌注量下降,心肌缺氧,心肌细胞损害,心肌收缩力减弱,心功能下降。

(4)肺改变:Ⅱ型细胞分泌磷脂物质减少,导致肺不张、肺水肿;另一方面因低氧血症,肺动脉阻力升高,造成动、静脉分流,通气/血流比例失调,引起 PaO_2 下降、$PaCO_2$ 上升,动静脉混合氧增高。

(5)肾改变:休克时有效循环血量降低,心输出量减少,肾血管痉挛,肾缺血,肾小管上皮细胞受损、坏死,造成急性肾衰竭。

(三)病情评估

1.临床表现

(1)休克早期:患者意识清楚,但烦躁焦虑,精神紧张,面色、皮肤苍白,口唇、甲床轻度发绀,心率加快,呼吸频率增加,收缩压正常或升高,舒张压增加,脉压缩小,尿量正常或减少。

(2)休克中期:患者烦躁,意识不清,呼吸表浅,皮肤色泽苍白,四肢湿冷,心音低钝,脉细数而弱,表浅静脉塌陷,毛细血管充盈迟缓,血压进行性降低,可低于50 mmHg或测不到,脉压小于 20 mmHg,尿少或无尿。

(3)休克晚期:表现为弥散性血管内凝血和多器官功能衰竭。

1)弥散性血管内凝血表现:顽固性低血压,皮肤发绀或广泛出血,微循环瘀血,血管活性药物疗效不佳,常与器官衰竭并存。

2)急性呼吸功能衰竭表现:吸氧难以纠正的进行性呼吸困难,进行性低氧血症,呼吸急促,发绀,肺水肿和肺顺应性降低等。

3)急性心功能衰竭表现:呼吸急促,发绀,心率加快,心音低钝,可有奔马律、心律不齐。如出现心律缓慢、面色灰黯、肢端发凉,也属于心功能衰竭征象。中心静脉压及肺动脉楔压升高,严重者可有肺水肿表现。

4)急性肾衰竭表现:少尿或无尿,氮质血症,高钾血症等水、电解质紊乱和酸碱失衡。

5)其他表现:意识障碍程度反映脑供血情况。肝衰竭可出现黄疸、血胆红素增加。胃肠道功能紊乱常表现为腹痛、消化不良、呕血、黑便等。

2.辅助检查

(1)实验室检查:一般检查项目包括血常规、血生化(电解质、肝功能等)检查和血气分析;肾功能检查、尿常规及比重测定;出、凝血指标检查;血清酶学检查和肌钙蛋白、肌红蛋白、D-二聚体等指标检测;各种体液、排泄物等的培养,病原体检查和药敏试验等。

(2)血流动力学监测。

1)中心静脉压:中心静脉压代表右心房内及胸腔段上下腔静脉压力的变化,可反映全身血容量与右心功能之间的关系,监测中心静脉压可以作为判断、观察血容量的一项指标。中心静脉压正常值为 0.49～1.18 kPa(5～12 cmH$_2$O)。若中心静脉压<0.49 kPa,提示血容量不足,应迅速补充血容量;若中心静脉压>1.18 kPa,提示容量血管收缩或心功能不全,应控制输液速度或采取其他措施。

2)肺毛细血管楔压:应用 Swan-Ganz 漂浮导管可测得肺毛细血管楔压,能反映左心室充盈压,可用于判断左心室功能,其正常值为 6~12 mmHg。

3)心输出量:心输出量是心率和每搏输出量的乘积,成人正常值为 4~6 L/min。

4)心脏指数:心脏指数是单位体表面积的心输出量,正常值为 2.5~3.5 L/(min·m²)。心脏指数可反映休克时周围血管阻力的改变及心脏功能的情况。

(3)血清乳酸浓度检测:血清乳酸浓度正常值为 0.4~1.9 mmol/L,其与休克预后相关。

(4)感染和炎症因子的血清学检查:通过血清免疫学检测手段,检查血中降钙素原、C反应蛋白、假丝酵母菌或曲霉菌特殊抗原标志物或抗体等,有助于快速判断休克是否存在感染因素、可能的感染类型及体内炎症反应紊乱状况。

3.诊断

临床上延续多年的休克诊断标准:①有诱发休克的原因。②有意识障碍。③脉搏细速,超过 100 次/分钟或不能触及。④四肢湿冷,胸骨部位皮肤指压阳性(压迫后再充盈时间超过 2 秒),皮肤有花纹,黏膜苍白或发绀,尿量少于 30 mL/h 或尿闭。⑤收缩压低于 10.7 kPa(80 mmHg)。⑥脉压小于 2.7 kPa(20 mmHg)。⑦原有高血压者收缩压较原水平下降 30% 以上。凡符合上述第①项和第②、第③、第④项中的两项及第⑤、第⑥、第⑦项中的一项者,可诊断为休克。

(四)救护原则

1.紧急处理

(1)一般处理:处理引起休克的原发病,应该抓紧时间进行救治,在休克早期进行有效的干预,如对外伤患者包扎、止血;对于胸、腹腔实质脏器或大血管破裂出血,应尽快手术止血,控制引起休克的原发病,遏止病情发展,有助于改善患者的预后。

(2)体位:患者通常取平卧位,必要时采取头和躯干抬高 20°~30°、下肢抬高 15°~20°,以利于呼吸和下肢静脉回流。

(3)补液:及早建立静脉通路,补充血容量以维持血压。

(4)保持呼吸道通畅:可用鼻导管法或面罩法吸氧,必要时建立人工气道,用呼吸机辅助通气。

(5)维持正常的体温:低体温时注意保暖,高体温时尽量降温。

(6)镇静、镇痛:尽量保持患者安静,避免人为搬动患者。必要时可用小剂量镇痛、镇静药,但要防止呼吸和循环抑制。

2.扩充血容量

恢复组织灌注,其中早期最有效的办法是补充足够的血容量,不仅要补充已失去的血容量,还要补充因毛细血管床扩张引起的血容量相对不足,因此往往需要过量补充,以确保心输出量。即使是心源性休克,有时也不能过于严格地控制入量,可在连续监测动脉血压、尿量和中心静脉压的基础上,结合患者皮肤温度、末梢循环、心率及毛细血管充盈时间等,判断所需补充的液体量,动态观察十分重要。最好在连续监测中心静脉压的基础上进行补液。

补液实验:在5~10分钟内快速输入等渗生理盐水 250 mL,如中心静脉压不升高,血压升高,提示血容量不足;如中心静脉压立即上升 0.29~0.49 kPa(3~5 cmH$_2$O),则提示心功能不全。

3.血管活性药物的应用

血管活性药物主要包括两大类,即缩血管药物和扩血管药物。

(1)缩血管药物:具有收缩血管作用,常用的药物有间羟胺(阿拉明)、多巴胺、多巴酚丁胺、去氧肾上腺素(新福林)、去甲肾上腺素等,使用时应从最小剂量和最低浓度开始。以短期维持重要脏器灌注为目的,不宜长久使用,用量也应尽量减小。

(2)扩血管药物:对微血管有明显扩张作用,主要有 α 受体阻滞剂和抗胆碱能药物,主要扩张毛细血管前括约肌,以利于组织灌流。常用的药物有异丙肾上腺素、酚妥拉明(苄胺唑啉)、酚苄明、妥拉唑啉、阿托品、山莨菪碱、东莨菪碱、硝普钠、硝酸甘油、硝酸异山梨酯、氯丙嗪等。在使用扩血管药时,前提是必须充分扩容,否则将导致明显的血压下降,用量和使用浓度也应从最小开始。

4.纠正酸碱失衡

休克患者由于缺血缺氧可致酸碱失衡,纠正酸碱失衡的主要措施是恢复有效循环血量。对于严重酸中毒患者,可给予碱性药物如5%的碳酸氢钠注射液。

5.弥散性血管内凝血的防治

要求做到早期发现,及时处理。给予充分扩容以改善微循环,有利于防止微血栓的形成。对于早期症状较轻的患者,给予补充血容量、纠正电解质紊乱及酸碱失衡等处理。对于重症弥散性血管内凝血患者,给予抗凝治疗,目前应用较多的是肝素、低分子右旋糖酐等。

6.激素的应用

对于感染性休克患者,主张早期、足量、短程应用激素,可以减轻症状。对于严重休克患者,可以适当延长激素应用时间,需要注意相关不良反应。

7.病因治疗

休克几乎与所有临床科室都有关联,各型休克的临床表现及中后期的病理过程也基本相似,但引起休克的原因各异,根除或控制导致休克的原因对阻止休克的进一步发展十分重要,尤其某些外科疾病引起的休克,原发病灶大多需要手术处理。即使有时病情尚未稳定,为避免延误抢救的时机,仍应在积极抗休克的同时进行针对病因的手术。

8.心理支持

安慰患者及家属,做好必要的解释工作,使其能积极配合治疗和护理,减轻患者及其家属心理负担,树立战胜疾病的信心。

(五)护理措施

1.一般护理

保持呼吸道通畅,给予吸氧,提高动脉血氧饱和度。对于昏迷患者,将其头偏向一侧,防止窒息。患者体位取中凹卧位,有利于静脉血液回流。

2.建立静脉通路

有条件的可以行中心静脉穿刺。深静脉可以快速输液,对于血管活性药物、营养液等不宜经浅静脉输入的液体,也可以使用深静脉,并可同时监测中心静脉压。长时间应用深静脉输液,日常要做好无菌消毒护理,必要时更换部位穿刺。

3.生命体征监测

监测患者呼吸、脉搏、心律、血压的动态变化,密切观察意识、皮肤黏膜颜色、尿量变化等,了解患者体内代谢变化和重要脏器功能状态。

4.呼吸道护理

注意口腔护理,对于意识清楚患者,鼓励咳痰;对于痰液黏稠不易咳出者,给予协助排痰;对于昏迷患者,要按需吸痰,防止吸入性肺炎等发生。

5.特殊药物应用护理

使用缩血管药物时,要根据血压的变化及时调节药物速度,避免血压急剧波动,一般宜从低浓度、慢速度开始。如果注射部位出血、疼痛、红肿等,可能有药液外渗,应立即更换注射部位,防止发生皮下组织坏死等严重情况。

二、低血容量性休克

低血容量性休克常因大量出血或体液丢失或液体积存于第三间隙,导致有效循环血量降低引起。由于急性大出血所引起的休克称为失血性休克,通常机体在迅速失血超过全身总血量的 20% 时,即发生休克。失血性休克在外科休克中很常见。各种损伤或大手术后同时具有失血及血浆丢失而发生的休克称创伤性休克。

(一)病因及病理

失血性休克多见于大血管破裂,腹部损伤引起的肝、脾破裂,消化性溃疡出血,肝硬化、门静脉高压致食管—胃底静脉曲张破裂出血,宫外孕出血,手术创面广泛渗血或手术所致大血管或脏器损伤,动脉瘤等瘤体自发破裂出血等。

创伤性休克见于严重的外伤,如大血管破裂、复杂性骨折、挤压伤或大手术等。一方面,创伤引起血液或血浆丧失,损伤处炎性肿胀和体液渗出,可导致低血容量;

另一方面,创伤可刺激神经系统,引起疼痛和神经—内分泌系统反应,影响心血管功能。创伤性休克的病情常比较复杂。

(二)临床表现

主要表现为CVP降低、回心血量减少、心排出量下降所造成的低血压;经神经内分泌机制引起的外周血管收缩、血管阻力增加和心率加快;以及由微循环障碍造成的各种组织器官功能不全和病变。

(三)辅助检查

实验室检查、影像学检查及血流动力学检查等参见相关章节。

(四)治疗要点

尽早去除病因,补充血容量,同时做好止血措施,尽快恢复有效血容量,纠正微循环障碍,促进内脏器官功能的恢复。

(1)迅速补充血容量,积极处理原发病以控制出血。

1)补充血容量:根据血压和脉率变化评估患者的失血量来进行快速补充扩容。先经静脉快速滴注平衡盐溶液或等渗盐水,观察患者表现是否好转。再根据血压、脉率、CVP和血细胞比容等监测指标情况,遵医嘱适当补充新鲜血或浓缩红细胞。

2)止血:在补充血容量的同时,对怀疑有活动性出血的患者,迅速控制出血。可先采用非手术止血方法,如止血带止血、加压包扎、三腔双囊管压迫、纤维内镜止血等。若出血速度快、量大时,应积极做手术前准备,尽早实施手术止血措施。

(2)详细检查体腔和深部组织有无积存血块、血浆和炎性渗液,准备估计丢失量。

(3)创伤后疼痛刺激严重者需适当给予镇痛镇静剂,妥善临时固定受伤部位;对危及生命的创伤如开放性或张力性气胸等,应做必要的紧急处理。

(五)护理评估

1.健康史

了解引起休克的各种原因,如有无腹痛和发热、大量失血、严重损伤、感染、过敏等。

2.身体状况

(1)生命体征。①血压:患者血压及脉压是否正常。②脉搏:休克早期脉率加快,加重时脉搏细弱。临床常用脉率/收缩压(mmHg)计算休克指数。休克指数为0.5多提示无休克;休克指数>1.0提示有休克;休克指数>2.0为严重休克。③呼吸:患者呼吸有无急促、变浅、不规则。若呼吸次数大于30次/分或小于8次/分则提示病情危重。④体温:患者体温是否偏低或过高。多数患者体温偏低,但感染性休克患者体温有高热。若体温骤升至40 ℃以上或低于36 ℃则提示病情严重。

(2)意识:患者有无兴奋或烦躁状态,有无神情淡漠、意识模糊、反应迟钝,甚至昏迷。

(3)皮肤色泽、温度:患者皮肤、口唇黏膜有无苍白、发绀;四肢是否湿冷或干燥潮红,补充血容量后,四肢温度是否有改善。

(4)尿量:反映患者肾血流量灌注情况的重要指标之一。若患者尿量<20 mL/h,则提示血容量不足;如尿量>30 mL/h,则提示休克有改善。

3.辅助检查

测白细胞计数和中性粒细胞比例,了解有无感染的存在;抽血查动脉血气分析,了解酸碱平衡情况;测中心静脉压(CVP),了解血容量和右心功能等。

4.心理—社会支持状况

休克患者起病急,进展迅速,并发症多,同时患者在抢救过程中需使用较多监测仪器,易使患者及其家属产生病情危重及面临死亡的感受,从而出现不同程度的紧张、焦虑或恐惧。护士应着重评估患者及其家属的情绪变化、对治疗的预后的了解程度及心理承受能力,并了解患者出现不良反应的原因。

(六)常见护理诊断/问题

1.体液不足

与大出血或严重创伤所致失液有关。

2.有感染的危险

与免疫力下降、开放性创伤等有关。

3.有受伤的危险

与微循环障碍引起烦躁不安、意识不清等有关。

(七)护理措施

输液扩容是纠正失血性休克的首要措施。患者及时补充血容量,一般可较快恢复。护士应迅速建立两条以上的静脉通路,遵医嘱快速补充平衡盐溶液,改善组织灌注。准确记录 24 小时出入量,输液的种类、量、速度、时间等作为补液量计算的依据。做好病情观察,如患者出现意识清醒;口唇红润,肢端温暖;动脉血压接近正常,脉压增大(大于 30 mmHg);尿量大于 30 mL/h 和 CVP 正常等,提示血容量补足。

1.迅速恢复有效循环血容量,改善组织灌注

(1)体位:取去枕平卧位或中凹卧位,将患者头和躯干抬高 20°~30°,下肢抬高 15°~20°,增加回心血量,改善重要器官血液供应;还可使膈肌下降,促进肺扩张,有利于呼吸。

(2)建立静脉通道:应迅速建立两条以上静脉输液通路,快速大量补液。如周围血管萎陷或肥胖患者静脉穿刺困难时,应立即行中心静脉插管,同时监测 CVP。

(3)合理补液:休克患者一般先快速输入晶体液,如平衡盐溶液、等渗盐水等。

后输入胶体溶液,如低分子右旋醣酐、全血、血浆等,以减少晶体液渗入到第三间隙。根据血压及 CVP 情况调整输液速度。血压及中心静脉压均低,提示血容量不足,应快速充分补液;若血压低而中心静脉压升高,提示心功能不全或容量超负荷,应减慢补液速度,限制补液量,以防肺水肿及心力衰竭。

(4)严密观察病情变化:定时监测脉搏、血压、呼吸、体温及 CVP 变化,并观察患者意识、口唇色泽、肢端皮肤颜色及温度,注意瞳孔大小及尿量变化。若患者从烦躁不安转为平静,能准确回答问题,血压升高、唇色红润、肢体转暖,尿量>30 mL/h等,则提示休克好转。

(5)记录出入量:在抢救过程中,应有专人准确记录输液情况,包括输液的种类、数量、速度、时间等,并详细记录 24 小时出入量作为后续治疗的依据。

(6)抗休克裤的使用:休克纠正后,由腹部开始缓慢放气,每 15 分钟测量血压1 次。若发现患者血压下降超过 5 mmHg,应立即停止放气并重新注入气体。

(7)用药护理:在血容量不足的情况下,遵医嘱应用血管活性药物时应从小剂量、低浓度、慢速度开始,并用心电监护仪每 5～10 分钟测 1 次血压,血压平稳后每15～30 分钟测 1 次。根据血压监测值调整药物浓度和滴速,选择合适的血管和输液器材,谨防药液外渗和引起脉管炎。对心功能不全的患者使用强心药时,应注意患者心率变化及药物的不良反应。

2.维持有效气体交换

(1)改善缺氧状况:给予患者鼻导管吸氧,氧浓度为 40%～50%,氧流量为6～8 L/min,以提高血氧浓度;严重呼吸困难者,应协助医师行气管插管或气管切开,并尽早使用呼吸机辅助呼吸。

(2)监测呼吸功能:密切观察患者的呼吸频率、节律及口唇色泽的变化,动态监测动脉血气分析、缺氧程度及呼吸功能。

(3)保持呼吸道通畅:昏迷患者应头偏向一侧,清除气道分泌物,或置入通气管,以免发生舌后坠或误吸呕吐物而引起窒息。有呼吸道分泌物或呕吐物时应及时予以清除。在病情允许的情况下,鼓励患者定时做深呼吸,协助叩背并鼓励有效咳嗽排痰。

3.维持体温正常

(1)保暖:每 4 小时测 1 次体温,密切观察其变化。休克患者体表温度降低时,可采用加盖棉被、毛毯,调节室内温度等措施来进行保暖。切忌用热水袋、电热毯等方法对患者局部体表加温,以避免烫伤及导致皮肤血管扩张,增加局部组织耗氧量而加重局部缺氧。失血性休克患者在抢救时,若需输注大量低温库存血,也会使患者体温降低,故输血前应注意将库存血置于常温下复温后再输入到患者体内。

(2)降温:高热患者应予以物理降温,必要时遵医嘱应用药物降温。及时更换被汗液浸湿的衣、被等,保持床单清洁、干燥。

4.预防感染

(1)严格按照无菌原则执行各项护理操作,遵医嘱合理全身应用有效抗生素。

(2)及时清理呼吸道分泌物和呕吐物,以防肺部感染,病情允许的情况下,每2~3小时翻身和拍背1次,同时可按摩局部受压部位皮肤,以防压疮。

(3)加强留置导尿管的护理,预防尿路感染。

(4)注意观察创面情况,及时更换辅料,保持创面清洁干燥。

5.预防意外损伤

对躁动或神志不清的患者,应加床旁护栏以防坠床的危险发生;输液肢体可用夹板进行固定。必要时用约束带约束患者的四肢,防止意外损伤发生。

6.心理护理

因患者病情危重,患者及其家属容易产生焦虑、恐惧心理,护士应及时做好心理安慰和解释工作。

7.健康教育

向患者及其家属讲解治疗、护理的必要性及疾病的转归过程;讲解意外损伤后的初步处理和自救知识,做好疾病预防;指导患者康复期应加强营养补充。若发生感染或高热表现时应及时就诊。

(八)护理评价

(1)患者能否维持体液平衡,是否表现为意识清楚、生命体征平稳。

(2)患者体温是否维持正常,是否未发生感染,或感染发生后是否被及时发现并处理。

(3)患者是否未发生意外损伤等情况。

三、感染性休克

感染性休克是指由感染灶的病原微生物及其释放的毒素进入人体内引起的一种微循环障碍、组织缺氧、代谢紊乱和细胞损害。常见致病菌为革兰阴性菌,释放内毒素导致休克的发生,故又称为内毒素休克。内毒素促使体内多种炎性介质释放,可引起全身炎症反应综合征(SIRS),具体可表现为:①体温突然上升达到39~40 ℃或小于36 ℃。②心率加快,心率超过90次/分。③呼吸急促,呼吸超过20次/分或过度通气,$PaCO_2 < 4.3$ kPa。④白细胞计数$> 12 \times 10^9/L$或$< 4 \times 10^9/L$,或未成熟白细胞超过10%。SIRS继续发展会导致MODS的发生,病死率可超过50%。

(一)病因

常见于急性化脓性腹膜炎、胆道化脓性感染、绞窄性肠梗阻、泌尿系统感染及败血症等。

（二）病理生理与分类

感染性休克患者的血流动力学变化复杂,微循环障碍常缺乏典型的三期表现,可一开始就出现微循环衰竭期,DIC 出现较早。临床上常见的分类是根据血流动力学分为低排高阻型和高排低阻型。

1.低排高阻型

又称低动力型休克,是感染性休克最常见的类型。其病理生理主要表现为外周血管收缩、阻力增高,微循环淤滞,毛细血管通透性增高,渗出增加,以致心排出量和血容量减少。

2.高排低阻型

又称为高动力型休克,临床较少见,仅见于部分革兰阳性菌感染引起的休克早期。其病理生理主要表现为外周血管扩张、阻力降低,心排出量正常或增高,血流短路开放增多,血流分布异常,动静脉短路开放增多,存在细胞代谢障碍和 ATP 合成不足。

（三）治疗要点

纠正休克与控制感染并重。在休克未纠正之前,将抗休克放在首位,同时抗感染治疗;休克纠正以后,重点为控制感染。

1.补充血容量

首先快速输入平衡盐溶液或等渗盐水,再适当补充胶体溶液,如血浆、全血等。补液期间应严密监测 CVP,调整输液种类、量和速度。

2.控制感染

尽早处理原发病灶。对未明确病原菌的患者,可根据临床判断选用抗生素或应用广谱抗生素,再行药物敏感试验,根据试验结果调整为窄谱抗生素。

3.纠正酸碱平衡失调

感染性休克患者常有不同程度的酸中毒,应给予纠正。轻度酸中毒,一般在补充血容量后即可自行纠正;严重酸中毒,需补充碱性药物,可经静脉适当输入 5% 碳酸氢钠溶液,复查血气分析等指标再调整用量。

4.应用血管活性药物

经补充血容量和纠正酸中毒后休克未见好转,可考虑使用血管扩张剂。联合使用 α 受体和 β 受体兴奋剂,增加心肌收缩力、改善组织灌流。若患者心功能受损、表现为心功能不全时,可给予毛花苷丙、多巴酚丁胺等。

5.应用皮质类固醇

早期、大剂量、短时间应用皮质类固醇能抑制体内多种炎性介质的释放、稳定细胞内溶酶体、减轻细胞损害、缓解 SIRS。一般不超过 48 小时,否则有发生应激性溃疡、免疫抑制等并发症的可能。临床常用地塞米松、氢化可的松或甲泼尼龙静脉注射。

6.其他

包括营养支持、DIC 治疗和重要器官功能不全的治疗等。

（四）护理评估

1.健康史

了解患者有无发生腹膜、胆道、肠道、呼吸道、泌尿道等严重感染及大面积烧伤。了解有无感染的诱因；如老年人或婴幼儿使用免疫抑制剂、皮质激素等药物及免疫系统的慢性疾病等。

2.身体状况

高排低阻型休克患者表现为意识清楚；面色潮红、肢端皮肤温暖等。低排高阻型休克表现为烦躁不安，甚至淡漠、昏迷；体温下降、皮肤湿冷；面色苍白、发绀或花斑样改变；毛细血管充盈时间长；脉细速，血压下降，脉压缩小；尿量减少（小于25 mL/h），甚至无尿。

3.心理—社会支持状况

感染性休克病情严重，发展变化快，患者及其家属易产生紧张、恐惧、濒危感等心理反应。

（五）常见护理诊断/问题

1.体液不足

与大量出血、体液丢失有关。

2.气体交换受损

与微循环障碍、缺氧和呼吸形态改变有关。

3.体温过高

与感染、组织灌注不良有关。

4.有感染的危险

与免疫力下降、侵入性治疗有关。

5.有受伤的危险

与微循环障碍、烦躁不安、意识不清等有关。

（六）护理措施

感染性休克护理措施基本与低血容量性休克相同。此外需要注意以下几点。

1.病情观察

护士要严密观察患者的病情变化，若出现神志、面色、脉搏、血压、尿量等改变时警惕感染性休克的发生。外科感染患者若体温骤然升至 40 ℃以上或突然下降，则提示病情危重。

2.控制感染

早期遵医嘱使用有效抗生素,必要时采集标本行细菌培养。可采集局部分泌物或穿刺抽脓作为标本,也可抽取血液作为标本。在患者寒战、高热发作时采集血培养标本阳性率高。

3.吸氧

氧疗是感染性休克患者的重要措施,可减轻酸中毒、改善组织缺氧。应注意监测患者的血氧饱和度、末梢循环情况等。

4.对症护理

感染性休克的患者常有高热,应给予物理降温,可将冰帽或冰袋置于头部、腋下、腹股沟等血流丰富的血管处降温;也可用0~4 ℃冰生理盐水灌肠;必要时采用药物降温的措施。

(七)护理评价

(1)患者体液是否维持稳定,生命体征是否平稳、尿量是否正常。

(2)患者微循环障碍是否改善,呼吸、血气分析值等监测指标能否维持在正常范围。

(3)患者体温是否维持正常。

(4)患者是否发生感染,或感染发生时是否被及时发现和控制。

(5)患者有无发生意外损伤等。

(肖 燕)

第四节 重症支气管哮喘的护理

一、定义

重症支气管哮喘,简称重症哮喘,是指哮喘急性发作,经常规治疗症状不能改善或继续恶化或哮喘呈暴发性发作,发作开始后短时间内进入危重状态者,也称为难治性急性重症哮喘。

二、病因

(1)变应原或其他致喘因素持续存在。

(2)已存在的呼吸道感染。

(3)β_2 受体激动剂的应用不当和(或)抗感染治疗不充分。

(4)脱水,电解质紊乱和酸中毒。

(5)突然停用激素,引起"反跳现象"。

（6）情绪过分紧张。

（7）理化因素和因子的影响。

（8）有严重并发症或伴发症。

三、处理

（1）氧疗：重症哮喘患者由于存在气道炎症、痰液黏稠及支气管收缩等导致气道阻塞的因素，可引起肺内通气、血流（V/Q）比例失调和不同程度的低氧血症患者应持续低浓度吸氧，以使呼吸衰竭的患者既解除致命的低氧血症，又保持着一定的缺氧刺激。

（2）解除支气管痉挛，降低气道阻力，改善通气功能：在治疗的过程中，可以应用 β_2 受体激动剂、茶碱类药物、抗胆碱能药、糖皮质激素等药物。糖皮质激素是危重型哮喘抢救中不可缺少的药物，一旦确诊为危重型哮喘，就应在应用支气管解痉剂的同时，及时足量地从静脉快速给予糖皮质激素，在给予危重型哮喘的第 1 瓶液体中往往同时加入支气管解痉剂和糖皮质激素。在应用激素时应注意早期、足量、短程静脉给药，并注意防止激素的不良反应。

（3）纠正脱水、酸碱失衡和电解质紊乱。

（4）去除病因：仔细分析和发现哮喘病情加重或持续不缓解的原因并去除之，这是重症哮喘治疗的重要环节，也是容易忽视的环节。

（5）控制感染：一般而言，触发哮喘呼吸道感染的主要病原体是病毒，如患者痰量增多合并肺部细菌感染，则必须应用抗生素。抗生素的选择依病情而定，参考血常规、痰细菌培养及药敏试验结果。

（6）促进排痰：痰液阻塞是急重症哮喘病情难以缓解的重要原因之一。因此，加强排痰，保持气道通畅甚为必要。具体措施如下。

1）补液，纠正脱水。

2）药物祛痰，酌情选用以下药物：沐舒坦、溴己新、氯化铵、α-糜蛋白酶。

3）雾化吸入，可选用生理盐水加入 α-糜蛋白酶或乙酰半胱氨酸。

4）机械性排痰，翻身拍背、经气管插管或气管切开处吸痰。

（7）机械通气：重度哮喘患者经支气管扩张剂、激素、氧疗，充分补液和碱剂等积极治疗，大多数患者可得到缓解，但仍有部分患者治疗无效。对这类患者应及时建立人工气道，保持呼吸道通畅并进行机械通气，以取得满意疗效。但即使使用机械通气，危重哮喘仍有 $10\%\sim15\%$ 的死亡率。

四、病情观察

（1）密切观察发作的先兆症状，如咽痒、流泪、流涕、喷嚏、胸部闷胀、干咳等。

若出现上述症状,应立即通知医生并协助处理。

(2)密切观察有无自发性气胸、脱水、酸中毒、肺不张、呼吸衰竭。

(3)观察药物不良反应,应用氨茶碱类药物时,注意观察有无恶心、呕吐、心律失常等反应。应用β受体激动剂时注意心律、心率的变化。

(4)密切观察患者血压、脉搏、呼吸、神志等变化,及时采血做动脉血气分析,以掌握病情进展情况。

五、特殊护理措施

(1)哮喘患者由于气道炎症导致气道高反应性,因为对正常人"无明显影响"的各种刺激物均可导致哮喘患者气道阻塞。所以病室内应保持空气新鲜、流通,没有刺激性气味。

(2)尽量减少病室内过敏原的种类和数量。

1)病室内物品应简单,不铺地毯、不放花草。

2)避免使用陈旧的被褥。

3)不用羽绒、丝织品。

4)湿式扫除,最好使用吸尘器,以免扫地和整理床铺时尘土飞扬。

5)空气流通,降低湿度,可抑制室内螨虫的繁殖和真菌生长。

6)有条件者应用能防止螨虫繁殖的新型合成材料做床单和被套,定期洒杀螨剂等。

(3)保持室内温暖、干燥,因哮喘患者对冷空气刺激较敏感,易导致气道收缩、哮喘发作。

(4)必备物品,床边备有β受体激动剂类气雾剂,如特布他林(喘康速);备有配套使用的雾化吸入装置;病史内备有氧气瓶,有条件者最好有高压氧或压缩空气为动力的雾化吸入装置,以便哮喘发作时应急使用。

(5)同一病室不宜同时居住多个哮喘患者,因为哮喘的发作常与精神因素有一定的关系。由于哮喘经常在夜间发作,为避免妨碍其他患者,不宜将病情较重、发作较频繁的哮喘患者安排在大房间内。

(陈丽君)

第五节　肺水肿的护理

一、定义

液体过多积聚于肺内,首先是肺间质,进一步发展聚集于肺泡内,肺水肿是指肺间质水肿或合并肺泡水肿而言。

二、发生机制

(1)肺毛细血管静水压增高。

(2)肺毛细血管胶体渗透压降低。

(3)肺毛细血管通透性增强。

(4)肺淋巴回流障碍。

上述4种因素,任何一种发生障碍均可导致间质水肿或合并肺泡水肿。

三、分期

肺水肿Ⅰ期:液体集聚在细支气管和小血管周围的结缔组织形成"袖口征"。

肺水肿Ⅱ期:肺泡间隔肿胀。

肺水肿Ⅲ期:液体集聚在肺泡角。

肺水肿Ⅳ期:肺泡水肿。

四、病因

1.肺毛细血管通透性增加

(1)感染性肺水肿如细菌或病毒性肺炎。

(2)吸入毒性气体,如光气、臭气、氮氧化物等。

(3)血液循环毒素,如四氧嘧啶、蛇毒等。

(4)血管活性物质增加如组胺、激肽和前列腺素等。

(5)弥散性毛细血管渗漏综合征如内毒素血症、特发毛细血管漏综合征、有机磷农药中毒。

(6)弥散性血管内凝血,如休克、脓毒血症、严重烧伤等。

(7)免疫反应如药物特异反应、某些过敏性肺泡炎、移植肺等。

(8)放射性肺炎。

(9)尿毒症。

(10)淹溺。

(11)吸入性肺炎。

(12)烟雾吸入。

(13)成人呼吸窘迫综合征。

2.肺毛细血管压力增加

(1)心源性左心衰竭和二尖瓣狭窄。

(2)非心源性肺静脉闭塞症,先天性或后天性肺静脉狭窄。

(3)输入液体过量。

3.血浆胶体渗透压降低

(1)肝硬化。

(2)肾脏疾病。

(3)各种原因引起的低蛋白血症。

4.淋巴循环障碍

(1)淋巴管受压。

(2)淋巴管破坏。

5.组织间隙负压增高

胸腔高负压抽吸,如胸腔积液或气胸治疗不当,肺表面活性物质减少。

6.综合因素或原因未明的水肿

(1)高原性肺水肿。

(2)神经源性肺水肿。

(3)麻醉剂过量、肺栓塞。

(4)子痫。

(5)麻醉后心肺分流术。

五、临床表现

肺水肿是多种疾病均能引起的综合征,虽然病因不同,但临床表现类似,主要表现为两期。

(1)间质水肿期以呼吸困难或反复夜间阵发性呼吸困难为特征,而肺部体征多不明显。呼吸困难的发生主要由于间质水肿将间质胶原纤维束分离,从而刺激邻近的神经末梢J感受器,反射性引起通气过度。但这种呼吸困难往往易被原发病所掩盖,易于忽视对肺水肿的早期诊断。

(2)肺泡水肿期一旦发生,患者即迅速出现严重的呼吸困难,阵阵剧咳伴有大量泡沫样或粉红色泡沫样痰液,严重者痰液可自鼻腔溢出。

六、体征

患者呈强迫体位,端坐呼吸,精神紧张、不安,大汗,面色苍白,呼吸深快。肺部听诊:早期可于两肺底听到湿啰音并可随体位的改变而变化。如进一步发展,两肺布满大、中水泡音,有时可伴有哮鸣音。严重者可出现休克。

七、对肺功能的影响

(1)肺水肿时主要使肺容量降低,肺顺应性下降,其与血管充血、肺间质和肺泡水肿密切相关。当急性肺水肿发生时,肺顺应性即刻下降,同时重量也增加。

(2)在肺血管压力增高的情况下,呼吸道阻力增加,但对中心气道影响不大,对周缘小气道的影响最为明显,可能与血管充血和周缘支气管及气道水肿有关。闭合气量测定异常,也说明与小气道压力增高和肺间质水肿有关。

八、处理方法

肺水肿患者应吸入乙醇湿化的氧气,乙醇可降低器官内分泌物或渗出液的表面张力,减轻肺水肿,控制输血输液量及速度,防止肺静脉高压;给予强心利尿药物排除多余水分,减轻肺水肿。躁动不安者给予吗啡镇静以减少氧耗。严重者需紧急气管插管,采用呼吸末正压通气模式。

(陈冬乐)

第六节　高血压危象的护理

一、定义

高血压危象是发生在原发性或继发性高血压过程中的一种特殊临床危象,是指在高血压病程中,由于某些诱因,外周小动脉发生暂时的强烈收缩,血压急剧升高,舒张压可达 140 mmHg(18.7 kPa)或更高,收缩压相应上升至 250 mmHg(33.3 kPa)或更高,可伴有重要器官的功能障碍和不可逆的损害。

二、病因

(1)缓进型或急进型高血压。

(2)多种肾性高血压,包括肾动脉狭窄、急性和慢性肾小球肾炎、慢性肾盂肾炎、肾脏结缔组织病变所致高血压。

(3)内分泌性高血压,如嗜铬细胞瘤。

(4)妊娠高血压综合征。

(5)急性主动脉夹层动脉瘤和脑出血。

(6)头颅外伤。

三、诱因

在上述高血压疾病基础上,如有下列因素存在,高血压患者极易发生高血压危象。

(1)寒冷刺激、精神创伤、外界不良刺激、情绪波动和过度疲劳等。

（2）应用单胺氧化酶抑制剂治疗高血压，并同时食用干酪、扁豆、腌鱼、啤酒和红葡萄酒等一些富含酪胺酸的食物。

（3）应用拟交感神经药物后发生节后交感神经末梢的儿茶酚胺释放。

（4）高血压患者突然停用可乐定等降压药物。

（5）经期和绝经期的内分泌功能紊乱。

四、发病机制

有关高血压危象发生的机制，目前大多数学者认为是由于高血压患者在诱发因素的作用下，血液循环中肾素、血管紧张素Ⅱ、去甲基肾上腺素和精胺酸加压素等收缩血管活性物质突然急骤升高，引起心脑肾等靶器官小动脉纤维素样坏死，尤其引起肾脏出球、入球小动脉收缩或扩张。这种情况若持续存在，除了血压急剧增高外，还可导致压力性多尿，继而发生循环血容量减少，血容量的减少又反射性引起血管紧张素Ⅱ、去甲基肾上腺素和精胺酸加压素生成和释放增加，使循环血中血管活性物质和血管毒性物质达到危险水平，从而加重小动脉收缩。引起小动脉内膜损伤和血小板聚集，导致血栓素等有害物质进一步释放，形成血小板血栓，引起组织缺血、缺氧，毛细血管通透性增加，并伴有微血管内凝血、点状出血及坏死性小动脉炎。以脑和肾脏损害最为明显，有动脉硬化的血管特别易引起痉挛，加剧小动脉内膜增生，于是形成病理性恶性循环。此外，交感神经兴奋性亢进和血管加压性活性物质过量分泌，不仅引起肾小动脉收缩，而且也会引起全身周围小动脉痉挛，导致外周血管阻力骤然增高，使血压进一步升高，此时发生高血压危象。

五、健康史评估

应询问患者既往有无高血压病史，有无寒冷、过冷、精神刺激及内分泌功能紊乱，是否服用抗高血压药物或其他药物，详细了解服药情况。此外，还应了解患者有无高血压家族史。

六、症状评估

1.突然性血压急剧升高

在原有高血压基础上，血压快速、显著升高，舒张压可达 140 mmHg（18.7 kPa）或更高，收缩压相应上升至 250 mmHg（33.3 kPa）或更高。

2.具有急性靶器官损伤的表现

血压急剧升高的同时，心、肾、脑及腹部内脏由于供血不足处于缺血状态，继而导致急性靶器官的损害。当冠状动脉缺血时，可发生严重的心绞痛甚至心肌梗死；脑血管痉挛时可有一过性脑缺血，出现半身感觉障碍，一侧肢体活动失灵，一侧面部、唇、舌麻木，失语，流口水，说话困难，视物不清，喝水呛咳等；脑小动脉痉挛时在持续而严重的痉挛后可出现被动性、强制性扩张,脑循环急性障碍,导致脑水肿和颅内压升高,即高血压脑病。肾动脉痉挛时出现少尿;肠系膜动脉痉挛时出现阵发性腹部绞痛等。此外,患者还可出现交感神经兴奋的症状,如剧烈的头痛、头晕、恶心呕吐、心慌、面色苍白、大量出汗,同时患者血压继续升高。

3.病变具有可逆性

高血压危象患者的症状发作历时短暂,一般持续几分钟到几小时,最长可达几天。多数患者经及时有效的降压抢救后症状可缓解或消失,但也可再复发。

七、护理体检

测血压、体温、脉搏、呼吸;观察意识、瞳孔;心肺的听诊。

八、心理——社会状况

因病情严重,患者常出现焦虑不安、恐惧,担心疾病的预后而影响日后的生活、工作,这些心理负担又会使血压产生波动从而影响治疗效果。

九、辅助检查

1.尿常规

是否有尿蛋白、红细胞或管型尿,以了解有无肾脏的损害。

2.肾功能

当合并肾衰竭时,尿素氮、肌酐升高。

3.VNA(香草基杏仁酸)

对疑为嗜铬细胞瘤所致的高血压应进行尿 VMA 检查。

4.脑脊液

脑脊液压力常增高。

5.X 线胸片

观察有无充血性心力衰竭、肺水肿征象。

6.肾上腺 CT

怀疑为嗜铬细胞瘤者可行肾上腺 CT 检查。

7.动态血压(ABPM)

应用动态血压监测可了解患者 24 小时血压变化,伴有明显靶器官损害者或严重高血压时昼夜血压节律可消失。

十、护理诊断

1.舒适的改变

与血压急剧升高、颅内压升高有关。

2.有受伤的危险

与血压升高致头晕、视物模糊、意识障碍等有关。

3.焦虑、恐惧

与血压升高及担心疾病预后有关。

4.知识缺乏

与不了解相关的检查、药物治疗、饮食及自我保健知识有关。

十一、护理目标

(1)患者血压稳定,头痛、头晕、恶心、呕吐等自觉症状消失。

(2)患者有安全感和归属感,接受并能配合治疗及护理。

(3)患者情绪稳定。

(4)患者初步了解高血压危象发生的诱因,能遵医嘱服用抗高血压的药物,避免诱因。

十二、急救护理

(1)休息和体位:患者需绝对卧床休息,将患者的头抬高30°,使颅内压减低,以达到所需的体位性降压的作用。抽搐者应防坠床。

(2)将患者置于安静、避光的环境,减少对患者的精神刺激。

(3)吸氧、吸痰:一般采用鼻导管吸氧,以减轻缺氧、呼吸困难的症状。已出现昏迷的患者应及时吸痰,保持呼吸道通畅。可置其于侧卧位,将其下颌前拉,以利于呼吸。

(4)迅速开辟静脉通路:以保证降压药物的顺利输入,达到迅速、安全、有效降压。

(5)严密观察病情:监测血压、脉搏、呼吸、神志、瞳孔及心肾功能的变化。对于持续抽搐或神志改变的患者应严格监视,取出义齿并安放牙垫,以防舌咬伤或误吸;头晕、意识障碍者,应加用床栏以防坠床。

十三、降压注意事项

1.降压的药物选择

遵医嘱给予正确、有效、作用迅速的降压药物。选用的药物应既适用于高血压急症又适合慢性高血压的长期维持治疗,所选药物应对外周血管有扩张作用,并对心肌收缩、窦房结和房室结无明显抑制作用。硝普钠是快速降低血压的最有效药物,能直接作用于血管平滑肌、扩张动脉和静脉。其他还有二氮嗪、利舍平、肼苯达嗪、喷托铵、压宁定等,必要时可联合用药,既可提高疗效、减少药量及不良反应,又能延长作用时间。

2.降压速度

降压速度宜快,迅速将血压降至安全范围,否则预后较差。待血压降至安全的范围后,应放慢滴速,老年人尤其应注意。

3.降压幅度

降压幅度应因人而异。如果肾功能正常,无脑血管或冠状动脉疾病史,也非急性主动脉瘤或嗜铬细胞瘤伴急性血压增高的患者,血压可降至正常水平。否则因降压幅度过大,可能会导致心、脑、肾的功能进一步恶化。一般认为将血压控制在 $160\sim180/(100\sim110)$ mmHg$(21.3\sim23.9/13.3\sim14.6$ kPa)较安全。

十四、饮食护理

意识不清、抽搐者暂禁食以防窒息、吸入性肺炎,待病情稳定后昏迷者可鼻饲。饮食可给予低盐,低脂,低胆固醇富含维生素、钾、镁的饮食。

十五、对症治疗及护理

(1)高血压脑病:迅速静脉滴注甘露醇、山梨醇(250 mL 应在半小时内滴完,以保证高渗性脱水作用)或快速利尿剂(呋噻米等)注射,以减轻脑水肿,降低颅内压。

(2)制止抽搐:躁动、抽搐者遵医嘱给地西泮、巴比妥钠等肌内注射或给予水合氯醛保留灌肠。

(3)保持大便通畅,必要时遵医嘱给予缓泻剂。

十六、心理护理

焦虑、恐惧不利于血压的稳定甚至加重病情,注意保持患者情绪稳定,增加心理支持,使患者积极配合治疗,使血压控制在一定的范围内,防止并发症。

十七、健康教育

(1)指导患者坚持低盐、低脂、低胆固醇饮食,戒烟、戒酒,养成良好的生活习惯。

(2)根据病情合理地安排工作、休息,保持心情舒畅,避免寒冷、过度劳累等诱因。

(3)遵医嘱按时服用降压药物,保持血压稳定在安全范围内,定期门诊复查。如为嗜铬细胞瘤所致的高血压危象,在患者身体能耐受的情况下,应劝导患者尽早手术治疗。

（陈冬乐）

第七节　急性心肌梗死的护理

心肌梗死(MI)是心肌的缺血性坏死,急性心肌梗死(AMI)是在冠状动脉病变的基础上,发生冠状动脉血供急剧减少或中断,使相应的心肌严重而持久地缺血所致的部分心肌急性坏死。临床表现为胸痛、急性循环功能障碍、心电图改变以及血清心肌标志物升高。心肌梗死包括非 ST 段抬高型心肌梗死(NSTEMI)、ST 段抬高型心肌梗死(STEMI)。STEMI 发生后数小时所做的冠状动脉造影显示,90%以上的心肌梗死相关动脉发生完全闭塞。心肌供血完全停止后,所供区域心室壁心肌发生透壁性坏死。

本病在欧美常见,每年约有 150 万人发病。50%的死亡发生在发病后的 1 小时内,其原因为心律失常,最多见为室颤。我国缺乏 AMI 死亡率的全国性统计资料,北京 1984—1991 年 35～74 岁人群急性冠心病事件死亡率,男性由 84/10 万上升至 98/10 万,女性由 43/10 万上升至 67/10 万。

一、病因及发病机制

在冠状动脉粥样硬化的基础上,发生斑块破裂或糜烂、溃疡,并发血栓形成、血管收缩、微血管栓塞等导致急性或亚急性的心肌供氧减少。

二、临床表现

与梗死的部位、大小、侧支循环情况密切相关。

1.先兆

发病前数天有乏力、胸部不适、活动时心悸、烦躁、心绞痛等前驱症状,心绞痛发作较以往频繁、性质较剧烈、持续时间长,硝酸甘油疗效差,诱发因素不明显。心电图 ST 段一时性明显抬高或压低。

2.症状

(1)疼痛:性质和部位与稳定型心绞痛相似,程度更剧烈,伴有大汗、烦躁、濒死感,持续时间可达数小时至数天,休息和服用硝酸甘油不缓解。少数患者无疼痛,一开始即表现为休克或急性心力衰竭。

(2)胃肠道症状:疼痛剧烈时常伴恶心、呕吐、上腹胀痛。

(3)心律失常:24 小时内最多见。以室性心律失常为主,如室性期前收缩、室性心动过速,室性期前收缩落在前一心搏的易损期时(R on T 现象),常为心室颤动的先兆。室颤是心肌梗死早期的主要死亡原因。下壁心肌梗死易发生房室传导阻滞及窦性心动过缓;前壁心肌梗死易发生室性心律失常。

(4)低血压和休克：疼痛可引起血压下降，如疼痛缓解而收缩压仍低于80 mmHg，则应警惕心肌广泛坏死造成心输出量急剧下降所致的心源性休克的发生。

(5)心力衰竭：主要为急性左心衰竭，由于心肌梗死后心脏收缩力显著减弱或不协调所致。重者可发生急性肺水肿而危及生命。右心室心肌梗死的患者可一开始就出现右心衰竭表现，伴血压下降。根据有无心衰表现，按 Killip 分级法（表 7-4）将急性心肌梗死的心功能分为 4 级。

表 7-4 急性心肌梗死后心衰的 Killip 分级

分级	表现
Ⅰ级	无明显心功能损害证据
Ⅱ级	轻、中度心衰主要表现为肺底啰音（<50%的肺野）、第三心音及 X 线胸片上肺瘀血的表现
Ⅲ级	重度心衰（肺水肿），啰音>50%的肺野
Ⅳ级	心源性休克

3.体征

心率多增快，右心室梗死或梗死面积大可发生心率减慢；心律不齐；心尖部第一心音减弱。

三、辅助检查

1.心电图

急性心肌梗死患者做系列心电图检查时，可记录到典型的心电图动态变化，是临床上进行急性心肌梗死检出和定位的重要检查。

2.血清心肌标志物

肌酸磷酸激酶同工酶（CK-MB）增高是反映急性坏死的指标。cTnT 或 cTnI 诊断心肌梗死的敏感性和特异性均极高。血肌红蛋白增高，其出现最早而恢复也快，但特异性差。

3.放射性核素

可显示心肌梗死的部位和范围，判断是否有存活心肌。

4.超声心动图

了解心室壁运动及左心室功能，帮助除外主动脉夹层，诊断室壁瘤和乳头肌功能失调等。

5.磁共振成像

可评价心肌梗死的范围以及评估左心室功能。

6.选择性冠状动脉造影

可明确冠状动脉闭塞的部位,为决定下一步血运重建策略提供依据。

四、诊断

世界卫生组织(WHO)的急性心肌梗死诊断标准:依据典型的临床表现、特征性的心电图表现、血清心肌标志物水平动态改变,3 项中具备 2 项,特别是后 2 项即可确诊。

2012 年召开的欧洲心脏病学会(ESC)年会上公布了第三版更新的心肌梗死全球统一诊断标准:检测到心肌标志物,尤其是肌钙蛋白(cTn)升高和(或)下降,至少有一次超出正常参考值上限,并且至少伴有下列一项证据:①心肌缺血的症状。②新发的或推测新发的显著 ST-T 改变或新出现的左束支传导阻滞(LBBB)。③心电图出现病理性 Q 波。④影像学检查发现新发的心肌丢失或新发的节段性室壁运动异常。⑤冠脉造影或尸检发现冠脉内存在新鲜血栓。

五、治疗

早发现、早入院治疗,缩短因就诊、检查、处置、转运等延误的治疗时间。原则是尽早使心肌血液再灌注,挽救濒死心肌,保护和维持心脏功能;及时处理严重心律失常、泵衰竭和各种并发症,防止猝死,注重二级预防。

1.一般治疗

(1)休息:应绝对卧床休息,保持环境安静,防止不良刺激,解除患者焦虑。

(2)给氧。

(3)监测:急性期应常规给予心电监测 3~5 天,除颤器处于备用状态。严重心力衰竭者应监测肺毛细血管压和静脉压。

(4)抗血小板药物治疗。

2.解除疼痛

根据疼痛程度选择不同药物尽快解除疼痛,并注意观察用药后反应。

3.再灌注心肌

及早再通闭塞的冠状动脉使心肌得到再灌注,是 STEMI 治疗最为关键的措施,可挽救濒死心肌、缩小心肌梗死的范围,从而显著改善患者预后。包括溶栓治疗、介入治疗、CABG。

4.其他药物治疗

(1)β 受体拮抗剂、ACEI、CCB:有助于改善恢复期心肌重构,减少 AMI 病死率。

(2)他汀类调脂药物:宜尽早应用,除了对低密度脂蛋白胆固醇(LDL－C)降低带来的益处外,他汀类药物还通过抗炎、改善内皮功能和稳定斑块等作用达到二级预防作用。

5.抗心律失常治疗

心律失常必须及时消除,以免演变为严重心律失常甚至导致猝死。

6.抗低血压和心源性休克治疗

包括维持血容量、应用升压药、应用血管扩张剂、纠正酸中毒及电解质紊乱等。上述治疗无效时,可用 IABP 增加冠状动脉灌流,降低左心室收缩期负荷。

7.心力衰竭治疗

主要是治疗急性左心衰竭,以应用利尿剂为主,也可选用血管扩张剂减轻左心室的前、后负荷。

8.抗凝疗法

无论是否采用再灌注治疗,均应给予抗凝治疗,药物的选择视再灌注治疗方案而定。

六、护理

1.专科护理评估

(1)身体评估。

1)一般状态:评估患者的神志状况,尤其注意有无面色苍白、表情痛苦、大汗或神志模糊、反应迟钝甚至晕厥等表现。评估患者 BMI、腰围、腹围以及睡眠、排泄形态有无异常。

2)生命体征:评估患者体温、心率、心律、呼吸、血压、血氧饱和度有无异常。

(2)病史评估。

1)评估患者年龄、性别、职业、饮食习惯,有无烟酒嗜好,家族史及锻炼习惯。

2)评估患者此次发病有无明显的诱因,胸痛发作的特征,尤其是起病的时间、疼痛程度,是否进行性加重,有无恶心、呕吐、乏力、头晕、呼吸困难等伴随症状,是否有心律失常、休克、心力衰竭的表现。了解患病后的诊治过程,是否规律服药、服药种类以及服药后反应。评估患者对疾病知识及诱因相关知识的掌握程度、合作程度、心理状况(如患者有无焦虑、抑郁等表现)。

3)评估患者心电图变化。

ST 段抬高性心肌梗死的特征性改变:①面向坏死区的导联 ST 段抬高呈弓背向上型,面向透壁心肌坏死区的导联出现宽而深的 Q 波,面向损伤区的导联上出现 T 波倒置。②在背向心肌坏死区的导联出现相反的改变,即 R 波增高、ST 段压低和 T 波直立并增高。

非 ST 段抬高性心肌梗死的特征性改变:①无病理性 Q 波,有普遍性 ST 段压低≥0.1 mV,但 aVR 导联(有时还有 V₁ 导联)ST 段抬高,或有对称性 T 波倒置。②无病理性 Q 波,也无 ST 段变化,仅有 T 波倒置变化。

ST 段抬高性心肌梗死的心电图演变:①急性期起病数小时内可无异常或出现异常高大两支不对称的 T 波。②急性期起病数小时后,ST 段明显抬高呈弓背向上型,与直立的 T 波连接,形成单相曲线;数小时至 2 天内出现病理性 Q 波,同时 R 波减低。③亚急性期改变若早期不进行干预,抬高的 ST 段可在数天至 2 周内逐渐回到基线水平,T 波逐渐平坦或倒置。④慢性期改变数周至数月后,T 波呈 V 形倒置,两支对称。T 波倒置可永久存在,也可在数月至数年内逐渐恢复。

ST 段抬高性心肌梗死的定位:ST 段抬高性心肌梗死的定位和范围可根据出现特征性改变的导联来判断。

4)评估心肌损伤标志物变化:①心肌肌钙蛋白 I(cTnI)或 T(cTnT),是诊断心肌坏死最特异和敏感的首选指标,起病 2~4 小时后升高。cTnI 于 10~24 小时达峰值,7~10 天降至正常;cTnT 于 24~48 小时达峰值,10~14 天降至正常。②CK-MB,对判断心肌坏死的临床特异性较高,在起病后 4 小时内增高,16~24 小时达峰值,3~4 天恢复正常。适用于早期诊断和再发心肌梗死的诊断,还可用于判断溶栓效果。③肌红蛋白,有助于早期诊断,但特异性差,起病后 2 小时内即升高,12 小时内达峰值,24~48 小时内恢复正常。

5)评估患者管路的情况,判断有无管路滑脱的可能。

(3)评估患者的活动能力,判断患者发生跌倒、坠床、压疮的危险程度。

2.护理措施

(1)急性期的护理。

1)入院后遵医嘱给氧,氧流量为 3~5 L/min,可减轻气短、疼痛或焦虑症状,有利于心肌氧合。

2)心肌梗死早期易发生心律失常、心率和血压的波动,立即给予心电监护,同时注意观察患者神志、呼吸、出入量、末梢循环情况等。

3)立即进行 22 导联心电图检查,初步判断梗死位置并采取相应护理措施:前壁心肌梗死患者应警惕发生心功能不全,注意补液速度,观察有无呼吸困难、咳嗽、咳痰等症状。如前壁梗死面积较大,影响传导系统血供者,也会发生心动过缓,应注意心率变化;下壁、右室心梗患者易发生低血压、心动过缓、呕吐等,密切观察心率、血压变化,遵医嘱调整用药,指导患者恶心时将头偏向一侧,防止误吸。

4)遵医嘱立即建立静脉通路,及时给予药物治疗并注意用药后反应。

5)遵医嘱采血,做床旁心肌损伤标志物检查,一般先做肌红蛋白和 cTnI 检测。

6)遵医嘱给予药物负荷剂量,观察用药后反应,如有呕吐,观察呕吐物性质、颜色,观察呕吐物内有无之前已服药物,并通知医生。

7)如患者疼痛剧烈,遵医嘱给予镇痛药物,如吗啡、硝酸酯类药物,同时观察患者血压变化及有无呼吸抑制的发生。

8)拟行冠状动脉介入治疗的患者给予双侧腕部及腹股沟区备皮准备,备皮范围为双上肢腕关节上 10 cm、从脐下到大腿中上 1/3,两侧至腋中线,包括会阴部。

9)在患者病情允许的情况下简明扼要地向患者说明手术目的、穿刺麻醉方法、术中出现不适如何告知医生等,避免患者因手术引起进一步紧张、焦虑。

10)接到导管室通知后,立即将患者转运至导管室,平稳将患者移至检查床上,避免患者自行挪动加重心肌氧耗。

11)介入治疗后如患者使用血小板糖蛋白 GP Ⅱ b/Ⅲ a 受体拮抗剂(如替罗非班)药物治疗,注射低分子肝素者应注意用量减半,同时应观察患者的皮肤、牙龈、鼻腔黏膜等是否有出血、瘀斑,穿刺点是否不易止血等,必要时通知医生,遵医嘱处理。

12)遵医嘱根据发病时间定期复查心电图及心肌酶,观察动态变化。

(2)一般护理。

1)休息:发病 12 小时内绝对卧床休息,避免活动,并保持环境安静。告知患者及其家属,休息可以降低心肌氧耗量,有利于缓解疼痛,以取得合作。

2)给氧:遵医嘱鼻导管给氧,2~5 L/min,以增加心肌氧供。吸氧过程中避免患者自行摘除吸氧管。

3)饮食:起病后 4~12 小时内给予流食,以减轻胃扩张。随后遵医嘱过渡到低脂、低胆固醇、高维生素、清淡、易消化的治疗饮食,少量多餐,患者病情允许时告知其治疗饮食的目的和作用。

4)准备好急救用物。

5)排泄的护理:及时增加富含纤维素的水果、蔬菜的摄入,按摩腹部以促进肠蠕动;必要时遵医嘱使用缓泻剂;告知患者不要用力排便。

(3)病情观察。

1)遵医嘱每日检查心电图,标记胸前导联位置观察心电图的动态变化。患者出现症状时随时行心电图检查。

2)给予持续心电监护,密切观察患者心率、心律、血压、氧饱和度的情况。24 小时更换电极片及粘贴位置,避免影响监护效果,减少粘胶过敏发生。按照护理级别要求定时记录各项指标数值,如有变化及时通知医生。

3)保证输液通路通畅,观察输液速度,定时观察输液泵工作状态,确保药液准确输注,观察穿刺部位,预防静脉炎及药物渗出。

4)严格记录患者出入量,防止患者体液过多增加心脏负荷。

5)嘱患者呕吐时将头偏向一侧,防止发生误吸。

（4）用药护理。

1）应用硝酸甘油时，应注意用法是否正确、胸痛症状是否改善；使用静脉制剂时，遵医嘱严格控制输液速度，观察用药后反应，同时告知患者由于药物扩张血管会导致面部潮红、头部胀痛、心悸等不适，以解除患者顾虑。

2）应用他汀类药物时，定期监测血清氨基转移酶及肌酸激酶等生化指标。

3）应用阿司匹林时，建议饭后服用，以减轻恶心、呕吐、上腹部不适或疼痛等胃肠道症状。观察患者是否出现皮疹、皮肤黏膜出血等不良反应，如发生及时通知医生。

4）应用β受体拮抗剂时，监测患者心率、心律、血压变化，同时嘱患者在改变体位时动作应缓慢。

5）应用低分子肝素等抗凝药物时，注意观察口腔黏膜、皮肤、消化道等部位出血情况。

6）应用吗啡的患者，应观察患者有无呼吸抑制，以及使用后疼痛程度改善的情况。

（5）并发症护理。

1）猝死急性期：严密进行心电监护，以及时发现心率及心律变化。发现频发室性期前收缩、室性心动过速、多源性或 R on T 现象的室性期前收缩及严重的房室传导阻滞时，应警惕发生室颤或心脏骤停、心源性猝死，需立即通知医生并协助处理，同时遵医嘱监测电解质及酸碱平衡状况，备好急救药物及抢救设备。

2）心力衰竭：AMI 患者在急性期由于心肌梗死对心功能的影响可发生心力衰竭，特别是急性左心衰竭。应严密观察患者有无呼吸困难、咳嗽、咳痰、少尿、低血压、心率加快等，严格记录出入量。嘱患者避免情绪激动、饱餐、用力排便。发生心力衰竭时，需立即通知医生并协助处理。

3）心律失常：心肌梗死后室性异位搏动较常见，一般不需要做特殊处理。应密切观察心电监护变化，如患者有心衰、低血压、胸痛伴有多形性室速、持续性单形室速，应及时通知医生，并监测电解质变化。如发生室颤，应立即协助医生除颤。

4）心源性休克：密切观察患者心电监护及血流动力学（如中心静脉压、动脉压）监测指标，定时记录数值，遵医嘱给予补液治疗及血管活性药物，并观察给药后效果、尿量、血气指标等变化。

（6）心理护理：急性心肌梗死患者胸痛程度异常剧烈，有时可有濒死感，患者常表现出紧张不安、焦虑、惊恐心理，应耐心倾听患者主诉，向患者解释各种仪器、监测设备的使用及治疗方法、需要患者配合的注意事项等，以减轻患者的心理压力。

（7）健康宣教：发生心肌梗死后必须做好二级预防，以预防心肌梗死再发。嘱患者合理膳食，戒烟，限酒，适度运动，保持心态平和，坚持服用抗血小板药物、β受体拮抗剂、他汀类调脂药及 ACEI,控制高血压及糖尿病等危险因素,并定期复查。

除上述二级预防所述各项内容外,在日常生活中还要注意以下几点。

1)避免过度劳累,逐步恢复日常活动,生活规律。

2)放松精神,愉快生活,对任何事情要能泰然处之。

3)不要在饱餐或饥饿的情况下洗澡。洗澡时水温最好与体温相当,时间不宜过长。冠心病程度较严重的患者洗澡时,应在他人帮助下进行。

4)在严寒或强冷空气影响下,冠状动脉可发生痉挛而诱发急性心肌梗死。所以每遇气候恶劣时,冠心病患者要注意保暖或适当防护。

5)急性心肌梗死患者在排便时,因屏气用力可使心肌耗氧量增加、加重心脏负担,易诱发心搏骤停或室颤甚至致死,因此要保持大便通畅,防止便秘。

6)要学会识别心肌梗死的先兆症状并能正确处理。心肌梗死患者约 70% 有先兆症状,主要表现为:①既往无心绞痛的患者突然发生心绞痛,或原有心绞痛的患者无诱因性发作、发作后症状突然明显加重。②心绞痛性质较以往发生改变、时间延长,使用硝酸甘油不易缓解。③疼痛伴有恶心、呕吐、大汗或明显心动过缓或过速。④心绞痛发作时伴气短、呼吸困难。⑤冠心病患者或老年人突然出现不明原因的心律失常、心力衰竭、休克或晕厥等情况时都应想到心肌梗死的可能性。一旦发生,必须认真对待,患者首先应原地休息,保持安静,避免精神过度紧张,同时舌下含服硝酸甘油或吸入硝酸甘油喷雾剂,若 20 分钟胸痛不缓解或出现严重胸痛伴恶心、呕吐、呼吸困难、晕厥时,应拨打"120"。

(李 冲)

第八节　重症急性胰腺炎的护理

一、病因

(1)梗阻:①胆石症。②肝胰壶腹或胰腺肿瘤。③暴饮暴食引起十二指肠乳头水肿。④由逆行胰腺管造影术(ERCP)引起乳头创伤性水肿或十二指肠液反流。⑤各种原因引起的肝胰壶腹括约肌功能异常。在我国最常见的原因是胆石症。

(2)药物与中毒:研究发现硫酸嘌呤、6-硫基嘌呤和雌激素类药物与胰腺炎发生直接有关,乙醇、甲醇、蝎毒以及有机磷农药中毒可引起急性胰腺炎。其中,乙醇中毒是我国胰腺炎最常见的病因。

(3)代谢异常:当血甘油三酯水平大于 11 mmol/L(1 000 mg/dL)时,可引起急性胰腺炎。高脂血症可引起急性胰腺炎,但较罕见。

(4)损伤:腹部钝伤或穿透伤累及胰腺时可引起胰腺炎,医源性损伤也可引起胰腺炎。

（5）遗传。

（6）感染。

（7）血管性异常：低灌注状态（如休克或左心衰竭）、动脉粥样斑块栓塞及血管炎性疾病等可通过减少胰腺的血流量而引起或加重胰腺炎。

（8）其他。

二、诊断标准

突发上腹部剧烈疼痛、恶心、呕吐伴腹胀及抚摸刺激征，除外胃肠穿孔、绞窄性肠梗阻等其他急腹症，并且具备以下2项者可诊断为胰腺炎。①血、尿淀粉酶升高（分别大于128、256温氏单位或500苏氏单位），或突然下降至正常但病情恶化。②血性腹水，其中血清淀粉酶大于1 500苏氏单位。③难治性休克（经抗休克治疗病情未好转）。④B超或CT检查提示胰腺肿大，质地不均匀及胰外有浸润。

三、临床表现

1.症状

（1）腹痛：急性腹痛疼痛常突然发作，呈持续性刀割样剧痛，一般镇痛剂不能缓解。

（2）胃肠道症状：患者出现持续反射性恶心和呕吐，呕吐后腹痛、腹胀并不减轻。

（3）黄疸。

（4）全身症状：多数患者可有发热，大多为继发性感染（如胰周感染、胰腺脓肿或肺部感染）所致，体温常超过39 ℃。个别患者发病后很快进入休克，出现胰性脑病，出现为脉搏细速、血压下降、呼吸急促、面色苍白、四肢湿冷、尿少、意识障碍、谵妄等，多在12小时内死亡。

2.体征

（1）腹膜炎体征。

（2）皮下出血：在起病数天内出现。外溢的胰液沿组织间隙达到皮下，溶解皮下脂肪，使毛细血管破裂出血，出现皮下瘀斑，出现腰部蓝棕色斑（Grey－Turner征）或脐周围蓝色改变（Cullen征）。

四、治疗

1.非手术治疗

（1）禁食和胃肠减压。

（2）补充血容量。

（3）纠正水、电解质和酸碱平衡紊乱。

（4）防止感染。

（5）营养支持。

（6）解痉止痛。

（7）抑制胰酶分泌。

（8）腹腔灌洗疗法。

2.手术治疗

重症急性胰腺炎诊断明确，经过积极的非手术治疗，并通过腹腔灌洗或内镜肝胰壶腹括约肌切开解除胆道梗阻等措施处理后，出现以下情况者应考虑手术治疗：①出现不能纠正的休克，明显的重要器官功能不全，严重的弥漫性腹膜炎，或麻痹性肠梗阻持续性加重。②经非手术治疗后出现脓毒血症，并证实坏死胰腺组织继发感染，形成胰腺和（或）胰周脓肿。

五、监护原则及监护内容

1.监护原则

重症急性胰腺炎患者应送入有重症监护设施的病房进行治疗，监护原则是使胰腺休息（禁食、胃肠减压、抑制或减少胰腺分泌），补充体液，维持水和电解质平衡，能量支持，防止局部及全身并发症。

2.监护内容

（1）心血管功能，监测项目包括中心静脉压、心电图检查。

（2）呼吸功能，监测项目包括摄胸片、血气分析。

（3）肾功能，应记尿量，查血尿素氮、肌酐。

（4）血液功能，检测项目包括血常规、血小板、凝血酶原时间、纤维蛋白原及3P试验等。

（5）代谢功能，监测项目包括血清钙、镁、钠、氯等浓度及酸碱平衡状况。

（6）胸水、腹水检查，如有胸水、腹水，可穿刺抽液测胸水、腹水查常规和淀粉酶。

六、护理评估及措施

1.护理评估

应从以下几方面进行：①发病的诱因。②腹部的情况。③心理状态。④生命体征。⑤营养状况。⑥血液检查值。⑦引流管理。⑧有无局部或全身并发症。

2.护理措施

(1)休息。

(2)禁食护理。

(3)病情观察:在非手术治疗中应密切观察体温、脉搏、呼吸、血压、神志、皮肤黏膜状况和腹部体征的变化,准备记录24小时出入液量,必要时留置导尿,记录每小时尿量。对实施腹腔灌洗术的患者要详细观察和记录腹腔灌洗液的量和性质,并注意倾听患者腹胀主诉,每天监测腹液淀粉酶的含量,送腹液行常规和细菌学检查。若患者病情加重,非手术治疗效果不佳时,应积极做好手术前的准备工作。

(4)饮食和营养支持:急性胰腺炎发作后需禁食,行胃肠减压以利胰腺休息。对长期不能进食的患者要及时行深静脉营养支持。在肠道功能恢复、病情稳定的情况下,逐步转向肠内营养。

(5)维持水、电解质和酸碱平衡:手术前后均应密切监测,按时测定尿量、尿糖、血生化、血钙、血尿淀粉酶、肝功能和血气分析等。

(6)并发症的防治:①出血,H_2受体拮抗剂和抗酸药物预防和治疗,同时可应用冰盐水加血管收缩剂配置的溶液进行胃内降温灌注治疗。手术止血,将周围的感染、坏死组织彻底清除,并安置三腔引流管,进行有效的灌洗和引流。②胰瘘,多数患者在3~6个月内自行愈合。6~8个月后仍不愈合者,需再做手术治疗。③肠瘘,治疗肠瘘一般先选用非手术方法,将瘘口与敞开的创口隔开,局部可用0.3%乳酸溶液持续灌洗,瘘口可愈合。对于经久不愈的肠瘘,在患者病情较稳定后再进行手术。

(7)防止多系统器官功能衰竭:①休克和心力衰竭,低血压、周围循环不良、平均动脉压小于9.3 kPa(70 mmHg)、心率增快等循环衰竭症状,应在补充血容量的基础上,正确使用血管活性药物,维持血流动力学平稳。②呼吸功能衰竭,80%重症急性胰腺炎患者可出现急性呼吸窘迫综合征。患者出现呼吸困难,动脉血氧分压小于9.3 kPa(70 mmHg)时,应给予吸氧,必要时使用呼吸机辅助呼吸。③肾衰竭,患者可少尿甚至无尿,并出现尿毒症的症状,血肌酐大于120 μmol/L,此时应按急性肾衰竭抢救,必要时进行血液透析治疗。

(8)保持各引流管的有效引流:重症急性胰腺炎患者手术后留置多根导管,包括胃管、导尿管、腹腔双套管、"T"形管、空肠造瘘管、胰引流管等。护理人员应掌握每根导管的名称、放置部位及其作用。在导管上贴上标签后与引流装置正确连接、固定,防止滑脱,对狂躁或昏迷患者尤应注意。防止引流管扭曲、堵塞和受压,定时更换引流瓶、引流袋,观察记录各引流液的色、质、量。①双套管的护理:腹腔冲洗双套管引流可以及时排出腹腔内炎性渗出液及其他毒性物质。使用时,经细硅管注入生理盐水稀释腹腔内分泌物,出水管用双腔负压管引流,内管接负压吸引,外套管露出皮肤,用棉垫覆盖。引流管腔内如有坏死脱落组织、稠厚脓液或血块可堵塞管腔,此时可用 20 mL 无菌生理盐水缓慢冲洗,无法疏通时应在无菌条件下更换内套管。观察并准确记录 24 小时引流液的色、质、量,严格无菌操作,每天更换引流瓶,冲洗液现配现用。动态监测引流液的胰淀粉酶值,进行细菌培养。引流管周围皮肤局部应涂氧化锌软膏,防止胰液腐蚀管周皮肤。②三造瘘管、胰床引流管的护理:保持引流管通畅;观察引流液的量、颜色、性质并分别记录;更换引流瓶、引流袋时需注意无菌操作,防止逆行感染;肠蠕动恢复后可经胃肠造瘘管给予要素饮食,恢复饮食后可拔除胃肠造瘘管;胰床引流管引流液转为无色透明,量逐日减少、胰液培养无细菌生长、腹部无阳性体征时,可拔除胰床引流管。

(陈冬乐)

第九节　上消化道大出血的护理

一、定义

上消化道出血是指屈氏韧带以上的消化道出血,包括食管、胃、十二指肠、胰腺、胆道或胃空肠吻合术后的空肠等病变引起的出血。

二、病因

引起上消化道出血的病因大多数是消化道疾病,少数是全身疾病的局部表现。消化道疾病包括消化性溃疡、肝硬化所致的食管—胃底静脉曲张破裂、急性胃黏膜病变、食管贲门黏膜撕裂、急性胃扩张、十二指肠憩室或十二指肠炎,以及食管的炎症、溃疡和肿瘤,胆道或胰腺疾病也属此范围。全身性疾病如应激性溃疡、血液病、尿毒症、急性感染等也可引起上消化道出血。

三、主要表现

上消化道出血主要表现为呕血、黑便、低血容量循环表现、发热和氮质血症等。

1.呕血的颜色判定意义

上消化道急性大量出血多数表现为呕血,幽门以下的病变如十二指肠的病变出血量较大、速度快,血液反流入胃也可有呕血。呕吐物可以是鲜红色或咖啡色,其颜色取决于出血时胃内容物的量以及血液在胃内与分泌物接触的时间,胃酸将鲜红色的血红蛋白转化成棕色的正铁血红素,故呕血常呈咖啡样或棕褐色的液状物或块状物。紫酱色和鲜红色呕血是由于短时间内大量出血而极少与胃酸接触。

2.上消化道出血对大便的影响

当患者胃内积有 500 mL 血液就会持续出现柏油样便。但仅有血液进入肠道才会有柏油样便。一旦上消化道大量、快速出血,由于肠蠕动增快,就会在粪便中出现鲜血。从出血停止到黑便消失需 3～4 天。

四、诊治的关键

诊治的关键是早期发现,明确出血部位与病因,准确估计出血量和有无再出血危险,严密观察,积极治疗。

五、护理评估

(1)粪便隐血试验呈阳性者提示每日出血量在 5 mL 以上,黑便的出现说明出血量为 50～70 mL,柏油样便提示出血量为 500～1 000 mL,胃内积血达 250～300 mL 可引起呕血。

(2)根据休克指数估计失血量,休克指数＝脉搏/收缩压(mmHg),正常为0.54;休克指数＝1,提示失血量约为 1 000 mL:休克指数＝1.5,提示失血量约为 1 500 mL:休克指数＝2.0,提示失血量约为 2 000 mL。

(3)一次出血不大于 400 mL 时,一般不会引起全身症状,有日渴烦躁者可能大于 1 000 mL,有休克症状者出血大于 2 000 mL。

六、高危患者

(1)出血量大及呕血为主者易再出血。

(2)黑便呈黯红色,有肠鸣音亢进,次数增多,粪质稀薄,呕血转至鲜红色。

(3)持续存在心慌、出汗、神志恍惚、烦躁等症状者提示有活动性出血。

(4)门静脉高压症原有脾肿大者,出血后脾脏缩小,如脾肿大不恢复可能出血未止。

(5)周围循环衰竭表现经补液输血后,血容量未见明显改善或虽有好转而又恶化。

(6)红细胞计数、血红蛋白测定或血细胞比容持续下降,补液或尿量足够的情况下,血尿素氮持续或再次升高。

七、出血程度的判定

为防止和纠正急性出血患者的低血容量性休克,护士应经常评估出血的严重程度。

(1)出血量＜800 mL,患者仅表现为虚弱、焦虑和出汗,由于肠道对血液的敏感会出现肠蠕动亢进,还会有体温升高,一般在 38.4～39 ℃。

(2)失血量＞800 mL,会使交感神经系统反应而释放儿茶酚胺、肾上腺素和去甲肾上腺素,这些激素在开始时使心率增快、外周血管收缩而维持血压。此时如果失血得不到及时控制,就会出现休克的症状和体征。随着休克的进展,儿茶酚胺释放使皮肤、肺、肠、肝和肾的血管收缩,从而增加大脑和心脏的血流量。皮肤由于血流减少表现为苍白、寒冷。随着肺血流量的减少,患者出现通气过度以维持足够的气体交换。

(3)当流经肝脏的血液减少时,代谢产物在血液中积聚,加上大量血液进入肠道,其蛋白消化产物尿素氮吸收增加,而肾血流量减少,则血清尿素氮(BUN)水平升高。表现为氮质血症,但一般 BUN 不超过6.7 mmol/L,且在 3～4 天后降至正常。

(4)尿量是非常敏感的血容量指标,应该每日监测,当血容量减少,尿量也减少,因为肾脏对水的重吸收受垂体后叶素抗利尿激素释放的影响。

八、诊断检查

(1)纤维内镜检查是上消化道出血定位、定性诊断的首选方法,因为通过内镜可直接观察黏膜的病变。对不明原因的急性消化道出血者,在 24 小时内进行检查可明确出血部位和性质。诊断准确率可达到90％以上。

(2)实验室检查包括凝血功能、肝功能、血尿素氮和电解质检查,并反复检查血红蛋白和血细胞比容。急性失血后几小时内,由于代偿机制以及液体的输入,血细胞比容可能无变化;其后由于机体的应激反应,白细胞数和血糖可升高;由于呕吐而丢失钾离子;凝血时间延长表明肝功能受损;呼吸性碱中毒常常由于失血使内脏神经兴奋引起;如大量失血,会由于无氧代谢引起代谢性酸中毒;低氧血症常由于血液循环中血红蛋白浓度下降、血液运氧能力降低所致。

九、内科治疗

1.建立输液通道

急性消化道出血患者需立即建立大口径的静脉通路,首先快速输入晶体物质,进行扩容。输液时经常观察生命体征的变化。失血量＞150 mL 时,在补液同时还应补充血液,有时还需输入红细胞以重建血液的运氧能力。另外,根据实验检查结果及病情补给其他血制品如血小板、凝血因子等。

2.胃腔灌注

急性出血期可做洗胃处理,临床常用 1 000～2 000 mL 室温的生理盐水加去甲肾上腺素分次口服或做胃管内灌注,可收缩局部黏膜血管而起止血作用。护理时应注意由于胃管的存在以及胃内出血或洗胃液的灌注引起患者胃内压力增高，极易发生异物吸入。因此必须加强监测腹胀情况，并置患者于头高脚低位，防止胃内容物反流，或取右侧卧位促使胃内容物通过幽门。

3.垂体加压素

垂体加压素对食管、胃底静脉曲张破裂出血有止血效果。用法为 20 U 加入 5% 葡萄糖注射液 200 mL 中静脉滴注。垂体加压素是血管收缩剂，必须从中心静脉输入，并观察血压及尿量的变化。

4.H_2 受体阻滞剂

因为在上消化道出血中，胃酸会严重刺激出血部位，故需减少胃酸的分泌。可用 H_2 受体阻滞剂如西咪替丁、雷尼替丁、氢氧化铝和法莫替丁，这些药物通过抑制组胺活性减少胃酸分泌。最理想的治疗效果是胃酸 pH 稳定在 4。另外还可使用酸碱缓冲剂如制酸药来控制胃液 pH。硫糖铝片可保护局部黏膜并可预防应激性出血。

5.维生素 K

严重消化道出血患者常伴有因各种凝血因子缺乏而出现的低凝状态。主要问题之一是由于肝脏不能制造凝血因子。另一种是临床问题，由于长期静脉高营养及复合抗生素的应用导致维生素 K 的缺乏。治疗可用维生素 K 10 mg 肌内注射，使凝血酶原时间恢复到正常。如果还有其他主要凝血因子缺乏的可能，即给予输入新鲜冷冻血浆。

6.三腔二囊压迫止血法

肝硬化门静脉高压，食管—胃底静脉曲张破裂出血的患者应及时采用三腔二囊管进行食管、胃底气囊填塞术，压迫贲门部破裂的曲张静脉以控制出血。插管前仔细检查气囊有无漏气，将气囊表面涂以润滑油，经鼻腔插入胃内 60 cm，抽出胃内容物即可。先向胃气囊内注入空气或盐水 150～200 mL，将三腔二囊管轻轻往外拉，如有阻力表明胃内气囊已压迫胃底、贲门部，牵拉三腔二囊管与皮肤成 45°角，拉力为 0.5 kg，然后向食管气囊内注入空气或盐水 100～150 mL，压迫食管下段。一般放置时间为 24～72 小时，每隔 12 小时应将气囊放空 10～20 分钟，防止食管及胃黏膜因长时间压迫而糜烂。拔管前先放空食管气囊，再放空胃气囊，继续观察10～24 小时，无出血再拔管。

(1)使患者处于完全休息状态，因为活动、咳嗽和紧张均可增加腹压，造成进一步出血。

(2)抬高床头以减少血液流入门静脉系统并防止反流入食管。

(3)由于置管的刺激使鼻咽部分泌物增加，患者又不能吞咽，应经常用吸引器吸尽口腔及鼻咽部的分泌物和结痂，防止吸入肺中。

(4)胃管每2小时冲洗1次,以保持通畅及胃内无滞留物。

(5)经常检查鼻腔,保持清洁湿润,防止长期受压引起鼻咽黏膜坏死。

(6)肝脏功能损害的患者不能耐受肠道内血液的分解产物,所以不使血液潴留于胃内是非常重要的。因为血液进入肠道被肠道内细菌作用产生氨,氨被吸收进入血液,由于肝脏不能将氨转化为尿素,因而血氨浓度升高,易发生肝性脑病。

十、外科治疗

非手术疗法不能止血的患者,要早期手术止血。对于消化性溃疡或应激性溃疡患者的手术方法包括胃窦部切除术、胃切除术、胃肠吻合术。迷走神经切断术可减少胃酸分泌,可去掉胃中的泌酸细胞,Billroth 一式是迷走神经切断、胃窦部切除并吻合胃与十二指肠的手术方法;Billroth 二式是式是一种迷走神经切断、胃窦部切除并胃与空肠吻合术。

十一、一般护理

对于急性消化道出血患者的护理要点是准确评估,监测患者的各种反应,及时执行抢救措施,尤其要重视出血期患者的心理表现,包括恐惧和焦虑,并将这些表现列入护理计划。另外要及时向患者提供信息,加强沟通,以增强患者的安全感。

(孙向蕾)

第十节　肾病综合征的护理

肾病综合征(NS)是临床常见的一组肾脏疾病综合征,以大量蛋白尿($\geqslant 3.5$ g/d)、低白蛋白血症(人血清白蛋白$\leqslant 30$ g/L)以及不同程度的水肿、高脂血症为主要特征。

一、病因及发病机制

对于肾病综合征的分类首先根据病因分为原发性和继发性,前者是指原发于肾脏本身的肾小球疾病,其发病机制为免疫介导性炎症所致的肾损害,后者是指继发于全身性或其他系统疾病的肾损害。

二、临床表现

NS最典型表现常被称为"三高一低","三高"为高度水肿、高脂血症及大量蛋白尿,"一低"为低蛋白血症。

1.大量蛋白尿

肾小球滤过膜电荷屏障和分子屏障功能受损,对血浆中蛋白的通透性增加,当原尿中蛋白含量超过肾小管重吸收能力时,蛋白从尿中丢失,形成大量蛋白尿。

2.血浆白蛋白浓度改变

(1)低白蛋白血症:尿液中丢失大量血浆白蛋白,同时蛋白分解代谢增强,导致低蛋白血症。患者消化道黏膜水肿导致食欲缺乏,蛋白摄入不足,可进一步加重低蛋白血症。

(2)其他血浆蛋白成分的变化:除血浆白蛋白浓度下降外,还有其他血浆蛋白成分的变化,这些血浆蛋白质成分的改变可以造成机体功能紊乱。例如:激素结合蛋白随尿液的丢失会导致体内一系列内分泌和代谢紊乱;免疫球蛋白和补体成分的丢失则会导致 NS 患者抵抗力降低,易致感染;凝血及纤溶有关的蛋白质变化,易导致 NS 患者的血栓形成;结合蛋白的变化则与贫血有关。

3.水肿

低白蛋白血症引起血浆胶体渗透压下降,水分从血管腔进入组织间隙,是 NS 水肿的重要原因。当组织间液的水容量增长超过 5 kg,即可出现临床可察觉的可凹性水肿。水肿程度一般与低蛋白血症的程度相一致,严重时可有胸腔、腹腔积液,心包积液等。因肺间质中压力较低,当左心室充盈压力稍上升时,即可呈现明显的肺水肿表现。NS 患者的水肿情况可以提示我们病情的变化,如出现一侧下肢与体位无关的固定性水肿时应怀疑下肢深静脉血栓形成;下肢水肿较轻而有顽固、严重腹腔积液时应怀疑肝静脉血栓形成等。

4.高脂血症

高脂血症发生的主要原因是肝脏脂蛋白合成增加和外周组织利用及分解减少。患者表现为高胆固醇血症和(或)高甘油三酯血症,伴低密度脂蛋白(LDL)及极低密度脂蛋白(VLDL)浓度的增加,高密度脂蛋白(HDL)正常或稍下降。高脂血症是 NS 患者动脉硬化高发的原因,并与血栓的形成及进行性肾小球硬化有关。

三、辅助检查

1.实验室检查

(1)尿液检查:尿蛋白定性一般为(＋＋)～(＋＋＋＋),24 小时尿蛋白定量≥3.5 g,尿中可见红细胞、颗粒管型等。

(2)血液检查:血浆白蛋白低于 30 g/L,血中胆固醇、甘油三酯、LDL 及 VLDL 均可升高。

(3)肾功能检查:内生肌酐清除率正常或降低,血肌酐、尿素氮可正常或升高。

2.肾脏活体组织检查

可明确肾小球病变的病理类型,帮助指导治疗及判断预后。

3.肾脏 B 超检查

双侧肾脏正常或缩小。

四、诊断

肾病综合征的诊断标准为:大量蛋白尿(尿蛋白≥3.5 g/d)、低白蛋白血症(血浆白蛋白≤30 g/L)、水肿、高脂血症。前两项是诊断肾病综合征的必备条件。临床上只要满足该两项必备条件,肾病综合征的诊断即可成立。

五、治疗要点

1.一般治疗

(1)水肿的患者适当注意休息,以增加肾血流量,有利于利尿,缓解水钠潴留,并适当限制水和钠盐的摄入。

(2)病情稳定的患者应保持适度的床上或床旁活动,以防止静脉血栓形成。

(3)根据患者的实际情况,肾功能良好的患者给予正常量的优质蛋白,肾功能减退者则给予优质低蛋白饮食。

2.利尿消肿

大部分患者在使用激素并限制水、钠摄入后可以达到利尿消肿的目的。经上述处理仍不能消肿者可以适当选用利尿剂。根据利尿剂作用机制和部位的不同可以分为:①渗透性利尿剂:如淀粉代血浆、白蛋白或血浆等。②噻嗪类利尿剂:如氢氯噻嗪。③袢利尿剂:如呋塞米。④保钾利尿剂:如螺内酯。

3.免疫抑制治疗

免疫抑制治疗是肾病综合征的主要治疗方法,主要应用糖皮质激素、环磷酰胺及环孢素等。

4.降脂治疗

高脂血症可加速肾小球疾病的进展,增加患者心、脑血管病的发生率,因此在治疗过程中必须重视。大多数患者除低脂饮食外还需要给予降脂药物,常用他汀类(如辛伐他汀、普伐他汀等)。

5.抗凝治疗

由于凝血因子的改变及激素的使用等原因,患者血液常处于高凝状态,易发生血栓、栓塞,尤其是在患者血浆白蛋白<20 g/L 时,更易合并静脉血栓的形成。因此,根据病情给予合适的抗凝治疗十分必要。

6.其他

最近有研究报道除了以往所知的 T 细胞以外,B 细胞也参与了原发性肾病综合征的发病机制。因而近年来已有不少报道应用抗 CD20 单克隆抗体(如美罗华)

治疗肾病综合征。其作用是抑制 CD20 介导的 B 细胞增殖和分化,从而清除 B 细胞,达到治疗原发性肾病综合征的作用。

六、护理评估

1.尿液评估

询问患者尿液的量、颜色、性状及透明度的变化。

2.水肿评估

应详细询问患者水肿的发生时间、部位、程度、特点、消长情况,以及有无胸闷、气促、腹胀等胸腔、腹腔、心包积液的表现;皮肤有无破损、压疮。

3.血栓栓塞及出血风险评估

观察患者双下肢是否对称,有无胸闷、憋气等栓塞表现,使用抗凝剂的患者评估皮肤黏膜有无出血,尿色有无变化等。

七、护理措施

1.病情观察

(1)尿量变化:如发现患者血压突然下降,尿量突然减少,甚至无尿应及时通知医生,警惕循环衰竭或急性肾损伤。

(2)深静脉、肾静脉血栓的观察:每日测量双下肢腿围,询问患者有无一侧肢体突然肿胀,有无浅表静脉曲张,皮肤有无由暖变冷,甚至苍白等深静脉血栓的表现;有无腰痛、肾绞痛、肉眼血尿;有无胸痛、胸闷、呼吸困难,有无口渴、烦躁等情况,警惕肺栓塞的发生。

(3)监测体重变化:指导患者每日正确测量体重,并由护士进行记录。

(4)监测水肿变化:每日观察患者皮肤有无凹陷性水肿以及水肿有无进行性加重,尤其是颜面、下肢、阴囊等处的水肿情况;伴有腹腔积液的患者每日测量腹围;观察患者水肿部位随体位改变而移动的情况有无改变或加重。

(5)观察患者的皮肤有无破溃、感染,有无压疮形成。

2.饮食护理

一般给予正常量的优质蛋白,但当肾功能受损时,应根据肾小球滤过率调整蛋白质的摄入量;供给足够的热量;少食富含饱和脂肪酸的动物脂肪,并增加富含可溶性纤维的食物,以控制高脂血症;注意维生素及铁、钙等的补充;严重水肿患者给予低盐饮食。

3.用药护理

(1)利尿剂:治疗原则是不宜过快过猛。使用利尿剂要预防水电解质紊乱,特别是低钾血症、低钠血症,应当定时监测患者生化检查中的各项指标变化。严格记录患者出入量及体重,密切观察尿量及血压变化,避免因过度利尿导致血容量不足,加重血液高凝状态。

(2)糖皮质激素:使用原则为起始剂量要足、疗程要长、减药要慢和小剂量维持治疗。长期应用者可出现感染、胃溃疡、骨质疏松、血压和血糖紊乱等并发症,少数患者甚至还可发生股骨头无菌性缺血性坏死。因此,服药期间询问患者有无骨痛、抽搐等症状,遵医嘱及时补充钙剂和活性维生素 D,以防骨质疏松;观察患者有无腹痛及黑便等消化道出血症状;观察患者有无感染征象,监测患者生命体征变化,做好皮肤、口腔护理,预防感染;观察患者血压、血糖、尿糖的变化;嘱患者不得自行增减药量或停药;口服激素的患者应饭后服用,以减少对胃黏膜的刺激;因为长期口服激素的患者常会有"满月脸、水牛背"的改变,护士应耐心向患者讲解药物的不良反应,做好心理辅导。

(3)环磷酰胺:使用该药物的患者易发生胃肠道反应、出血性膀胱炎等症状,所以应密切观察患者尿液颜色,并鼓励患者多饮水,以促进药物从尿中排出,减少出血性膀胱炎的发生;观察患者有无恶心、呕吐、畏食等消化道不适症状,以及脱发、皮疹、腹痛等表现;定期监测患者血常规。

(4)抗凝药物:定期检查患者凝血时间、凝血酶原及血小板计数,注意观察有无出血倾向;观察患者有无皮肤瘀斑的表现、有无黑便、尿液颜色有无加深等出血的表现;备用鱼精蛋白等拮抗剂,以对抗因肝素引起的出血。

(5)利妥昔单克隆抗体的应用:该类药物的不良反应主要出现在注射后前几小时,尤其在第 1 次静脉注射时明显,且与静脉注射速度有关,主要表现为过敏反应(荨麻疹、气管痉挛、呼吸困难、喉头水肿等)、发热、寒战、恶心等,对心血管系统可致高血压或直立性低血压,不良反应大多为轻到中度,减慢输注速度,使用前给予盐酸异丙嗪、地塞米松及苯海拉明等能有效减少不良反应的发生。

4.并发症的预防及护理

(1)感染:①自我检测。指导患者注意自身体温变化,告知患者出现发热、咽痛、咳嗽、胸痛、尿痛等症状大多提示有感染存在。②指导患者养成良好的卫生习惯。加强口腔护理,进餐后、睡前、晨起用生理盐水或氯己定溶液、碳酸氢钠溶液交替漱口,口腔黏膜有溃疡时,可增加漱口次数或遵医嘱用药;保持皮肤清洁,尽量穿柔软宽松的清洁衣裤,勤剪指甲,蚊虫蜇咬时应正确处理,避免抓伤皮肤;预防泌尿系感染,注意个人卫生,勤换内衣裤等。③预防外源性的感染。保持病室的整洁、空气清新,开窗通风;每日用紫外线照射;每日用消毒液擦拭家具,地面;叮嘱患者注意保暖,防止受凉;限制探视人数,避免到人群聚集的地方或与有感染迹象的患者接触;护士严格无菌操作,对白细胞或粒细胞严重低下的患者实行保护性隔离,向患者及其家属解释其必要性,使其自觉配合。

（2）血栓和栓塞：血栓和栓塞是肾病综合征严重、致死的并发症之一，常见的是肾静脉血栓及其脱落后形成的肺栓塞。

1）病情观察：观察患者是否有一侧肢体突然肿胀，触摸肢体相关动脉搏动情况，有无深静脉、肾静脉血栓及肺栓塞的表现。

2）护理措施：①每日测量双侧下肢肢体的腿围情况（测量髌骨下缘以下 10 cm 处，双侧下肢周径差＞1 cm 有临床意义）。②密切追踪患者血、尿各项检查结果，如尿蛋白突然升高，也应怀疑肾静脉血栓形成的可能。③指导患者做床上足踝运动如屈曲、背屈、旋转，教会患者后指导其主动运动，增加下肢血液循环。患者肢体水肿症状减轻时，在医生准许的情况下可鼓励患者适当下床活动，促进静脉回流，防止血栓形成。④根据病情进行双下肢血液循环驱动泵的治疗，以促进血液循环，已存在下肢血栓的患者禁用。

（3）急性肾损伤：监测患者肾功能的变化，如患者无明显诱因出现少尿、无尿，扩容利尿无效，及时通知医生。

5.水肿护理

（1）水肿较重的患者应注意衣着柔软、宽松。

（2）长期卧床的患者应协助其经常变换体位，防止发生压疮；胸腔积液者应半卧位，下肢水肿患者应抬高双下肢 30°～40°。

（3）保持皮肤清洁干燥，保持床单位平整、无渣屑，嘱患者勿搔抓皮肤。

（4）注意水肿患者的各项穿刺，如肌内注射时，应先将水肿皮肤推向一侧后进针，拔针后用无菌干棉签按压穿刺部位，以防进针口渗液而发生感染。

（5）阴囊水肿患者应两腿自然分开，保持阴囊清洁干燥，必要时用三角巾托起阴囊，避免局部水肿加重及摩擦导致皮肤破损。

（6）指导家属及其患者使用芒硝外敷减轻水肿。

八、健康教育

1.疾病知识教育

肾病综合征较易复发，因此向患者及其家属讲解本病特点及如何预防并发症，如避免受凉，注意个人卫生，预防感染，并适当活动，以免发生肢体血栓等。

2.用药指导

向患者讲解药物作用、注意事项及不良反应，叮嘱其不可擅自增减量或停用药物。

3.自我管理

告知患者根据病情合理安排饮食，指导患者控制血压，监测水肿、尿蛋白和肾功能的变化，定期随访。

（孙向蕾）

第十一节　重症烧伤的护理

一、定义

烧伤是由于热力（火焰、灼热气体、热液、固体）、电流化学物质（强酸、强碱等）、激光、放射线等作用于人体所造成的损伤，是一种常见又极为复杂的外伤性疾病。

二、病因

烧伤的常见病因是热力如高温气体、液体及金属、石块等，此外强酸、强碱、磷、镁、芥子气、电流、电弧、电磁、过量射线等造成的特殊原因烧伤也时有发生。

三、病理生理变化

烧伤的病理生理变化局部主要表现为皮肤毛细血管扩张、充血，血浆渗至细胞间隙形成水肿，如渗出较多则可积聚在表皮和真皮间形成水疱，同时部分上皮细胞可发生变质、坏死。重度烧伤可直接引起蛋白质凝固，组织脱水甚至碳化，皮肤形成焦痂及深层组织的坏死。全身表现主要为有效循环血量减少，血液浓缩，血黏度增加，电解质改变，代谢改变，免疫功能降低。

四、分期

烧伤的病程分为渗出期、急性感染期、创面修复期、康复期。

五、烧伤严重程度判断

1.轻度烧伤

成人烧伤面积≤10%，小儿总面积<5%的Ⅱ度烧伤。

2.中度烧伤

成人烧伤总面积11%~30%或Ⅲ度烧伤面积≤10%；小儿烧伤总面积5%~15%，Ⅲ度烧伤面积<5%。

3.重度烧伤

成人烧伤总面积31%~50%或Ⅲ度烧伤面积11%~20%；小儿烧伤总面积5%~15%，Ⅲ度烧伤面积5%~10%。总面积<31%但伴有全身情况严重或休克或有合并复合伤，中、重度吸入性损伤者亦为重度烧伤。

4.特重度烧伤

成人烧伤总面积>51%，或Ⅲ度烧伤面积>20%；小儿烧伤总面积>15%，Ⅲ

度烧伤面积>10%。

六、现场急救

(1)现场急救的关键是迅速排除致伤因素,创面用大量冷水冲洗后用清洁敷料包扎,尽量减轻继发性损伤,如有心跳、呼吸骤停者应立即行有效的人工呼吸和胸外按压。

(2)患者若有剧痛、烦躁不安,可给予镇静止痛剂,颅脑损伤或呼吸困难者慎用。

(3)严重烧伤患者早期复苏需遵循 ABC 方案:A.保持呼吸道通畅;B.维持正常呼吸功能;C.心血管功能维护。口渴者可饮用淡盐水或烧伤饮料,但不可大量饮用,更不可喝白开水,以免发生水中毒,有条件者尽早建立静脉通道。

(4)患者经急救后应迅速地转送到就近医院,尽量避免长途转运和反复搬动。转运过程中应注意保持呼吸道通畅,注意神志、脉搏、呼吸及尿量情况。

七、早期清创术

1.早期清创术的时间

伤后 6~8 小时为宜。若休克不稳定,从整体出发可不清创,凡伤后 24 小时入院或创面有感染者不予彻底清创,只做简单换药或创面的简单清理。

2.早期清创术的方法

在良好的镇痛下,首先剃除烧伤部位及附近的毛发,清除创面上的污物,用高效皮肤消毒剂清洁创面上的污物,用高效皮肤消毒剂清洁创面及周围正常皮肤,最后用无菌敷料轻轻拭干创面后覆盖或包扎。

八、烧伤休克的监测指标

1.精神状态

当循环系统功能正常,脑血流灌注良好时,患者表现为神志清晰,安静合作;当脑组织灌注不良时,缺血缺氧,患者表现为烦躁不安、缺乏理智、不能合作,继续发展,则表现为神志恍惚,甚至昏迷。

2.心率和脉搏

血流不足时,心脏搏动次数增多,以维持心排血量,一般维持心率在 120 次/分以下,小儿心率在 140 次/分左右,心音强而有力,超过此标准常表示复苏不利,补液量不足。

3.血压

烧伤早期血压可以上升高或正常,表示为休克代偿期,当血压下降,则表示休克已失代偿,因此血压变化不是判断早期休克较敏感和可靠的指标。

4.尿量

对大面积烧伤患者应留置导尿管,维持尿量在 0.5～1.0 mL/(kg·h)(或成人为 30～50 mL/h)。

5.末梢循环

皮肤黏膜苍白,肢体远端发凉,甲床颜色变淡和毛细血管充盈时间延长,表示血容量不足,组织灌注不良。

6.静脉充盈,皮肤弹性和眼球张力

当失液引起血容量不足时,周围静脉充盈不良,甚至出现静脉塌陷,皮肤松弛、干燥及弹力减弱,眼球张力降低均表示脱水。

7.口渴

口渴是缺水和血容量不足的临床表现之一。

8.恶心、呕吐

烧伤早期出现恶心,呕吐。

9.其他监测指标

(1)血红蛋白和血细胞比容可反映血液浓缩程度,调整补液计划。

(2)血清钾、钠、氯等离子浓度测定:便于及时调整电解质平衡,以及推算血浆渗透压。

(3)血浆渗透压的测定:掌握体液渗透压的平衡。

(4)动脉血气分析:便于了解休克期酸碱平衡情况,进而对休克程度和呼吸功能的判断有重要帮助。

(5)3P 试验:了解重度休克时是否发生血管内凝血。

九、烧伤休克的处理

(1)静脉补液:是防治烧伤休克的有效措施。国内常用的烧伤补液公式为:Ⅱ、Ⅲ度烧伤面积(%)×体重(kg)×1.5 mL+2 000 mL=第 1 个 24 小时的补液总量(mL),其中晶体和胶体液之比为 2:1,Ⅲ度烧伤面积广泛者可按 1:1 掌握。烧伤后第一个 8 小时输入计划总量的一半,后两个 8 小时各输入计划总量的 1/4 量。伤后第二个 24 小时补充晶体和胶体体液为第 1 个 24 小时的半量,但仍需补给基础需要量 2 000 mL。

(2)口服补液:对烧伤不是很严重的患者在静脉补液有困难,特别是面临大批患者时,可酌情给予适当的口服液。

(3)心功能的辅助治疗:严重烧伤心率明显增快达 140 次/分以上特别是补液开始较迟或补液不足,经心电图证实有心肌缺血性损害时,应考虑药物治疗以维护心脏功能。

（4）降低外周血管阻力：在补足血容量之后，可应用 α 受体阻滞剂改善微循环血流和增强组织灌注。

（5）吸氧：给氧是烧伤早期治疗的重要措施之一，它可以改善血中氧分压，有利于组织修复。

（6）纠正酸碱平衡紊乱。

（7）激素治疗：如果休克严重，经大量液体治疗不能好转，特别是有肺水肿、脑水肿的威胁时，可考虑使用。

（8）保护肾功能的治疗。

十、创面感染

1.烧伤创面感染常见的菌种

烧伤创面感染常见铜绿假单胞菌、金黄色葡菌球菌、大肠埃希菌，近年来真菌、厌氧菌、病毒感染也逐渐增多。

2.创面细菌感染的肉眼监测

正常烧伤创面分泌物为淡黄色血浆样渗出，无异味或有轻微血腥味。一旦创面的颜色、气味和量发生异常变化则提示可能创面感染发生，如铜绿假单胞菌感染的创面常见有绿色或黄绿色分泌物而具有腥味；金黄色葡萄球菌感染的创面分泌物黏稠，淡黄色；大肠埃希菌感染的创面分泌物较稠、浑浊、如果创面变成黯灰色或有黑色斑点，或边缘水肿和呈黯紫色，或烧伤创面逐渐加深或不按期愈合，或皮下组织有出血点，或已干燥的焦痂开始潮解，或有点状虫咬样变化，在痂皮或焦痂下出现脓液，或烧伤创面的剥脱提前或程度加重，或形成大小不等的脓肿等情况时，均说明感染症状加重。

3.创面感染的处理

（1）清洁创面：根据创面感染的不同程度和深度采取相应的清创术，如创面清洗、剥痂术、大面积切削痂术等。

（2）创面外用药：常用外用药包括磺胺嘧啶锌、诺氟沙星、氯己定、硝酸银、新黄霉素以及其衍生物或混合剂。

十一、败血症的临床表现

1.中枢神经和精神症状

分狂躁兴奋和抑制抑郁两型，前者以金黄色葡萄球菌或大肠埃希菌败血症多见，后者多为铜绿假单胞菌败血症多见，但晚期患者均为抑制型。

2.体温变化

呈间歇或稽留热，39 ℃以上高热，或突然低体温均是不正常现象。

3.脉搏和呼吸改变

脉搏超过 120 次/分,与体温不平行,呼吸加快或急促,超过 35 次/分,有急性呼吸功能不全者例外。

4.血压改变

早期变化不显著,而铜绿脓单胞菌败血症时血压会突然下降,晚期血压均明显下降而致休克。

5.肠蠕动改变

肠蠕动减弱,当出现肠麻痹,标志败血症已到晚期。

6.腹泻

金黄色葡萄球菌和革兰阴性菌多见,尤其是在儿童金黄色葡萄球菌感染时,有难以控制或未明原因的腹泻。

十二、败血症处理

1.及时清除和杜绝感染源

及时清除和杜绝感染源是防治败血症的关键。常见感染灶有感染的创面,化脓性血栓性静脉炎、肺炎等。

2.合理应用抗生素

大面积深度烧伤创面大、病程长,需长期使用抗生素,其应用原则是"及时、足量、联合"用药。

3.严格的保护性隔离

重点在于接触隔离、接触创面的物品敷料严格消毒,工作人员注意无菌操作,房间内定时通风,保持环境干燥,限制人员流动,注意污物处理等,这样可以减少感染机会。

4.全身支持疗法

支持疗法是烧伤感染的防治基础。

十三、烧伤创面的处理

1.原则

烧伤创面处理原则是保护创面,防治感染,保护残存上皮,促进创面愈合。

2.方法

(1)包扎疗法。

(2)暴露疗法。

(3)半暴露疗法。

(4)湿敷疗法。

(5)切痂疗法。

(6)削痂疗法。

(7)皮肤移植术。

十四、包扎疗法

1.适应证

四肢,特别是手、足创面;感染创面需用药物或引流者;创面需用抗生素防治感染者;冬季无取暖设备者;儿童或精神病患者不合作者。

2.方法

创面涂布一层抑菌药物;创面敷盖一层生物敷料如人工皮、戊二醛猪皮等;创面紧贴一层凡士林油纱布等,外层平铺12层左右的吸水性良好的干纱布或棉垫;用绷带由远心端向近心端适当加压包扎。

3.优缺点

优点是便于创面用药,保持有利于细胞生长的温湿度,促进创面愈合,减轻疼痛,有利于护理和转送;污染或感染创面在有效药物使用下,加以更换敷料和引流分泌物,能减轻和控制感染,缺点是创面潮湿,易导致真菌生长,特别是深度烧伤保痂,难以实行计划性切痂治疗。

十五、暴露疗法

1.适应证

头面部、颈部、躯干、会阴及臀部创面;大面积烧伤为了保痂,做到有计划地处理创面;污染较重,特别是铜绿假单胞菌或真菌感染创面。

2.方法

将创面暴露于温暖、干燥的空气中,促使创面结痂,造成一个不利于细菌生长的条件,控制或减轻感染。室温以 $32\sim34$ ℃,相对湿度保持在 40%,室内消毒,空气净化或层流,降低空气中细菌的指数。

3.优缺点

优点是创面用药方便,便于创面观察,有利于保痂,不利于细菌生长,节约敷料;缺点是患者主诉创面疼痛较剧;不适用于转送患者;体液散失量较大,有损于创面上皮细胞的再生;比包扎疗法愈合时间延长。

十六、半暴露疗法

1.方法

在清创后创面敷盖单层抗菌湿纱布或生物人工薄膜,再暴露于空气中。

2.适应证

半暴露疗法适用于体表各个部位,适合浅Ⅱ度、深Ⅱ度感染或无感染创面。

十七、湿敷疗法

1.方法

创面外敷 1～4 层湿纱布,每隔 5～10 分钟用生理盐水、氯己定、抗生素等浸润 1 次,保持纱布潮湿,定期更换湿纱布。

2.适应证

湿敷疗法应用较局限,常用在肉芽水肿创面需手术植皮前,用 3% ～5% 盐水湿敷;深Ⅱ度创面感染,坏死分泌物较多,此方法可利于去除坏死组织及脓液,清洁创面,促进早日愈合。严重感染不能靠全身性抗生素控制,需局部应用抗生素时,如庆大霉素液湿敷,以控制创面铜绿假单胞菌。

十八、皮肤移植

1.分类

皮肤移植分为皮片移植和皮瓣移植。

皮片移植按其厚度分为薄厚、中厚、全厚皮片和保留真皮下层血管网皮片;按使用方法分为大块植皮、网状植皮、邮票状植皮、间隔植皮和混合植皮。

2.方法

皮瓣植皮是指把皮肤连同皮下脂肪,由身体的某一处移植到另一处,分为带蒂皮瓣移植和游离皮瓣移植。

3.原则

创面要彻底止血,稳妥安放皮片,四周缝合固定,术后加压包扎、确切制动。手术方法的选择应根据创面的大小、基底情况、部位及自体皮源的多少来决定。

十九、烧伤的并发症

(1)心律失常。

(2)成人呼吸窘迫综合征。

(3)消化道应激性溃疡。

二十、消化道应激性溃疡护理时的注意事项

(1)常规留置胃管,动态观察胃液 pH 的变化和出血情况。胃液 pH 低于 3.5 时应及时汇报医生处理,警惕溃疡的发生。

(2)出血者,应抽空胃液后灌注正肾冰盐水。

(3)有活动性出血的患者需禁食,待出血停止后进食无渣、无刺激性的食物,并观察有无继续出血的现象。

(4)根据药物的半衰期及迷走神经兴奋周期合理安排制酸剂的使用,胃黏膜保护剂应在饭前服用。

(肖　燕)

第八章　手术前后的护理

第一节　手术前的护理

一、护理评估

(一)健康史

1.一般情况

评估患者的年龄、性别、职业、诊断、病史陈述者及可靠程度等。

2.现病史

病因与诱因;主诉、症状和体征,包括生命体征和专科体征;本次起病情况及患病时间。

3.既往史

了解有无心血管、呼吸、消化、血液、内分泌等系统疾病史,了解有无创伤史、手术史、过敏史、遗传史、用药史,女性患者应了解月经史和婚育史。

(二)身体状况

1.年龄

老年人及婴幼儿由于器官功能呈衰退或发育不完善状态,对手术的耐受力较差,存在较大的风险,所以是术前评估的重点人群。

2.有无感染

评估患者是否合并其他感染及手术区域皮肤有无损伤和感染。

3.体液平衡状况

术前评估患者有无脱水、电解质代谢紊乱和酸碱平衡失调。

4.营养状态

评价患者营养状况,以评估患者对手术的耐受力。

5.重要系统功能

(1)心血管系统功能:评估患者血压、脉搏、心率及四肢末梢循环状况。

(2)呼吸系统功能:评估患者呼吸节律和频率,有无吸烟嗜好,有无哮喘、咳嗽、咳痰等症状。

（3）神经系统功能：评估患者有无神经和精神异常，患者认知能力及配合程度，评估患者有无眩晕、头昏、眼花、耳鸣、步态不稳和抽搐等情况。

（4）肾功能：评估患者有无排尿困难、尿频、尿急、少尿或无尿等异常症状。

（5）肝功能：评估患者有无黄疸、腹水、肝掌、蜘蛛痣、呕血、黑便等。对肝炎、肝硬化、长期饮酒者，了解肝功能情况，并注意有无乙型肝炎病史。

（6）血液功能：了解患者及其家属有无出血倾向和血栓栓塞病史，有无输血病史等。

（7）内分泌功能：评估糖尿病患者的慢性并发症和血糖控制情况，监测饮食、空腹血糖和尿糖等。甲状腺功能亢进症患者术前了解基础血压、脉率、体温、基础代谢率变化。

（三）心理—社会支持状况

手术前患者产生焦虑、恐惧的原因主要是患者对手术、麻醉必要性认识不够，对手术效果或机体损毁担忧，对家庭、子女、配偶及经济等方面考虑过多。

（四）辅助检查

1.常规检查

血、尿、便三大常规。

2.出凝血功能检查

包括出血时间、凝血时间、血小板计数、凝血酶原时间等，出凝血功能异常可导致患者术中或术后出血。

3.血型及交叉配血试验

择期手术患者在术前 24 小时内备血，急诊患者根据病情选择备血时间。

4.血液生化检查

包括肝功能、肾功能、电解质、血糖等检查。

5.肺功能检查

观察患者呼吸节律和频率，评估肺部情况。

6.心电图检查

了解有无心率、心律异常。

7.影像学检查

胸部 X 线检查了解肺部疾病。

二、常见护理诊断/问题

1.焦虑和恐惧

与担忧疾病预后、术后并发症及经济负担等有关。

2.体液不足

与长期呕吐、腹泻和出血及液体摄入不足有关。

3.营养失调,低于机体需要量

与禁食或进食不足、慢性消耗性疾病、持续呕吐、严重腹泻等有关。

4.睡眠形态紊乱

与不适应住院环境、担忧手术及疾病预后有关。

三、护理目标

(1)患者情绪平稳,焦虑症状减轻或缓解。

(2)患者熟悉术前准备的相关要求,能积极配合治疗和护理。

(3)患者营养状态得以改善。

(4)患者无水、电解质及酸碱平衡失调,各主要脏器灌注良好。

(5)患者能够得到充足的休息

四、护理措施

(一)一般准备与护理

1.呼吸道准备

有吸烟嗜好者,术前 2 周戒烟。有肺部感染者,术前 3～5 日起应用抗生素;痰液黏稠者,可用抗生素加糜蛋白酶雾化吸入,每日 2～3 次,并配合拍背或体位引流排痰;哮喘发作者,术前一日地塞米松 0.5 mg 雾化吸入,每日 2～3 次,以减轻支气管黏膜水肿,促进痰液排出。根据患者不同的手术部位,进行深呼吸和有效排痰法的训练,如胸部手术者训练腹式呼吸;腹部手术者,训练胸式呼吸。深呼吸训练:先从鼻慢慢深吸气,使腹部隆起,呼气时腹肌收缩,由口慢慢呼出。促进有效排痰的主要措施:①改变患者姿势,使分泌物流入大气道内便于咳出。②鼓励患者做缩唇呼吸,即鼻吸气,口缩唇呼气,以引发咳嗽反射。③在病情许可的情况下,增加患者活动量,有利于痰液松动。

2.胃肠道准备

择期手术患者术前 12 小时禁食、4 小时禁水。胃肠道手术患者术前 1～2 日开始进流质饮食,常规放置胃管。幽门梗阻患者术前 3 日每晚以生理盐水洗胃,排空胃内滞留物,减轻胃黏膜充血、水肿。结肠或直肠手术术前 3 日起口服肠道不吸收的抗生素,术前一日及手术当日清晨行清洁灌肠或结肠灌洗,以减少术后感染机会。

3.排便练习

绝大多数患者不习惯在床上大小便,容易发生尿潴留和便秘,尤其是老年男性患者,因此,术前必须在床上练习排便。

4.手术区皮肤准备

充分清洁手术野皮肤和剃除毛发,若切口不涉及头、面部、腋毛且切口周围毛发比较短少,不影响手术操作,可不必剃除毛发。如毛发影响手术操作,则应全部剃除。手术前一日协助患者沐浴、洗头、修剪指甲,更换清洁衣服。

(1)一般皮肤准备范围:①颅脑手术,全部头皮,包括前额、两鬓及颈后皮肤。术前 3 日剪短头发,每日洗头 1 次(急症例外),术前 2 小时剃净头发,剃后用肥皂水洗头,并戴清洁帽子。②颈部手术,上起下唇,下至胸骨角,两侧至斜方肌前缘。③胸部手术,上起锁骨上部,下至脐水平,前、后胸范围均应超过中线 5 cm 以上。④上腹部手术,上腹部手术上起乳头连线,下至耻骨联合及会阴部,两侧至腋中线,并剃除阴毛;下腹部手术上起剑突水平,下至大腿中上 1/3 交界,两侧至腋中线,并剃除阴毛。⑤腹股沟区手术,上起脐水平,下至大腿上 1/3 内侧,两侧至腋后线,包括会阴部,剃除阴毛。⑥肾手术,上起乳头连线,下至耻骨联合,前、后均过正中线。⑦会阴及肛周手术,阴部和会阴、臀部、腹股沟区、耻骨联合和大腿上 1/3 的皮肤,剃除阴毛。阴囊、阴茎部手术入院后每日温水浸泡,用肥皂水洗净,于术前一日备皮,范围同会阴部手术。⑧四肢手术,以切口为中心,上、下 20 cm 以上,一般多准备患侧整个肢体。⑨颜面及口腔手术,颜面尽量保留眉毛,不予剃除;口腔手术入院后保持口腔清洁卫生,入手术室前用复方硼酸溶液漱口。⑩骨、关节、肌腱手术,手术前 3 日开始皮肤准备。第 1、第 2 日先用肥皂水洗净患侧,并用乙醇消毒后再用无菌巾包裹。第 3 日进行剃毛、刷洗,乙醇消毒后,用无菌巾包扎手术野,待手术晨重新消毒后,用无菌巾包扎。

(2)用物:托盘内放置剃毛刀架及刀片弯盘,治疗碗内盛皂液棉球数只,持物钳、毛巾、棉签、乙醚、手电筒、橡胶单及治疗巾,脸盆内盛热水。骨科手术还应准备软毛刷、乙醇、无菌巾、绷带。

(3)操作步骤:①做好解释工作,将患者接到治疗室(如在病室内备皮应用床帘或屏风遮挡),注意保暖及照明。②铺橡胶单及治疗巾,暴露备皮部位。③用持物钳夹取皂液棉球涂擦备皮区域,一手绷紧皮肤,另一手持剃毛刀,分区剃净毛发。④剃毕用手电筒照射,仔细检查是否剃净毛发。⑤用毛巾浸热水洗去局部毛发和皂液。⑥腹部手术者需用棉签蘸取乙醚清除脐部污垢和油脂。⑦四肢手术者,入院后应每日用温水浸泡手足 20 分钟,并用肥皂水刷洗,剪去指(趾)甲和已浸软的胼胝。

(4)注意事项:①剃毛刀片应锐利。②剃毛前将皂液棉球蘸取少量热水后再涂擦于患者皮肤。③剃毛时,应绷紧皮肤,不能逆行剃除毛发,以免损伤毛囊。④剃毛后须检查皮肤有无伤痕或发红等异常状况,一旦发现应详细记录并通知医师。⑤操作过程中应具有受伤观,动作轻柔、熟练,注意患者保暖。

5.休息

充足的休息对患者的来说起着不容忽视的作用。促进睡眠的有效措施包括:

①消除引起不良睡眠的诱因。②创造良好的休息环境,做好陪客管理,保持病室的安静、避免强光刺激,定时通风,保持空气新鲜,温、湿度适宜。③提供放松技术,如缓慢深呼吸、全身肌肉先紧张后放松、听音乐等自我调节方法。④在病情允许的情况下,尽量减少患者白天睡眠的时间和必要时遵医嘱使用镇静安眠药,适当增加白天的活动量。⑤必要时遵医嘱使用镇静安眠药,如地西泮、水合氯醛等,但呼吸衰竭者应慎用。

6.其他准备

拟行大手术前,做好血型鉴定和交叉配血试验;根据用药方案做药物过敏试验,手术晨护士全面检查术前准备情况,测量体温、脉搏、呼吸、血压,若发现患者有体温、血压升高或女性患者月经来潮时,及时通知医师,必要时延期手术;需做植皮、整形、关节手术者,手术区乙醇消毒后,用无菌巾包扎,手术前遵医嘱注射术前用药;胃肠道及上腹部手术者,术前置胃管;患者入手术室前取下义齿、发夹、眼镜、手表、首饰等,排尽尿液;估计手术时间4小时以上或拟行盆腔手术者,应留置导尿,使膀胱处于空虚状态,以免术中误伤。准备手术需要的物品,如病历、X线片、CT片、MRI片、药品、引流瓶等,并随患者一同带入手术室。

(二)特殊准备与护理

1.营养不良

术前血清白蛋白在30~35 g/L应补充富含蛋白质的饮食。根据病情及饮食习惯,与患者及其家属共同商讨制订富含蛋白质、能量和维生素的饮食计划。若血清白蛋白低于30 g/L,则需静脉输注血浆、人体白蛋白及营养支持,以改善患者的营养状况。

2.水、电解质紊乱和酸碱平衡失调

脱水患者遵医嘱由静脉途径补充液体,记录24小时出入量,测体重,纠正低钾血症、低镁血症、低钙血症及酸中毒。

3.心血管疾病护理

高血压患者血压在160/100 mmHg以下时可不做特殊准备。血压过高者,给予适宜的降压药物,使血压平稳在一定的水平,但不要求降至正常后才手术。对心律失常者,遵医嘱给予抗心律失常药,治疗期间观察药物的疗效和不良反应;对贫血者,因携氧能力差、影响心肌供氧,手术前应少量多次输血纠正;对长期低盐饮食和服用利尿剂者,加强水、电解质监测,发现异常及时纠正;急性心肌梗死者6个月内不行择期手术,6个月以上且无心绞痛发作者,在严密监测下可施行手术;心力衰竭者最好在心力衰竭控制3~4周后再进行手术。

4.肝脏疾病护理

轻度肝功能损害不影响手术耐受性;但肝功能损害较严重或濒临失代偿者,必须经长时间、严格准备,必要时静脉输注葡萄糖注射液以增加肝糖原储备;输注人体白蛋白,以改善全身营养状况,少量多次输注新鲜血液,或直接输注凝血酶原复合物,以改善凝血功能;有胸水、腹水者,在限制钠盐基础上,使用利尿剂。

5.肾脏疾病护理

手术创伤、某些药物等都会加重肾负担。术前做各项肾功能检查,了解患者术前肾功能情况。依据 24 小时内肌酐清除率和血尿素氮测定值可将肾功能损害分为轻度、中度、重度三度。轻度、中度肾功能损害者,经过适当的内科处理多能较好地耐受手术;重度损害者需在有效透析治疗后才可耐受手术,但手术前应最大限度地改善肾功能。

6.糖尿病护理

糖尿病患者易发生感染,术前应积极控制血糖及相关并发症(如心血管和肾病变)。一般实施大手术前将血糖水平控制在正常或轻度升高状态(5.6~11.2 mmol/L),尿糖以(+)~(++)为宜。如为应用长效胰岛素或口服降血糖药物者,术前均改为胰岛素皮下注射,每 4~6 小时 1 次,使血糖和尿糖控制于上述水平。为避免发生酮症酸中毒,尽量缩短术前禁食时间,静脉输液时胰岛素与葡萄糖的比例按 1 U：5 g给予。禁食期间定时监测血糖。

(三)心理—社会支持状况

1.心理护理

护士应热情、主动迎接患者入院,根据其性别、年龄、职业、文化程度、性格、宗教信仰等个体特点,用通俗易懂的语言,使患者了解施行手术治疗的必要性和重要性,对术前准备、术中配合和术后注意点做适度的解释,建立良好的护患关系,缓解和消除患者及其家属焦虑的心理,使患者以积极的心态配合手术和手术后治疗。

2.社会支持

安排家属、同事和朋友及时探视;若有可能,应允许患者家庭成员的陪伴,这样可降低患者的心理焦虑反应。但要注意家庭成员的负性示范作用。因此患者及其家属同时接受术前教育是非常重要的,只有这样才能起到社会支持作用。

五、护理评价

通过治疗和护理,患者是否:①焦虑减轻或缓解。②熟悉有关术前准备的相关要求,积极配合治疗和护理。③营养状态改善。④体液维持平衡,生命体征正常。⑤休息、睡眠充足。

(滕 俊)

第二节 手术后的护理

患者手术完毕后回到病房直至基本康复出院的一段时期称为手术后期。此期护理重点是密切观察病情、对症护理、促进切口愈合、积极防治术后并发症、帮助患者术后尽快康复。

一、护理评估

1.手术对机体生命活动的影响

术后因受到疾病、手术创伤和麻醉作用的干扰,患者的循环、呼吸、消化、内分泌、神经等系统生理功能均会有不同程度的紊乱,应根据麻醉及手术方式及过程,并结合患者生命体征、意识状态、切口引流、尿量监测及各种检查指标进行评估。

2.术后营养状况

因疾病造成的消耗、手术造成的创伤,以及禁食等因素的影响,或患者食欲减退,有高热、脱水、消化道瘘等,造成体液平衡失调、营养代谢紊乱,应根据脱水征象、有关营养代谢的生化指标、患者体重、肢体的体表测量数据等动态观察结果做出评价。

3.术后不适和并发症发生的可能性

因手术创伤、麻醉作用的影响,患者会产生疼痛,可能引起腹胀、恶心、呕吐及尿潴留等;因技术原因,如止血不彻底、结扎线松脱等因素造成内出血;因切口内积血积液、术后机体抵抗力低下,易造成切口感染;营养不良、组织修复能力差、腹内压增高以及切口感染等可致切口裂开;术后体质虚弱、卧床少动、痰液黏稠,易并发肺部感染、肺不张;术后卧床过久、肢体活动少、脱水、静脉壁受药物刺激,易发生下肢静脉血栓形成及血栓性静脉炎。

4.心理状态

手术后患者心理反应比较强烈。由于安全度过麻醉期和手术期,患者一方面在心理上产生很大的解脱感,另一方面又担心手术切除了脏器、组织、肢体或容貌变化等会对今后生活、工作及社交带来不良影响,特别表现在一些创伤较大的手术,同时,术后切口疼痛的折磨、生活不能自理也会给患者增加新的焦虑。如果出现某些并发症,恢复并不顺利时更会让患者产生许多疑虑和恐惧。

5.对康复知识的认识程度

多数患者对于术后出现的正常或异常反应认识不足,对康复知识不甚了解。因此应通过交谈、观察和调查,评估患者对术后饮食、活动等要求是否理解,能否遵循医护指导进行康复锻炼。

二、护理诊断

1.体液不足

与术中失血、营养摄入不足有关。

2.营养失调,低于机体需要量

与疾病、手术消耗有关。

3.舒适度改变

与手术切口疼痛、恶心、呕吐、腹胀等有关。

4.焦虑

与手术切口疼痛、担心术后恢复有关。

5.潜在并发症

与术后可能出现切口感染、出血等并发症有关。

6.知识缺乏

与缺乏疾病相关知识有关。

三、护理措施

患者回到病房前,病房护士应准备好床单位,床头放置术后所需物品,如胃肠减压装置、供氧装置、输液架等。手术完毕后,与手术室护士做好交接。注意避免引流管脱出,接好各种引流管。做好保暖工作,未清醒患者勿用热水袋加热保暖。

1.观察病情

施行中小手术且情况稳定者,手术当日每隔 2～4 小时测脉搏、呼吸、血压;手术范围大者或术后可能出现并发症者,应每 30～60 分钟测量一次生命体征;术后病情不稳定或行特殊手术者,应送入重症监护室,随时监测患者病情,直至病情稳定。重点观察呼吸道梗阻、伤口出血等并发症的早期表现,并及时处理。

2.体位选择

根据麻醉方式及患者的全身情况、术式等选择体位。①全身麻醉而未清醒者,术后取去枕平卧位,头偏向一侧,使口腔内分泌物或呕吐物便于流出,避免误吸。②蛛网膜下隙麻醉患者,术后去枕平卧 6～8 小时,避免脑脊液外漏,引起脑血管扩张性头痛。③硬膜外麻醉患者,术后平卧 4～6 小时。④局部麻醉患者术后不强调体位。

待麻醉反应过后,根据手术部位调整体位。①颅脑手术:如无休克或昏迷者头抬高 15°～30°,取头高脚低斜坡卧位。②颈、胸部手术:多采用高半坐卧位,便于呼吸引流。③腹部手术:一般情况下取低半坐卧位或斜坡卧位,可减轻腹壁张力,利于伤口愈合。④脊柱或臀部手术:取俯卧位或仰卧位。此外,休克患者,取中凹卧位可改善重要器官的血供;肥胖患者取侧卧位,以利于呼吸和静脉回流。

3.活动护理

原则上应鼓励术后患者尽早下床活动。早期活动能有效预防术后并发症,有利于增加肺活量,减少坠积性肺炎的发生;可改善全身血液循环,避免因血流速度变慢导致的下肢深静脉血栓;能促进肠道平滑肌和膀胱括约肌的运动,减少腹胀及尿潴留的发生。

术后活动应循序渐进,根据患者的耐受程度,逐步增加活动量。患者清醒后,鼓励做床上活动,如深呼吸、间歇翻身及四肢主动运动等。术后2～3天,可让患者坐在床沿上咳嗽、深呼吸,再在床旁站立,并稍作走动,逐渐增加运动量、次数和时间。手术有特殊要求者,如腹外疝手术,不鼓励患者早期下床活动。

4.饮食护理

一般体表手术,全身反应较轻者,术后即可进食。局麻术后且无任何不适反应者,可根据患者要求进食。非肠道手术后,待肠蠕动恢复后,即可进食。腹部肠道手术后,一般需禁食24～48小时,待肠蠕动恢复后,可考虑给予少量流质饮食,逐渐过渡到全量流质饮食;第5～第6天开始进半流质饮食,到第7～第9天即可恢复到普通饮食。禁食及进少量流质饮食期间,可通过静脉补充水、电解质和营养;禁食时间长者,需要给予外科营养支持。

5.切口护理

根据是否污染,将切口分成3类。①清洁切口(Ⅰ类切口):手术缝合的无菌切口,如甲状腺大部切除术等。②可能污染切口(Ⅱ类切口):手术时可能带有污染的缝合切口。皮肤不容易彻底灭菌部位、经清创缝合后6小时内的伤口,新缝合的切口再度裂开者,都属于此类。③污染切口(Ⅲ类切口):邻近感染区或组织直接暴露于感染物的切口,如肠梗阻坏死手术。

切口的愈合分成3级。①甲级愈合:愈合优良,无不良反应,用"甲"字代表。②乙级愈合:愈合处有炎症反应,用"乙"字代表。③丙级愈合:切口化脓,需切开引流等处理。按上述分级方法记录切口愈合情况,如甲状腺大部切除术切口,愈合优良、无炎症反应,可记录为Ⅰ/甲。

手术缝线拆除时间是根据年龄、缝线部位、血供、全身营养情况等确定。头、面、颈部手术切口拆线时间4～5天,下腹部、会阴部6～7天,上腹及臀部7～9天,四肢手术为10～12天(关节处缝线可适当延长时间),减张缝线需14天。青少年患者可缩短拆线时间,年老体弱者则需延迟拆线。

为促进切口愈合,应加强患者营养;保证切口敷料清洁干燥,每天按时换药,换药时注意遵守无菌原则,并观察切口有无红、肿、热、痛等感染症状,以及有无积液、积血。若出现上述情况,应及时通知医生,及时处理。

6.引流护理

引流的目的是排出渗液、观察病情。引流的种类繁多,其护理重点:①熟知各类引流管的特点,切勿接错。②妥善固定引流管,以防脱落。③保证引流通畅,避免管道折叠、受压、扭曲,必要时采用负压吸引。④维持引流装置无菌状态,防止污染。⑤皮肤切口处应按时换药,并每天更换引流袋。⑥观察、记录引流液的颜色、形状、气味等。⑦掌握各类引流管的置管时间、拔管指征及拔管方法。乳胶片引流一般放置1~2天即可拔除;烟卷式引流需4~7天再全部拔出。若引流液较多者,放置时间视具体情况而定,待引流液量减少且无异常情况即可拔管;胃肠减压引流管需肛门恢复排气、腹胀减轻后方可拔管。

7.术后不适护理

(1)发热:最常见的术后不适症状。常发生于术后24小时内,患者体温38℃左右,是患者对手术创伤的反应(吸收热/外科热),一般术后1~2天可恢复正常。若体温升高幅度过大,或发热持续不退,或体温接近正常后再度升高,则可能是其他原因引起的体温升高。术后3~6天患者发热,多因感染引起,常见感染有切口感染和肺部感染,留置尿管引起尿路感染等。护理措施:物理降温,如冷敷、酒精擦浴,必要时给予解热药;发热期间,体液丢失增加,应及时补充;更换潮湿的衣裤和床单;找出原因并作相应的治疗。

(2)切口疼痛:术后24小时疼痛最剧烈,3天后逐渐缓解。若疼痛呈持续性或加剧,则可能是感染所致。处理措施:若大手术后24小时内切口疼痛,可遵医嘱肌内注射镇痛药,必要时可使用镇痛泵;若牵拉切口引起疼痛,可指导患者咳嗽、翻身时用手按住手术切口;大创面换药引起疼痛者,可在换药前使用镇痛药;切口感染引起疼痛,则应加强换药并使用抗生素。

(3)呃逆:膈神经或膈肌受到刺激所致,多为暂时性。上腹部手术出现顽固性呃逆,多因十二指肠残端瘘、膈下感染等。处理措施:压迫眶上缘、短时间吸入二氧化碳气体、给予镇静解痉药物等可治疗暂时性呃逆。

(4)腹胀:由于麻醉,肠道平滑肌麻痹使得肠腔内积气过多引起;多发生在术后2~3天。待麻醉作用消失,肠蠕动恢复,肛门开始排气后,腹胀即可缓解。若腹胀加剧,可能是由于肠麻痹、机械性肠梗阻所致。处理措施:鼓励患者早日下床活动,热敷、按摩腹部促进肠蠕动恢复;针刺足三里、气海、天枢等穴位;持续胃肠减压。若非手术治疗症状不能缓解者,考虑予以手术治疗。

(5)恶心、呕吐:麻醉后的常见反应。应向患者解释原因,稳定情绪;协助患者取舒适体位,头偏向一侧以防误吸;遵医嘱使用镇吐药。

(6)尿潴留:常见于老年人,多因排尿反射受麻醉抑制、尿道括约肌痉挛或患者排尿习惯改变引起。处理措施:诱导患者排尿,如听流水声等;热敷、按摩下腹部;

遵医嘱使用氯钡胆碱刺激膀胱括约肌收缩。若以上措施无效,可在无菌操作下导尿。

四、健康教育

(1)帮助患者做好心理调适,使其保持良好的心态。

(2)向患者解释术后护理措施的内容、目的,鼓励患者自理,调动其主观能动性。

(3)鼓励患者早日下床活动,告知下床活动可以促进全身代谢、增加肺活量、预防肺部并发症;促进静脉回流,能有效预防下肢深静脉血栓;还有助于肠蠕动的恢复,避免腹胀、便秘。

(4)指导患者术后用药的剂量和方法,并交代药物的不良反应。

(5)告知患者疾病的有关知识,包括如何预防复发、饮食指导、功能锻炼等。

(6)告知患者复诊的时间。

(滕　俊)

第九章　麻醉后监护

1.麻醉后监护治疗室(PACU)的定义

PACU 也称麻醉苏醒室,是为加强手术后患者的护理而设置的。是由一名或几名经过专业训练的护士同时护理数名手术后患者,帮助患者从麻醉状态恢复到意识清醒状态,能够大大降低术后早期残废率和并发症发生率。在麻醉患者的恢复、麻醉并发症的防治等方面,日益发挥着重要作用,是现代化麻醉科室的重要组成部分,它的建立和完善与否,是衡量现代化医院先进性的重要标志之一。

2.PACU 的基本任务

(1)监测和治疗手术室中当日全麻患者未苏醒,部位麻醉术后未清醒者和意外部位麻醉可能影响生命者,直至患者清醒且无生命危险。

(2)监护和治疗在苏醒过程中出现的生理紊乱。

(3)患者苏醒后无异常,送入病房,如病情危重需要进一步加强监测和治疗则进入 ICU。

3.PACU 常用的仪器、设备与物品

(1)病床:应装有车轮,床体舒适坚固,能调节高度和体位,床底坚实适于心脏按压,床边有护栏,有静脉输液架插口。

(2)监护仪器:每张病床需配备一套基本生命体征监测系统,包括心电图监测、直接有创血压测量,自动测量的间接动脉压监测,血氧饱和度、呼气末二氧化碳和中心静脉压监测等,同时还要配备肺动脉压、心排量的监测设备。

(3)基本急救设备:包括氧气导管、无菌吸痰管、各种面罩和口咽通气道、咽喉镜、气管内导管、气管切开用具、简易呼吸器、注射器、起搏器、除颤器和心肺复苏设备等。

(4)呼吸治疗仪器:需配备呼吸机,以容量切换、有完善报警系统、调控简单的机型为好。

(5)常用药物:包括静脉麻醉药、肌肉松弛药、血管活性药和抗心律失常药等,还应有激素、脱水药和利尿药、镇痛药、中枢兴奋药、抗胆碱药、凝血药和抗凝药。

4.PACU 常备的急救药品

(1)升压药:肾上腺素、去甲肾上腺素、去氧肾上腺素、麻黄碱、多巴胺、间羟胺、甲氧明、异丙肾上腺素等。

(2)降压药:酚妥拉明、硝酸甘油注射液、硝普钠、压宁定、柳胺苄心定等。

(3)抗心律失常药:利多卡因、普罗帕酮(心律平)、普鲁卡因胺、苯妥英钠、氯化钾、维拉帕米(异搏定)、溴苄胺、硫酸镁等。

(4)强心药:地高辛、去甲酰毛苷、多巴酚丁胺、安力农、米力农等。

(5)抗胆碱药:阿托品、东莨菪碱、山莨菪碱等。

(6)抗胆碱酯酶药:毒扁豆碱、新斯的明等。

(7)利尿脱水药:呋塞米、甘露醇、甘油果糖等。

(8)中枢神经兴奋药及平喘药:尼可刹米(可拉明)、氨茶碱、沙丁胺醇、异丙托溴铵等。

(9)镇静、镇痛药及拮抗药:地西泮、咪达唑仑、丙泊酚、硫喷妥钠、氯丙嗪、哌替啶、芬太尼、吗啡、曲马朵、可待因、烯丙吗啡、纳洛酮、氟马泽尼等。

(10)肌肉松弛药:琥珀胆碱、阿曲库铵、维库溴铵、哌库溴铵等。

(11)凝血药及抗凝药:维生素 K、凝血质、止血敏、纤维蛋白原、凝血酸、肝素等。

(12)激素:琥珀酸氢化可的松、氢化可的松、地塞米松、甲泼尼龙等。

(13)作用于子宫的药物:缩宫素(催产素)。

(14)抗组胺药:苯海拉明、异丙嗪、氯苯那敏(扑尔敏)等。

(15)其他:50%葡萄糖、10%氯化钠、10%氯化钙、10%葡萄糖酸钙、5%碳酸氢钠、生理盐水、平衡液、5%葡萄糖、10%葡萄糖及各种人工胶体液等。

5.PACU 的人员配备

(1)医师:由麻醉医师管理、对于手术方面的处理由外科负责。最后由麻醉医师决定转入原病房或重症监测治疗病房。

(2)护士:应具备麻醉后监护治疗方面的专业知识,必须具备气道处理和心肺复苏的经验,还应有伤口处理、引流管和术后出血处理的专业知识。护士人数与病床数比例一般为(1∶2)～(1∶3)。

另外还应有一定数量的勤杂人员负责清洁卫生工作,全面工作由护士长统一协调安排。

6.PACU 的收治指征

(1)凡麻醉后患者未清醒,自主呼吸未完全恢复或肌肉张力差或因某些原因气管导管未拔除者,均应送恢复室。

(2)凡各种神经阻滞发生意外情况,手术后需要继续监测治疗者。

7.PACU 的交接班内容

(1)患者姓名年龄、性别、麻醉方法、麻醉中的并发症,麻醉药物种类和剂量,肌肉松弛剂的种类和剂量,肌肉松弛剂药拮抗剂的用法和用药时间。

(2)手术部位和手术名称、术中出血量、输液的种类和输液量、输血总量、尿量和患者生命体征状态。

(3)术中异常情况、麻药不良反应和处理经过、手术异常情况和处理、生命体征变化趋势和处理结果。

(4)患者转入仍需重点注意的问题,目前存在的问题和治疗措施,应用输液泵输注血管活性药物必须介绍药物的种类和输注速度。

(5)术前病史、现病史、用药史和有无药物过敏反应,以及需要检查的项目(动脉血气分析、血常规、电解质和特殊检查等)。

(6)可能发生的问题和计划,如氧疗、体液治疗,疼痛治疗计划等。

8.PACU 患者拔管指征

(1)PaO_2 或 SpO_2 正常。

(2)呼吸方式正常患者能自主呼吸,呼吸不费力,呼吸频率<30 次/分,潮气量>300 mL。

(3)意识恢复可以合作和保护气道。

(4)肌力完全恢复。

(5)拔管前 PACU 的麻醉医师应警惕原已经存在的气道情况,并可能需要再次气管内插管。给予吸氧,吸引气管导管内、口腔内和咽部异物;拔管前正压通气、面罩给氧,监测 SpO_2,估计是否有气道梗阻或通气不足的征象。

9.PACU 患者的离室指征

(1)循环功能:血压心率稳定,其波动范围不超过术前值的-20%~20%,心电监测显示无明显心率失常和 ST 段改变。

(2)呼吸系统:自主呼吸完全恢复,咳嗽反射活跃,能自行咳痰和保持呼吸道通畅,呼吸平稳,无呼吸困难的表现,咳嗽频率 12~30 次/分,吸空气条件下血氧饱和度维持在 95% 以上者可转入病房;保留气管插管需机械辅助呼吸治疗或不能自行保持呼吸道通畅者应转入 ICU 继续呼吸支持疗法。

(3)神志状态:全麻术后患者已完全清醒,有定向能力,能正确接受指令性动作,肌张力完全恢复者可转回病房。使用大剂量麻醉性镇痛药者,虽然患者有呼唤反应,至少应观察 30 分钟才可以转入病房。

(4)胸、肺 X 线片无特殊异常,尿量>25 mL/h,电解质及血细胞比容在正常范围内。

(5)椎管内阻滞麻醉患者:应根据麻醉药的种类以及镇静镇痛药的使用时间决定是否转入病房。

(6)门诊中小手术:患者完全清醒,一般情况稳定,可在家人的陪伴下回家,并由护士向患者家人解释注意事项。

10.PACU 患者转运过程中的注意事项

转运途中,应由值班护士护送患者返回原病房。危重症患者转运至 ICU 途中,应由麻醉医师和手术医师共同护送。并向病房值班护士或 ICU 医师与护士详细交待病情,并移交病历,包括监护与治疗记录。在转运途中经常发生患者躁动、恶心呕吐、呼吸抑制、患者坠床等,另外有可能出现电梯停电或故障、转运车损坏等意外情况。护送人员均应考虑到并及时处理,安慰患者,保持患者安静十分重要;保证患者在运送途中的安全是护送人员的重中之重。

11.麻醉术后常见的并发症

(1)循环系统并发症:术后低血压、术后高血压、心律失常。

(2)呼吸系统并发症:上呼吸道梗阻、通气不足、低氧血症。

(3)苏醒延迟。

(4)术后恶心、呕吐。

(5)肾脏并发症。

(6)其他:喉痉挛,麻醉后寒战,术后躁动、疼痛、出血、尿路感染。

12.术后低血压的常见原因

(1)血容量不足:术中失血、补液不足、第三间隙形成导致细胞外液明显减少,应用利尿药物使尿量增多等都可以使血管内容量减少,心排血量下降,血压降低。

(2)外周血管阻力下降:多数麻醉药物均有血管扩张作用,可以导致低血压,蛛网膜下隙阻滞或硬膜外阻滞麻醉患者最常见

(3)心脏抑制:全身麻醉药物可以抑制心肌收缩力,如患者原来已经存在心力衰竭、心肌缺氧、心律失常等情况则会加重低血压的程度。

(4)其他:气胸、心脏压塞及低氧血症等都可以引起严重低血压。

13.术后易出现高血压的常见原因

(1)原有高血压病史。

(2)伤口疼痛。

(3)低氧血症和高碳酸血症。

(4)吸痰刺激。

(5)低温寒战。

(6)术后恶心、呕吐。

(7)其他:如使用升压药不当,焦虑不安等。

14.术后高血压的预防

(1)全麻加硬膜外麻醉:不但可以镇痛还能减少全麻药的用量,而且能抑制应激反应,有助于血流动力学稳定。

(2)充分镇静镇痛:可以在吸痰和拔管前 5 分钟及 3 分钟分别注射镇静镇痛药

如地西泮 0.1 mg/kg 和 2%利多卡因 1.5 mg/kg,不仅可消除气管内吸痰和拔管时的心血管反应,使循环相对稳定,而且避免咳嗽反射,降低耗氧量。

(3)减少吸痰刺激,尽早拔出气管插管:吸痰时动作应轻柔,时间不宜过长,一旦呼吸功能恢复正常、循环稳定应考虑尽早拔管。

(4)防治术后躁动。

(5)其他:如使用硝酸甘油滴鼻可预防气管拔管刺激引起的高血压反应。

15.术后高血压的处理

(1)去除病因。

(2)如去除可能的原因后血压仍持续升高,若呼吸循环稳定、无低氧血症可用心血管扩张药物。

(3)硝酸甘油可扩张冠状血管,使心排血量增加,而且较少发生反跳性高血压,因此对年老体弱、心功能不良的患者可用硝酸甘油降低血压。

(4)对于顽固性高血压患者可使用硝普钠,其降压作用迅速,药效强。

(5)另外还可以采用多种药物,维持全麻恢复期循环相对稳定。

16.引起术后心律失常的常见原因

引起术后心率失常的常见原因有:电解质代谢紊乱,低氧血症,高碳酸血症,酸碱平衡失调,疼痛、寒战,还有术前心脏疾病等因素,其中以低钾血症、低氧血症和高碳酸血症多见。

17.术后呼吸系统最常见的并发症

上呼吸道梗阻,通气不足,低氧血症。

18.术后出现上呼吸道梗阻的常见原因及处理措施

(1)舌后坠:常见原因为全麻和(或)神经肌肉阻滞恢复不完全,气道本身和外部肌肉张力降低和不协调引起舌后坠及气道梗阻。最简单有效的处理方法是使患者头部尽量往后过伸,托起下颌,如此法不行,则需行经鼻或经口放置通气道,必要时行气管插管。

(2)喉痉挛:多发生于术前有上呼吸道感染而未完全愈合者,这类患者气道应激性增高,咽喉部充血,在麻醉变浅时,分泌物过多刺激声门引起;有时在吸痰或放置口咽通气道时也可诱发。其次是长期大量吸烟患者;小儿手术也常常发生喉痉挛。处理除使头后仰外,还要去除口咽部放置物,利用麻醉机呼吸囊和面罩加压给予纯氧。如喉痉挛症状轻者,采用此法多能缓解,但如发生重度喉痉挛导致上呼吸道完全梗阻,应快速静脉内注射琥珀胆碱(0.15~0.3 mg/kg),同时尽快建立人工气道。

(3)喉头水肿:可因气管插管、手术牵拉或刺激喉头引起,轻者可雾化吸入混悬麻黄碱或肾上腺素,静脉注射皮质激素,严重者气管内插管或气管切开。

（4）手术切口血肿:甲状腺术后可因切口内出血压迫气管导致塌陷引起急性上呼吸道梗阻,主要表现为进行性呼吸困难、烦躁、发绀甚至窒息。疑为出血者立即拆开缝线,迅速清除血肿。血肿清除后患者呼吸无改善应立即气管内插管或气管切开。如手术引起两侧喉返神经损伤除引起两侧声带麻痹、失音外也可引起严重的呼吸困难,需立即行气管切开。

19.术后出现低氧血症的常见原因和处理措施

（1）肺膨胀不全:由于全肺、肺叶或肺段萎陷导致,小面积肺泡萎陷经深呼吸和咳嗽即可迅速再扩张,胸部物理治疗和纤维支气管镜检查和治疗,使不张的肺泡再复张;胸部 X 线片显示肺段或肺叶萎陷。偶尔低氧血症可能持续存在,此时应转入 ICU 继续治疗。

（2）部分气道梗阻:分泌物或血液阻塞部分气道,形成通气不足导致低氧血症。处理方法是给予充分湿润的气体吸入,充分给氧,鼓励患者咳嗽,使萎陷的肺脏膨胀,咳出分泌物或进行体位引流帮助患者咳痰。

（3）气胸:常见于肋骨骨折,也可见于经锁骨下静脉穿刺所致的气胸和由人工机械通气导致的气胸。处理方法是立即行胸腔闭式引流术,并加强监测。

（4）N_2O 麻醉术后:N_2O 可弥散到肺泡,肺泡内的氧浓度被稀释,氧分压降低。处理方法是停止吸入 N_2O 后应用 100％纯氧通气 5～10 分钟,以防止 N_2O 所致的低氧血症。

（5）ARDS:如患者术前已经存在严重感染、DIC 等加之手术创伤。易诱发ARDS。表现为肺通气和肺换气障碍。处理方法有机械通气,原发病治疗,保持水、电解质平衡和营养支持。

（6）急性肺水肿:由于肺泡内充满液体,严重影响气体的交换,导致低氧血症。处理方法包括使用药物增加心肌收缩力,增加心排血量,支持左心功能;采取有效措施降低心脏容量负荷,如减少回心血量,应用血管扩张剂、利尿剂以及吗啡;改善通气与换气功能,保持呼吸道通畅,充分供氧;对严重低氧血症经面罩吸氧无明显改善时应气管内插管后进行正压通气。

（7）肺栓塞:在深部静脉血栓形成、癌症、多发外伤和长期卧床的患者发生原因不明的低氧血症时,在鉴别诊断时应考虑肺栓塞的可能。

20.苏醒延迟的定义

全麻术后超过预期苏醒的时间仍未苏醒者称为苏醒延迟。如全麻后超过 2 小时仍不恢复,即可认为麻醉苏醒延迟。

21.影响麻醉后苏醒和恢复的因素

（1）麻醉药物过量:单位时间内过量或总剂量过大都可以引起术后苏醒延迟。患者因肝功能障碍致使药物不能正常酵解或因肾功能障碍致排泄能力下降,使药物在体内堆积。患者对麻药的高敏反应,以及对药物的耐受性差也可导致苏醒延迟。

(2)麻醉中低氧。

1)低血压:若血压低于 60 mmHg 表现为烦躁不安,低于 50 mmHg 即可引起意识障碍,都可引起苏醒延迟。

2)低氧血症:吸入低浓度氧、呼吸抑制、呼吸道部分梗阻或慢性低氧,使动脉血氧分压低于 60 mmHg,或血氧饱和浓度降至 20~50 g/L,即可出现意识障碍。

(3)糖代谢紊乱。

1)低血糖:当小儿血糖值低于 2.8 mmol/L,成人低于 2.2 mmol/L 时可出现意识不清。

2)糖尿病酮性昏迷:一般发生在重症糖尿病患者胰岛素用量不足的情况,患者血糖高于 17~28 mmol/L,尿糖和尿酮体阳性,血酮体增高,二氧化碳结合力下降,即可出现昏迷。

3)高渗性昏迷:昏迷的原因是脑细胞脱水,多发生在利尿过多、脱水或大量高渗糖溶液输入的患者。如术后发现苏醒慢、多尿、瞳孔散大、反射迟钝、肢体抽搐的症状,且血糖显著升高、血浆渗透浓度达 350 mmol/L 以上,则应考虑高渗性昏迷。

(4)严重的水、电解质紊乱:当血钠浓度高至 160 mmol/L 或低于 100 mmol/L 时都可引起意识不清。此外血钾浓度低于 2 mmol/L 时可并发心律失常,当血清镁浓度低于 2 mmol/L 时亦可导致意识障碍。

(5)脑疾患:因各种原因导致的脑水肿和脑血管意外如脑出血、脑栓塞等均可导致苏醒延迟。

(6)其他:如尿毒症、酸中毒或碱中毒、血氨升高、低温等都可引起苏醒延迟。

22.术后肾脏的并发症

(1)少尿:其定义为尿量少于 0.5 mL/(kg·h),低血容量是术后少尿最常见的原因。即使其他可能的原因未排除,也可以快速输注晶体液 250~500 mL。如仍无效,应考虑进一步检查和进行有创监测。按顺序分析肾前性、肾性、肾后性肾衰竭的原因有助于术后少尿患者的诊治。

1)肾前性少尿包括肾灌注压降低的情况。除低血容量外,应考虑引起心排血量降低的其他原因。分析尿中的电解质有帮助:尿钠浓度降低(<10 mmol/L)提示肾前性少尿。

2)肾性少尿的原因包括由于低灌注(如休克、脓毒症)、毒素(如肾毒性药物、肌红蛋白尿)和创伤引起的急性肾小管坏死。尿检查发现颗粒管型有助于诊断。

3)肾后性少尿原因包括导尿管堵塞、创伤、尿道医源性损伤和腹腔内压增高引起的间隔综合征(如腹腔内出血、大量腹水)。

(2)多尿:即尿量不成比例地多于液体输入量,较少见。对症治疗包括补充液体以维持血流动力学稳定和液体平衡。

(3)电解质紊乱:由于无尿,可在几小时内发生高钾血症和酸中毒,必须立即纠正以避免发生室性心律失常及导致死亡。多尿可导致严重脱水,大量钾丢失,碱血症。补钾必须注意避免过量。补镁可有效地治疗房性和室性心律失常。

23.术后低温与寒战对患者的不利影响

低温通常由于手术室环境温度低、手术时间长、大量输入未加温血或液体,手术创面用大量低温液体冲洗时发生,另外患者年龄、性别、手术部位、原有疾病、麻醉方法也与体温下降有一定关系。它的主要不利影响是患者强烈的不适感、血管收缩、寒战、组织低灌注和代谢性酸中毒等;损害血小板功能和心脏复极并降低许多药物的代谢。严重时可导致窦房结抑制,心肌细胞对缺氧的反应敏感,降低心室纤颤阈值,导致各种心律失常。寒战可增加代谢率,使代谢率增加达300%,由此引起的心输出量和通气需要量增加,对原有心肺疾病的患者非常危险。

24.术后出血的预防

(1)手术时严格止血,关腹前确认手术野无活动性出血点。

(2)术中渗血较多者,必要时术后应用止血药物。

(3)凝血机制异常者,可于围手术期输注新鲜全血、凝血因子或凝血酶复合物。

25.术后出血的护理措施

一旦确诊为术后出血,迅速建立静脉通道,及时通知医生,完善术前准备,再次手术止血。

26.术后切口感染的预防

(1)完善术前准备和肠道准备。

(2)术中严格止血,避免渗血、血肿。

(3)改善患者营养状况,增强抗感染能力。

(4)保持切口敷料清洁干燥。

(5)正确应用抗生素

(6)医护人员在接触患者前后,严格执行洗手制度,更换敷料时严格遵守无菌制度,防止医源性交叉感染。

27.术后切口感染的处理

早期感染时,采取有效措施如勤换敷料、局部理疗、有效应用抗生素等;已经形成脓肿者及时切开引流。必要时可拆除部分缝线或放置引流管引流脓液,并观察引流液的量和性状。

28.术后尿路感染的预防

术后指导患者尽量自主排尿,预防和及时处理尿潴留是预防尿路感染的主要措施。

29.术后尿路感染的处理措施

(1)鼓励患者多饮水,保持尿量在每天 1 500 mL 以上。

(2)合理使用抗生素。

(3)残余尿在 500 mL 以上时应留置导尿管,并严格无菌操作,防止发生医源性感染。

30.术后出现恶心、呕吐的处理

应密切观察患者出现恶心、呕吐的时间及呕吐物的量、颜色、性状并做好记录,以利于诊断和鉴别诊断;稳定患者情绪,协助患者取舒适的卧位,头偏向一侧,防止发生吸入性肺炎和窒息;遵医嘱应用镇静、镇吐药物如阿托品、氯丙嗪等。

(陈丽君)

参考文献

[1]孔悦,王晓霞,李妮.医院护理管理实践[M].北京:科学出版社,2020.

[2]范玲.护理管理学(4版)[M].北京:人民卫生出版社,2017.

[3]杨明莹.实用医院护理管理指南[M].昆明:云南人民出版社,2017.

[4]李伟,穆贤.护理管理学[M].北京:科学出版社,2019.

[5]陈锦秀,全小明.护理管理学[M].北京:中国中医药出版社,2016.

[6]李庆印,左选琴,孙红.ACCCN重症护理(翻译版)[M].北京:人民卫生出版社,2020.

[7]张波.急危重症护理学(4版)[M].北京:人民卫生出版社,2017.

[8]史铁英.急危重症护理救治手册[M].郑州:河南科学技术出版社,2019.

[9]殷翠.急危重症护理(创新教材)[M].北京:人民卫生出版社,2018.

[10]彭蔚,王利群.急危重症护理学[M].武汉:华中科技大学出版社,2017.

[11]郝春艳.急危重症护理[M].北京:科学出版社,2016.

[12]邵小平,杨丽娟,叶向红,等.实用急危重症护理技术规范(2版)[M].上海:上海科学技术出版社,2020.

[13]徐凤玲.危重症护理技术操作规范[M].北京:中国科学技术大学出版社,2020.

[14]王欣然,孙红,李春燕.重症医学科护士规范操作指南(2版)[M].北京:中国医药科技出版社,2020.

[15]李庆印.急危重症护理学(3版)[M].北京:科学出版社,2020.

[16]吴欣娟.外科护理学(6版)[M].北京:人民卫生出版社,2017.

[17]谢萍.外科护理学[M].北京:科学出版社,2020.

[18]梁桂仙,宫叶琴.外科护理学(全国普通高等医学院校护理学类专业"十三五"规划教材)[M].北京:中国医药科技出版社,2016.

[19]束余声,王艳.外科护理学[M].北京:科学出版社,2020.